U0248612

生物材料科学与工程丛书

王迎军　总主编

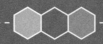

可降解医用高分子材料

陈学思　著

科学出版社

北京

内 容 简 介

本书为"生物材料科学与工程丛书"之一。生物医用高分子材料是指用于人工器官、组织工程与再生医学、体内外诊断、药物制剂及医疗器械等领域的一类高分子材料，是伴随着高分子科学的发展而逐渐形成的一门新兴学科。其中，可降解医用高分子材料在完成自身体内使命后能自动消除，不会对人类健康造成二次负担，因而近年来备受关注。本书聚焦于聚乳酸、聚氨基酸两类生物可降解高分子材料的设计、合成及其在生物医学方面的应用开发，以作者带领的研究团队近二十年在相关方向的研究成果和发展历程为主线，同时融合部分相关国际重要研究成果。例如，从单体聚合的催化剂设计及聚合条件优化、到工业级和医用级可降解高分子材料的大规模制备、到构建宏观的医用材料应用等，形成了从源头到应用的全链条覆盖。

本书有助于丰富和发展生物医用高分子材料科学内容，为相关领域学者提供重要的学术参考。

图书在版编目(CIP)数据

可降解医用高分子材料/陈学思著. —北京：科学出版社，2020.9
（生物材料科学与工程丛书/王迎军/总主编）
ISBN 978-7-03-065375-8

Ⅰ. 可… Ⅱ. ①陈… Ⅲ. ①可降解材料-医用高分子材料
Ⅳ. ①R318.08

中国版本图书馆 CIP 数据核字（2020）第 093489 号

丛书策划：翁靖一
责任编辑：翁靖一 付林林 / 责任校对：杜子昂
责任印制：吴兆东 / 封面设计：东方人华

科 学 出 版 社 出版
北京东黄城根北街 16 号
邮政编码：100717
http://www.sciencep.com

北京建宏印刷有限公司 印刷
科学出版社发行 各地新华书店经销
*
2020 年 9 月第 一 版 开本：B5（720 × 1000）
2023 年 6 月第五次印刷 印张：18
字数：335 000

定价：168.00 元
（如有印装质量问题，我社负责调换）

■■ 总　　序 ■■

　　生物材料科学与工程是与人类大健康息息相关的学科领域，随着社会发展和人们对健康水平要求的不断提高，作为整个医疗器械行业基础的生物材料，愈来愈受到各国政府、科学界、产业界的高度关注。

　　生物材料及其制品在临床上的应用不仅显著降低了心血管疾病、重大创伤等的死亡率，也大大改善了人类的健康状况和生活质量。因此，以医治疾病、增进健康、提高生命质量、造福人类为宗旨的生物材料也是各国竞争的热点领域之一。我国政府高度重视生物材料发展，制定了一系列生物材料发展战略规划。2017 年科技部印发的《"十三五"医疗器械科技创新专项规划》将生物材料领域列为国家前沿和颠覆性技术重点发展方向之一，并将骨科修复与植入材料及器械、口腔种植修复材料与系统、新型心脑血管植介入器械及神经修复与再生材料列为重大产品研发重点发展方向，要求重点开展生物材料的细胞组织相互作用机制、不同尺度特别是纳米尺度与不同物理因子的生物学效应等基础研究，加快发展生物医用材料表面改性、生物医用材料基因组学、植入材料及组织工程支架的个性化 3D 打印等新技术，促进生物材料的临床应用，并从国家政策层面和各种形式的经费投入为生物材料的大力发展保驾护航。

　　生物材料的发展经历了从二十世纪的传统生物材料到基于细胞和分子水平的新型生物材料，以及即将突破的如生物 3D 打印、材料基因组等关键技术的新一代生物材料，其科学内容、研究范围和应用效果都发生了很大的变化。在科技快速迭代的今天，生物材料领域现有的重要专著，已经很难满足我国生物材料科学与工程领域科研工作者、教师、医生、学生和企业家的最新需求。因此，对生物材料科学与工程这一国际重点关注领域的科学基础、研究进展、最新技术、行业发展以及未来展望等进行系统而全面地梳理、总结和思考，形成完整的知识体系，对了解我国生物材料从基础到应用发展的全貌，推动我国生物材料研究与医疗器械行业发展，促进其在生命健康领域的应用，都具有重要的指导意义和社会价值。

为此，我接受科学出版社的邀请，组织活跃在科研第一线的生物材料领域刘昌胜、陈学思、顾宁等院士，教育部"长江学者"特聘教授、国家杰出青年科学基金获得者等近四十位优秀科学家撰写了这套"生物材料科学与工程丛书"。丛书内容涵盖了纳米生物材料、可降解医用高分子材料、自适应性生物材料、生物医用金属材料、生物医用高分子材料、生物材料三维打印技术及应用、生物材料表界面与表面改性、生物医用材料力学、生物医用仿生材料、生物活性玻璃、生物材料的生物相容性、基于生物材料的药物递送系统、海洋生物材料、细菌纤维素生物材料、生物医学材料评价方法与技术、生物材料的生物适配性、生物医用陶瓷、生物医用心血管材料及器械等生物材料科学与工程的主要发展方向。

本套丛书具有原创性强、涵盖面广、实用性突出等特点，希望不仅能全面、新颖地反映出该领域研究的主流和发展趋势，还能为生物科学、材料科学、医学、生物医学工程等多学科交叉领域的广大科技工作者、教育工作者、学生、企业家及政府部门提供权威、宝贵的参考资料，引领对此领域感兴趣的广大读者对生物材料发展前沿进行深入学习和研究，实现科技成果的推广与普及，也为推动学科发展、促进产学研融合发挥桥梁作用。

在本套丛书付梓之际，我衷心感谢参与撰写、编审工作的各位科学家和行业专家。感谢参与丛书组织联系的工作人员，并诚挚感谢科学出版社各级领导和编辑为这套丛书的策划和出版所做出的一切努力。

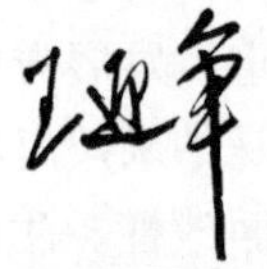

中国工程院院士
亚太材料科学院院士
华南理工大学教授

◆◆◆ 前　言 ◆◆◆

　　医用高分子材料是指用于人工器官、组织工程与再生医学、体内外诊断、药物制剂及医疗器械等领域的一类高分子材料。其中，可降解医用高分子材料在体内环境中能够因分子链发生特异性或非特异性断裂而逐步降解，且降解产物可以被人体吸收或经代谢过程排出体外。因此，这类材料在完成自身体内使命后能自动消除，不会对人类健康造成二次负担，近年来已经成为一类备受关注的生物医用材料。

　　人类很早以前就开始使用高分子材料，例如，木材、棉、麻、天然橡胶等以天然高分子为主要成分的材料早就已经在生产生活中被人们使用，其中也不乏将棉、麻等材料用于早期医学治疗的例子。然而，当时人们对于这些天然高分子的化学组成和结构并不清楚。直到 20 世纪 20~30 年代线型长链高分子学说创立，这种情况才有所改观。高分子科学真正作为一门学科发展至今仅有近百年的历史，尽管如此，高分子科学自创立以来，发展极为迅速，高分子合成技术的不断进步、高分子理论研究的逐步深入，以及新型结构与特定功能的高分子材料的不断涌现，促进了高分子材料的广泛应用。今天，高分子材料已经遍及地球的各个角落。值得指出的是，聚乙烯、聚丙烯等来源于石化资源的高分子材料的广泛使用也不可避免地带来了日益严重的环境污染问题，该问题目前已受到越来越多国家的高度重视。因此，作为传统石油基塑料替代材料的可降解高分子材料近年来发展迅速。以生物可降解塑料为例，预计 2025 年全球市场总量将超过 300 万吨，年复合增长率达 20%。目前，来源于生物资源的生物可降解合成高分子主要包括聚乳酸、聚羟基脂肪酸酯（PHA）、聚丁二酸丁二醇酯等脂肪族聚酯（既可以来源于石油资源，也可以来源于生物资源）和聚氨基酸等。其中，以玉米、木薯等为原料的聚乳酸材料成为近年来发展最快的生物可降解合成高分子材料。预计 2020 年全球聚乳酸市场规模将超过 30 万吨。美国 NatureWorks 公司从 2001 年起逐步建成了年产 15 万吨的聚乳酸生产线。在我国，浙江海正生物材料股份有限公司从 2007 年开始，逐步建成了年产 1.5 万吨的聚乳酸生产线，并将进一步扩建至年产 4.5 万吨的规模。目前，聚乳酸的主要消费领域为包装材料。值得注意的是,聚乳酸在生物医药领域的应用近年来呈快速增长的趋势。因此,基于聚乳酸的可降解医用高分子材料开发是近年来研究最活跃的课题之一。另外,聚羟基脂肪酸酯和聚丁二酸丁二醇酯也已分别实现了万吨级规模的产业化。值得指出的是,聚氨基酸类材料由于大规模化学合成难度较高,目前其产业化规模大大低于其他几类生物可降解高分子材料。然而,聚氨基酸作为一类以人体必需氨基酸分子为原料的高分子材料,其优良的生物相容性及功能多样性在生物医学领域的应用具有独特的优势,因而在近年来备受关注,成为国际上研究开发的一种热点材料。值得关注的是,越来越多的研究表明,生物可降解高分子材料在复杂体内环境中的有效应用,尤其是材料的最终临床转化仍然面临一系列关键问题和挑战。

基于以上背景,作者在本书中总结了本研究团队过去二十年来在聚乳酸和聚氨基酸两类可降解高分子材料设计合成、器件制备及其在生物医学应用方面的研究进展,同时融合部分相关国际重要研究成果。期望在总结本团队研究结果和经验的基础上,对可降解医用高分子材料产业化及临床应用的未来重点发展方向及面临的重要问题有所启发,同时为相关领域学者、研究生提供有价值的学术参考。

本书共分为8章:第1章,绪论;第2章,丙交酯开环聚合催化剂;第3章,医用聚乳酸材料及其器件制备;第4章,聚氨基酸的合成与功能化;第5章,可注射性聚氨基酸水凝胶;第6章,高分子纳米药物传输体系及其应用;第7章,抗肿瘤高分子键合药与协同治疗;第8章,高分子基因载体。本书由陈学思组织撰写、统稿和审校。

本书在撰写过程中得到了田华雨、汤朝晖、贺超良、庞烜、肖春生、丁建勋、孙海、宋万通、陈杰、庄秀丽、崔立国等老师的大力支持和帮助,在此对诸位老师的贡献表示感谢!此外,胡晨阳、张震、李冬、周宇豪、周延川、姜中雨等研究生也参与了部分资料收集、整理及书稿校对,在此对他们表示感谢!作者还要特别感谢科学出版社的编辑团队,正是他们的大力支持和认真、细致的工作,使本书得以顺利出版。

由于可降解医用高分子材料涉及多个学科和交叉领域,且相关领域研究正处于快速发展阶段,相关研究成果日新月异,加之作者的水平和时间有限,本书难免存在不足和疏漏之处,敬请同行专家和广大读者批评指正!

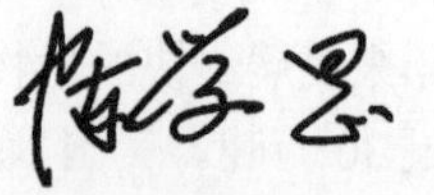

2020 年 5 月 6 日

于中国科学院长春应用化学研究所

目 录

总序

前言

第1章 绪论 ………………………………………………………………………… 1

1.1 生物医用高分子材料简介 ………………………………………………… 1

1.2 聚乳酸类生物医用高分子材料的合成及应用 ………………………… 2

　　1.2.1 聚乳酸的立体选择性聚合 ……………………………………………… 2

　　1.2.2 医用聚乳酸材料及其器件制备 ……………………………………… 3

1.3 聚氨基酸类生物医用高分子材料的合成及应用 …………………… 3

　　1.3.1 聚氨基酸的合成与功能化 …………………………………………… 4

　　1.3.2 可注射性聚氨基酸水凝胶 …………………………………………… 4

1.4 以聚乳酸和聚氨基酸材料为基础的抗肿瘤药物缓控释体系 …… 5

　　1.4.1 高分子纳米药物传输体系及其应用 ………………………………… 5

　　1.4.2 抗肿瘤高分子键合药与协同治疗 …………………………………… 6

　　1.4.3 高分子基因载体 ………………………………………………………… 6

1.5 前景及展望 …………………………………………………………………… 6

参考文献 ……………………………………………………………………………… 7

第2章 丙交酯开环聚合催化剂 ……………………………………………… 9

2.1 引言 …………………………………………………………………………… 9

　　2.1.1 丙交酯及聚乳酸 ………………………………………………………… 9

　　2.1.2 开环聚合 ………………………………………………………………… 9

2.2 单核有机金属催化剂 …………………………………………………… 10

　　2.2.1 水杨醛席夫碱类催化剂 …………………………………………… 10

　　2.2.2 β-二酮席夫碱类催化剂 …………………………………………… 13

　　2.2.3 吡咯席夫碱类催化剂 ……………………………………………… 13

2.2.4 手性催化剂 ·· 14

2.3 多核有机金属催化剂 ··· 15

2.3.1 双核催化剂 ··· 15

2.3.2 三核催化剂 ··· 16

参考文献 ·· 17

第3章 医用聚乳酸材料及其器件制备 ··· 20

3.1 医用聚乳酸材料 ··· 20

3.1.1 背景介绍 ··· 20

3.1.2 聚乳酸材料 ··· 24

3.1.3 聚乳酸-羟基磷灰石复合材料 ·· 28

3.1.4 展望 ··· 36

3.2 医用聚乳酸器件制备 ·· 36

3.2.1 可吸收骨折内固定器件 ··· 36

3.2.2 可吸收骨修复组织工程支架 ··· 43

3.2.3 可吸收软组织损伤修复器件 ··· 47

3.2.4 可吸收防粘连膜 ··· 54

3.2.5 聚乳酸微球 ··· 64

参考文献 ·· 70

第4章 聚氨基酸的合成与功能化 ··· 79

4.1 引言 ·· 79

4.2 NCA 单体的合成和开环聚合 ··· 81

4.2.1 NCA 单体的合成 ··· 81

4.2.2 NCA 单体的开环聚合 ·· 83

4.3 NTA 单体的合成和开环聚合 ··· 90

4.3.1 NTA 单体的合成 ··· 90

4.3.2 NTA 单体的开环聚合 ·· 91

4.4 聚氨基酸的侧基功能化 ··· 94

4.4.1 传统的"保护-脱保护-化学键合"法 ·· 94

4.4.2 侧基交换反应应用于聚氨基酸的侧基功能化 ··································· 95

4.4.3 含功能基团 NCA 单体的合成及其聚合物 ······································ 97

4.4.4 侧基含可反应基团的 NCA 单体的合成及其聚合后修饰 ··············· 100

4.5 总结与展望 ··· 107

参考文献 ·· 108

第 5 章　可注射性聚氨基酸水凝胶 ················· 114
　5.1　温度敏感性聚氨基酸水凝胶 ················· 114
　　5.1.1　聚乙二醇-聚（γ-烷基-L-谷氨酸酯）水凝胶 ················· 115
　　5.1.2　聚（γ-乙基-L-谷氨酸酯）-聚乙二醇-聚（γ-乙基-L-谷氨酸酯）水凝胶 ····· 116
　　5.1.3　生物功能化聚乙二醇-聚（γ-炔丙基-L-谷氨酸酯）水凝胶 ················· 118
　　5.1.4　活性氧与温度双重响应聚乙二醇-聚（L-甲硫氨酸）水凝胶 ················· 119
　5.2　化学偶联反应交联聚氨基酸水凝胶 ················· 122
　　5.2.1　席夫碱交联聚乙二醇/聚（L-赖氨酸）水凝胶 ················· 123
　　5.2.2　Diels-Alder 交联聚（L-谷氨酸）水凝胶 ················· 126
　5.3　酶催化交联聚（L-谷氨酸）水凝胶 ················· 129
　　5.3.1　聚（L-谷氨酸）-g-酪胺/聚乙二醇交联水凝胶 ················· 129
　　5.3.2　聚（L-谷氨酸）酶交联水凝胶支架对细胞行为的影响 ················· 131
　　5.3.3　仿生糖聚肽水凝胶 ················· 134
　　5.3.4　生物分子响应水凝胶 ················· 136
　参考文献 ················· 138
第 6 章　高分子纳米药物传输体系及其应用 ················· 144
　6.1　引言 ················· 144
　　6.1.1　高分子纳米载体的设计原则 ················· 144
　　6.1.2　高分子纳米载体的制备方法 ················· 145
　　6.1.3　高分子纳米载体的表征 ················· 146
　　6.1.4　高分子纳米载体的应用领域 ················· 147
　6.2　高分子纳米药物传输体系 ················· 147
　　6.2.1　高分子胶束载药体系 ················· 148
　　6.2.2　高分子囊泡载药平台 ················· 158
　　6.2.3　高分子纳米凝胶药物传输系统 ················· 168
　　6.2.4　高分子载药纳米纤维 ················· 174
　　6.2.5　多组分纳米药物传输体系 ················· 189
　6.3　高分子纳米药物传输体系的临床应用前景分析 ················· 190
　参考文献 ················· 191
第 7 章　抗肿瘤高分子键合药与协同治疗 ················· 205
　7.1　引言 ················· 205
　7.2　顺铂高分子键合药 ················· 205
　　7.2.1　被动靶向顺铂高分子键合药 ················· 206
　　7.2.2　主动靶向顺铂高分子键合药 ················· 208

7.3 肿瘤微环境敏感高分子键合药 ·················· 210
　7.3.1 肿瘤微环境敏感紫杉醇高分子键合药 ··········· 211
　7.3.2 肿瘤微环境敏感阿霉素高分子键合药 ··········· 215
7.4 血管阻断剂高分子键合药 ···················· 216
　7.4.1 康普瑞汀 A4 高分子键合药 ················ 217
　7.4.2 血管阻断剂与化疗药物的共载 ·············· 219
　7.4.3 血管阻断剂与抗肿瘤纳米药物协同治疗系统 ······· 223
参考文献 ······························ 225

第 8 章 高分子基因载体 ························· 235
8.1 引言 ····························· 235
　8.1.1 常见高分子基因载体 ·················· 236
　8.1.2 高分子基因载体面临的主要障碍及解决办法 ······· 237
8.2 高效基因载体的制备 ····················· 240
　8.2.1 可降解基因载体 ···················· 240
　8.2.2 聚乙烯亚胺类 ····················· 241
　8.2.3 聚酰胺-胺类 ····················· 246
　8.2.4 聚（β-氨酯）类 ···················· 249
　8.2.5 聚碳酸酯类 ······················ 249
　8.2.6 高分子改性无机纳米颗粒类 ··············· 250
8.3 适用于体内应用的高分子基因载体体系的开发 ········· 250
　8.3.1 PEG 化高分子基因载体 ················· 250
　8.3.2 靶向化高分子基因载体 ················· 251
　8.3.3 环境敏感型高分子基因载体 ··············· 253
　8.3.4 带有遮蔽层的高分子基因载体 ·············· 257
8.4 高分子基因载体的应用 ···················· 258
　8.4.1 肿瘤的基因治疗 ···················· 258
　8.4.2 肿瘤的免疫治疗 ···················· 260
　8.4.3 肿瘤的联合治疗 ···················· 262
参考文献 ······························ 264

关键词索引 ····························· 273

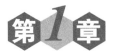

绪　论

1.1 生物医用高分子材料简介

　　生物医用高分子材料是指用于人工器官、组织工程与再生医学、体内外诊断、药物制剂及医疗器械等领域的一类高分子材料，是伴随着高分子科学的发展而逐渐形成的一门新兴学科。早在古代，一些天然的高分子材料制品如棉麻、纤维等即被用于伤口的包扎与缝合、骨折的固定等。进入 20 世纪以来，随着高分子科学的飞速发展以及合成高分子材料的大量出现，多种天然及合成的高分子材料被广泛用于外科手术及体内植入。近年来，随着生物医学的发展以及大健康时代的来临，生物医用高分子材料处于更加蓬勃发展的时期。可降解高分子材料、组织诱导型高分子材料、智能响应型高分子材料等被大量制备出来，并被广泛用于组织工程、药物递送、纳米诊疗、体外诊断、器官芯片等领域。生物医用高分子材料也成为材料学科中发展最快也最具前景的领域之一，生物医用高分子材料产业也已成为低能耗、高附加值新兴产业的代表。

　　根据来源不同，生物医用高分子材料可以分为天然高分子材料和合成高分子材料。天然高分子材料包括淀粉、纤维素、壳聚糖、海藻酸盐、透明质酸、胶原、明胶等，其来源广泛、生物相容性良好。合成高分子材料包括不可降解高分子材料，如聚乙烯（PE）、聚丙烯（PP）、聚氯乙烯（PVC）、聚乙烯醇、聚乙烯吡咯烷酮、聚甲基丙烯酸甲酯、聚羟乙基甲基丙烯酸甲酯、聚环氧乙烷、聚环氧丙烷、聚硅氧烷（硅橡胶）、聚氨酯、聚四氟乙烯、聚醚醚酮（PEEK）等，以及可降解高分子材料，如聚乙醇酸、聚乳酸、乳酸-乙醇酸共聚物（PLGA）、聚 ε-己内酯、聚碳酸酯、聚磷酸酯、聚氨基酸、聚酸酐、聚膦腈等。合成高分子材料由于结构清晰，可以大规模制备，是现代生物医用高分子材料的主要组成部分。其中，不可降解高分子材料在生理环境中能够长期保持稳定，不发生降解、交联和物理磨损等，并具有良好的力学性能，主要用于体外耗材、一次性医疗器具、人体软硬组织修复替代等；而可降解高分子材料能够在生理环境下发生自发降解，且降解产物能够通过正常的新陈代谢被机体吸收或排出体外，主要用于非永久性替代材料及药物缓控释载体等[1]。

中国科学院长春应用化学研究所（以下简称中科院长春应化所）陈学思研究员团队长期致力于可降解生物医用高分子材料的合成与应用开发，特别是聚焦于聚乳酸和聚氨基酸两类可降解高分子材料，从单体聚合的催化剂设计及聚合条件优化、到工业级和医用级可降解高分子材料的大规模制备、再到构建宏观的医用材料应用等，形成了从源头到应用的全链条覆盖[2, 3]。本书将结合以上主要内容，对聚乳酸及聚氨基酸类可降解医用高分子材料的合成及应用展开叙述。

1.2　聚乳酸类生物医用高分子材料的合成及应用

聚乳酸是一类重要的生物可降解聚酯类高分子材料，其使用可再生的植物资源（如玉米）所提取的淀粉原料经发酵及后续合成制成，能够在自然界中被微生物完全降解成二氧化碳和水，完全无污染，是公认的环境友好型高分子材料，并可以部分替代石油基高分子材料。聚乳酸的机械性能及物理性能良好，适用于吹塑、热塑等各种加工方法，可用于从工业到民用多种塑料制品、包装材料、农用织物、卫生用品等的制备；聚乳酸生物相容性和可降解性良好，在医药领域也应用非常广泛，可用于生产一次性输液用具、免拆型手术缝合线、药物缓释包装剂等[4]。

聚乳酸的生产以乳酸为原料，其合成方法分为直接缩聚法、二步法和反应挤出法。直接缩聚法是利用乳酸单体脱水进行直接缩合，其聚合分子量相对较低，分布较宽。二步法是先使乳酸生成环状二聚体丙交酯，再开环聚合成聚乳酸。由于开环聚合对聚合过程高度可控，能够得到高分子量、窄分布的聚乳酸，是当前聚乳酸制备方法的主流。反应挤出法采用间歇式搅拌反应器和双螺杆挤出机组合，进行连续的熔融聚合实验，可获得超高分子量的聚乳酸[5]。浙江海正生物材料股份有限公司与中科院长春应化所合作开发的二步法聚乳酸生产工艺，主要过程是以发酵制备的乳酸为原料，经精制、脱水缩聚、高温裂解，最后聚合成聚乳酸。目前，该工艺已达到 5 万吨级生产水平，并广泛开发了下游产品。

1.2.1　聚乳酸的立体选择性聚合

由于乳酸单元的手性不同，丙交酯具有三种不同的立体异构体，分别为左旋丙交酯、右旋丙交酯和内消旋丙交酯，而等量的左旋丙交酯和右旋丙交酯的混合物称为外消旋丙交酯。由不同丙交酯开环聚合得到的聚乳酸链中手性单元的排布不同，对所得到的聚乳酸的性能有巨大影响。例如，无规立构的聚乳酸仅有一个60℃左右的玻璃化转变温度，而全同立构的聚乳酸通常有一个 160 至 180℃之间的熔点；而全同立构左旋聚乳酸和全同立构右旋聚乳酸等量混合物由于其立体复合作用，熔点可以高达 250℃以上。因此，丙交酯的立体选择性聚合及其机理研究成为近年来研究的热点[6]。中科院长春应化所陈学思研究员团队自1999年以来，利用单活性中心有机金属配合物作为催化剂进行外消旋丙交酯的立体选择性聚合，先后开发了水杨醛席夫碱类催化剂、β-二酮席夫碱类催化剂、吡咯席夫碱类催化剂、联萘席夫碱类催化剂及多核有机金属催化剂等。其中，所报道的三核铝结构催化剂对外消旋丙交酯聚合具有最高的立体选择性，得到的立体嵌段复合物的全同规整度达到 0.98 以上，相应的聚合物熔点为 220℃，具有重要的工业应用前景[7]。

1.2.2 医用聚乳酸材料及其器件制备

如前所述，聚乳酸的不同构型对材料的机械和降解性能具有很大的影响。聚左旋丙交酯由于熔点较高，具有优良的机械性能和可加工性，且降解吸收时间较长，适用于制备体内支撑性植入器件，如骨折固定产品等。聚外消旋丙交酯由于分子中的非规整结构，是无定形聚合物，降解和吸收速度较快，适用于制备药物缓控释载体等。上述不同的特性使得聚乳酸在医用领域具备巨大的应用价值。聚乳酸和聚乙醇酸及其共聚物作为第一批可降解吸收的材料被美国食品药品监督管理局（FDA）批准用于临床，以聚乳酸为基础的可吸收骨科内植入材料如聚乳酸-羟基磷灰石复合材料也正在迅速发展。代表性的医用聚乳酸器件包括可吸收骨折内固定器件、聚乳酸微球与组织工程支架、可吸收软组织损伤修复器件、可吸收防粘连膜等。随着加工及制备技术的进步，以及多学科的交叉与融合，以聚乳酸材料为基础的医用材料及器件发展前景必将更加广阔。

1.3 聚氨基酸类生物医用高分子材料的合成及应用

聚氨基酸是一类具有良好生物相容性和可降解性的高分子材料，由同型氨基酸或不同氨基酸经肽键连接而成。聚氨基酸按照来源不同可分为天然来源的聚氨基酸和人工合成的聚氨基酸，其中天然来源的聚氨基酸包括由生物发酵法制备的聚（γ-谷氨酸）和聚（ε-赖氨酸）等，而人工合成的聚氨基酸是由一种或几种氨基酸单体经聚合反应而成的合成材料，如聚（α-谷氨酸）、聚（α-赖氨酸）、聚（α-天冬氨酸）、聚（α-亮氨酸）、聚（α-半胱氨酸）等。由于具有和天然蛋白质相同的由肽键连接而成的主链结构，聚氨基酸类材料具有优良的生物相容性和可降解性，是一种理想的可降解高分子材料，并被广泛应用于组织工程支架材料、药物及基因载体、免疫佐剂及生物诊断等[8]。

1.3.1　聚氨基酸的合成与功能化

聚氨基酸的合成方法包括多肽固相合成法和单体开环聚合法。多肽固相合成法可以合成序列明确的氨基酸序列结构，然而，该方法一般只能合成不超过 100 个氨基酸残基的多肽链，且合成成本较高，难以规模化生产。以氨基酸-N-羧基内酸酐（NCA）环状单体为基础的开环聚合法合成的多肽不具备明确的聚合度和复杂的氨基酸序列结构，但是其制备过程简单，便于规模化生产，成为医用聚氨基酸制备方法的主流。在聚氨基酸的开环聚合法中，首先需要合成氨基酸对应的 NCA 单体，之后在氨基等引发剂的作用下引发活性开环聚合反应，经后续脱保护等处理得到[9]。氨基酸种类及官能团结构的不同，赋予了聚氨基酸类高分子材料不同的亲疏水性、压电性以及生物活性，而对侧基的功能化修饰则进一步拓宽了此类材料的种类和应用范围。以人工合成的聚氨基酸材料为基础得到的具有生理活性或药理活性的高分子材料，具有生物体内刺激响应性的高分子材料，以及新型聚氨基酸合成和功能化方法的涌现都大大推动了聚氨基酸类材料在生物医学领域的应用[10]。

1.3.2　可注射性聚氨基酸水凝胶

高分子水凝胶是一类由高分子互穿网络与水结合形成的体系。作为一种高吸水、保水材料，并且具有与组织类似的结构，高分子水凝胶在农业、工业及医疗卫生等领域得到了广泛应用。可注射水凝胶是一类能够通过注射器输送到体内，并且在体内生理条件下原位自发形成的水凝胶，由于具有微创植入、操作简便、凝胶形状与体内环境匹配良好等特点，在医疗应用中受到广泛关注[11]。按照交联网络的种类区分，可注射水凝胶分为物理交联水凝胶和共价交联水凝胶。一般而言，物理交联水凝胶形成条件温和、操作简单，但凝胶力学强度与稳定性较弱。代表性的如温度敏感性水凝胶材料在低温下为低黏度的高分子水溶液，而当温度升高时能快速发生溶液-凝胶相转变而形成水凝胶。通过调整材料结构，将相转变点调整到体温附近，即在生物医学领域展现出巨大用途。共价交联水凝胶具有较高的力学强度和体外稳定性，为了避免共价交联时使用的引发剂所带来的潜在生物毒性，无催化剂条件下的"点击"化学反应成为制备医用共价交联水凝胶的强有力工具。此外，由于酶催化反应的专一性和温和性特点，基于酶催化反应形成的共价交联水凝胶也得到了广泛关注。聚氨基酸类高分子材料由于具有良好的可降解性和降解产物安全性，以及独特的仿生二级结构，以合成聚氨基酸为材料基础的水凝胶体系成为近年来研究的热点[12]。上述方法构建的水凝胶体系被广泛应用于局部药物递送、组织细胞培养等领域，具有广阔的发展前景。

1.4　以聚乳酸和聚氨基酸材料为基础的抗肿瘤药物缓控释体系

用于药物传输的缓控释材料体系近年来受到研究者的广泛关注。特别是伴随着纳米技术发展起来的纳米药物传输体系，其对药物的体内分布和代谢产生了深远的影响，更成为近年来研究的热点。纳米载体是指纳米尺度的药物载体，其粒径通常介于 $20\sim200nm$，能够减少药物的扩散、延长血液驻留时间，并利用增强渗透与滞留效应在肿瘤等部位选择性富集[13]。纳米载体的形式繁多，包括脂质体、高分子胶束、囊泡、纳米凝胶、树枝状大分子，以及多种无机纳米颗粒等[14]。聚乳酸和聚氨基酸类材料由于具有良好的生物相容性和可降解性，在构筑纳米载体方面展现出巨大价值。

1.4.1　高分子纳米药物传输体系及其应用

以高分子材料为基础制备的纳米药物传输体系非常庞大，伴随着组装技术的发展，高分子胶束、高分子囊泡、高分子纳米凝胶等多种纳米结构被制备出来并用于药物装载和传输。高分子胶束是由两亲性高分子自组装聚集而成，疏水药物通常可以包裹在所形成的疏水内核中，而外层的亲水层能够维持胶束的稳定并减少胶束在体内循环中的蛋白质吸附和清除[15]。高分子囊泡具有中空纳米结构，能够在囊泡空腔中包覆亲水性药物，并在疏水壳层中装载疏水性药物[16]。相比于脂质体结构，高分子囊泡的壳层更厚、稳定性更强。高分子纳米凝胶是由亲水性高分子或两亲性高分子形成的纳米级交联型三维网络结构。这种微观尺寸的凝胶结构将水凝胶和纳米颗粒的特性结合起来，既具有纳米胶束的尺度优势，又具有交联结构的稳定性，从而减少药物在传输过程中的泄漏[17]。高分子纳米纤维是利用可降解的高分子材料为基质，将药物以囊封的形式植入人体的特定部位，药物随着材料的降解而逐渐释放。通过静电纺丝技术将药物与材料一起加工成膜状、管状、层状等结构，并调整加工参数以调整所得纳米纤维的直径和长度，可以扩大纳米纤维的应用范围[18]。上述纳米结构经过功能性改造及智能化设计，如添加肿瘤微环境敏感的响应性设计、添加靶向修饰基团及赋予载体多功能性等，进一步提升了上述材料在药物传输等领域的应用潜力和应用价值[19]。

1.4.2　抗肿瘤高分子键合药与协同治疗

高分子键合药的概念自 1975 年被 Ringsdorf 提出。与物理包埋的药物形式相比，高分子键合药中药物与高分子载体通过化学键相连接，能够在传输过程中更加稳定。因此，高分子键合药是药物缓控释体系中非常重要的一种形式。聚氨基酸类高分子材料由于具有丰富的官能化结构，方便进行键合反应的实施，成为高分子键合药设计中最重要的一类载体。以聚谷氨酸、聚天冬氨酸为基础的多种高分子键合药已经进入临床试验研究[20]。代表性的高分子键合药包括顺铂、紫杉醇、阿霉素、喜树碱类药物，以及血管阻断剂类药物等。这些药物通过可断裂的酯键、二硫键、腙键、金属配合等形式结合到高分子材料上[21, 22]。高分子键合药的设计由于改善了药物的体内分布，在很多情况下能够取得比小分子药物更加出色的肿瘤抑制效果。例如，相比于小分子药物，血管阻断剂类药物的高分子键合药的药效大大提升，非常具有开发前景[23]。

1.4.3　高分子基因载体

基因治疗是指将外源的基因导入到靶细胞以纠正或补偿基因缺陷或异常而导致的疾病，从而实现治疗目的的一类新兴生物治疗方法。基因治疗的关键是如何将外源基因有效地导入特定的靶细胞并在其中发挥治疗作用。与小分子药物不同，基因药物由于易被降解，其使用和疗效的发挥高度依赖于递送载体的运用。高分子材料由于具有良好的生物相容性和可降解性，且成分明晰，并具有灵活可变性，而且不具有病毒类载体的安全性和免疫原性顾虑，成为基因载体材料开发的热点[24]。

常用的高分子基因载体通常是一些阳离子聚合物，其通过静电作用吸附并压缩 DNA、RNA 等形成纳米复合体，而在进入细胞后，其又能辅助基因实现内含体逃逸，释放治疗基因，从而达到基因传输的目的[25]。由于聚氨基酸材料良好的生物可降解性和可修饰性，以聚氨基酸材料为基础的高分子基因载体得到了极大的发展。为了克服体内传输的多重壁垒，基于聚氨基酸材料的遮蔽型载体设计、微环境敏感型响应性载体设计及靶向修饰设计等大大提升了高分子基因载体的转染效率，具有广阔的临床推广前景[26, 27]。

1.5　前景及展望

生物医用高分子材料在现代医学中扮演着越来越重要的角色。在过去的几十年间，生物医用高分子材料的发展经历了从简单的生物相容性和体内降解性，到生物活性材料及智能型材料的巨大发展，其应用范围也从一般的用途拓展到组织功能修复甚至组织器官替代等领域。同时，也应该看到，生物医用高分子材料的发展依然有很多方面需要进一步加强。一方面，医用级高分子材料的批量制备和质量控制、新型功能性材料的合成、结构与性能的构效关系及体内影响等仍然有待拓展；另一方面，材料与新兴生物医学技术及加工技术的结合，将大大丰富生物医用高分子材料在更广阔领域（如抗菌、基因编辑、癌症免疫治疗、3D 生物打印等）的应用。随着现代医学的不断进步和新的医疗需求的不断涌现，我们有理由相信生物医用高分子材料在未来具有持续的广阔发展空间。

参 考 文 献

[1] 陈学思，陈红. 生物医用高分子. 北京：科学出版社，2018.

[2] Tian H，Tang Z H，Zhuang X L，et al. Biodegradable synthetic polymers: preparation，functionalization and biomedical application. Progress in Polymer Science，2012，37: 237-280.

[3] Pang X，Zhuang X L，Tang Z H，et al. Polylactic acid (PLA): research，development and industrialization. Biotechnology Journal，2010，5: 1125-1136.

[4] Auras R，Lim L T，Selke S E M，et al. Poly(lactic acid): Synthesis，Structures，Properties，Processing，and Applications. New Jersey: John Wiley & Sons，2011.

[5] 杨斌. 绿色塑料聚乳酸. 北京：化学工业出版社，2007.

[6] Ovitt T M，Coates G W. Stereoselective ring-opening polymerization of meso-lactide: synthesis of syndiotactic poly(lactic acid). Journal of the American Chemical Society，1999，121: 4072-4073.

[7] Pang X，Duan R L，Li X，et al. Breaking the paradox between catalytic activity and stereoselectivity: rac-lactide polymerization by trinuclear salen-Al complexes. Macromolecules，2018，51: 906-913.

[8] Numata K. Poly(amino acid)s/polypeptides as potential functional and structural materials. Polymer Journal，2015，47: 537-545.

[9] Song Z Y，Han Z Y，Lv S X，et al. Synthetic polypeptides: from polymer design to supramolecular assembly and biomedical application. Chemical Society Reviews，2017，46: 6570-6599.

[10] He C L，Zhuang X L，Tang Z H，et al. Stimuli-sensitive synthetic polypeptide-based materials for drug and gene delivery. Advanced Healthcare Materials，2012，1: 48-78.

[11] Sivashanmugam A，Arun K R，Vishnu P M，et al. An overview of injectable polymeric hydrogels for tissue engineering. European Polymer Journal，2015，72: 543-565.

[12] Deming T J. Synthetic polypeptides for biomedical applications. Progress in Polymer Science，2007，32: 858-875.

[13] Maeda H，Wu J，Sawa T，et al. Tumor vascular permeability and the EPR effect in macromolecular therapeutics: a review. Journal of Controlled Release，2000，65: 271-284.

[14] Peer D，Karp J M，Hong S，et al. Nanocarriers as an emerging platform for cancer therapy. Nature Nanotechnology，2007，2: 751-760.

[15] Croy S R，Kwon G S. Polymeric micelles for drug delivery. Current Pharmeutical Design，2006，12: 4669-4684.

[16] Lee J S，Feijen J. Polymersomes for drug delivery: design，formation and characterization. Journal of Controlled

Release，2012，161：473-483.

[17] Chacko R T，Ventura J，Zhuang J，et al. Polymer nanogels：a versatile nanoscopic drug delivery platform. Advanced Drug Delivery Reviews，2012，64：836-851.

[18] Thakkar S，Misra M. Electrospun polymeric nanofibers：new horizons in drug delivery. European Journal of Pharmaceutical Sciences，2017，107：148-167.

[19] Tang Z H，He C L，Tian H Y，et al. Polymeric nanostructured materials for biomedical applications. Progress in Polymer Science，2016，60：86-128.

[20] Osada K，Christie R J，Kataoka K. Polymeric micelles from poly(ethylene glycol)-poly(amino acid) block copolymer for drug and gene delivery. Journal of the Royal Society Interface，2009，6 (Suppl 3)：S325-S339.

[21] Yu H Y，Tang Z H，Zhang D W，et al. Pharmacokinetics，biodistribution and in vivo efficacy of cisplatin loaded poly(L-glutamic acid)-g-methoxy poly(ethylene glycol) complex nanoparticles for tumor therapy. Journal of Controlled Release，2015，205：89-97.

[22] Lv S X，Tang Z H，Zhang D W，et al. Well-defined polymer-drug conjugate engineered with redox and pH-sensitive release mechanism for efficient delivery of paclitaxel. Journal of Controlled Release，2014，194：220-227.

[23] Liu T Z，Zhang D W，Song W T，et al. A poly(L-glutamic acid)-combretastatin A4 conjugate for solid tumor therapy：markedly improved therapeutic efficiency through its low tissue penetration in solid tumor. Acta Biomaterialia，2017，53：179-189.

[24] Putnam D. Polymers for gene delivery across length scales. Nature Materials，2006，5：439-451.

[25] Whitehead K A，Langer R，Anderson D G. Knocking down barriers：advances in siRNA delivery. Nature Reviews Drug Discovery，2009，8：129-138.

[26] Guan X W，Guo Z P，Lin L，et al. Ultrasensitive pH triggered charge/size dual-rebound gene delivery system. Nano Letters，2016，16：6823-6831.

[27] Fang H P，Guo Z P，Lin L，et al. Molecular strings significantly improved the gene transfection efficiency of polycations. Journal of the American Chemical Society，2018，140：11992-12000.

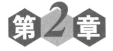

第2章

>>

丙交酯开环聚合催化剂

2.1.1 丙交酯及聚乳酸

聚乳酸（PLA）是一类可以以玉米等农作物为起始原料，经过多步反应制备得到的高分子聚酯材料，表现出优异的生物可降解性和生物相容性，成为替代聚乙烯、聚丙烯等传统石油基不可降解塑料的理想绿色材料。在近二十年的发展过程中，科研工作者对聚乳酸材料从制备方法到材料的性能表征、改性等方面进行了深入的研究，聚乳酸材料在许多领域逐步推广并有着广泛的应用前景[1]，包括一次性餐具、包装材料、纺织品、骨折固定器件、医用支架及药物缓释载体等[2]。目前聚乳酸及上下游产品已经在 PURAC、NatureWorks、Sulzer 等大型化工企业形成产业规模。浙江海正生物材料股份有限公司作为国内最早从事聚乳酸产业化的企业之一，早在 2000 年起就与中科院长春应化所开展了包括丙交酯、聚乳酸的合成和制品研发在内的全面合作，并取得了丰富成果。

2.1.2 开环聚合

丙交酯（LA）是由两个乳酸单元缩水环化得到的六元环状二聚体，在催化剂的作用下通过开环聚合反应可以高效地制备高分子量、低分子量分布的聚乳酸材料。此过程中对单体立体构型（左旋、右旋或内消旋）的选择性决定了聚乳酸的分子链结构，进而影响材料的性能[3]。

有机金属配合物是一类重要的催化丙交酯开环聚合的催化剂，对聚乳酸链结构和聚合度高度可控[4]。近几十年的研究发现，不同催化体系催化丙交酯开环聚合有着不同的催化机理，其中包括阴离子、阳离子和配位-插入机理。而有机金属配合物催化丙交酯链增长过程则符合单体的配位-插入机理。该机理主要分为三步：①丙交酯的一个羰基氧接近金属中心，形成配位键；②形成配位的丙交酯插入到金属-醇盐的化学键之间，醇盐进攻丙交酯的羰基碳；③丙交酯的酰氧键断裂开环，醇盐和羰基碳连接生成酯基共价键，而断裂生成的醇盐和金属中心形成新的金属-醇盐键。以上三步循环进行形成聚乳酸分子链。

丙交酯的多种立体结构导致在催化聚合过程中存在对单体的立体选择性，这也成为催化剂筛选和聚合机理研究的一个热点。目前学术界对催化丙交酯开环聚合的立体选择性提出了两种机理：一个是链末端控制机理（CEM），即最后一个插入分子链上的单体构型决定着配合物的手性构型，进而影响下一个插入单体的构型，其中非手性配合物遵循着该机理；另一个是位点控制机理（SCM），该机理认为催化剂的手性构型决定着对单体的立体选择，主要适用于手性配合物。然而，这两种机理不能简单由配合物的构型进行区分。例如，Kol 等报道了具有手性结构的 salalen 铝配合物催化外消旋丙交酯的反应，在反应前期表现出一定的位点控制机理，而在后期则表现为链末端控制机理[5]。

设计并筛选性能优异的金属有机配合物是制备聚乳酸的一项重要工作。自 spassky 报道了席夫碱铝配合物能可控地催化丙交酯聚合的开创性工作以来[6]，科研工作者已经报道了许多优异性能的催化体系。在金属配合物的金属中心方面，碱金属、碱土金属、过渡金属和镧系金属因其各自具有独特的特性而广泛应用于催化丙交酯开环聚合反应。其中，较强亲电性的碱金属和核电荷大、电子云结构复杂的镧系金属具有较高的催化活性；而辛酸亚锡催化丙交酯开环聚合的反应进程可控、条件相对温和，是科学研究和工业生产上应用广泛的催化剂。金属中心的种类也影响着对丙交酯构型的选择性，其中铝系配合物通常会表现出高的全同选择性，而锌、镁等配合物则具有杂同的立体选择性，这可用于初步筛选配合物中心金属的种类。例如，作者课题组报道了选用铝作为金属中心的三核配合物催化外消旋丙交酯[7]，得到全同规整度达到 0.98 的立体复合的聚乳酸，其熔点高达 220℃。

2.2 单核有机金属催化剂

2.2.1 水杨醛席夫碱类催化剂

水杨醛是一类苯环邻位分别被醛基和羟基取代的化合物，其酚羟基的邻位和对位的氢可以分别被脂肪族、卤素等基团取代，得到不同结构的水杨醛。二胺化合物与两当量的水杨醛通过缩水反应就可以得到含有席夫碱结构（—RC═N—）的水杨醛席夫碱配体（salen）。该配体在拔除酚羟基氢后可以与铝、钛、锌、镁等金属配合，得到对丙交酯开环聚合有催化活性的配合物。席夫碱配体的结构会影响到配合物的催化性能，通常增大水杨醛羟基邻位取代基的位阻会提高配合物的立体选择性，得到高规整度的聚合物[8]；而选用具有吸电子能力的取代基则会提高催化活性。但是由于取代水杨醛的种类较少并且不易合成，一般通过调节二胺化合物的结构来调节配合物的性能。不同结构的胺桥对催化丙交酯聚合的性能同样有着明显的影响，例如，以（R，R）旋光性联萘胺作为胺桥的席夫碱铝配合物催化外消旋丙交酯可以得到立体复合的聚乳酸（熔点约为 185℃）；Feijen 等采用简单的手性环己二胺为胺桥的席夫碱铝配合物也实现了对外消旋丙交酯的立体选择性[9]；丙二胺胺桥的催化剂比乙二胺胺桥的催化剂有更高的催化活性和立体选择性[10]。

　　作者课题组选用不同取代基团的水杨醛和非手性的烷基二胺合成了一系列水杨醛席夫碱配体，并进一步与烷基铝或醇基铝反应制备了相应的席夫碱铝配合物（图 2.1）[11-14]。首先为了研究胺桥的位阻对催化性能的影响，我们选用 2, 2-二甲基-1, 3-丙二胺和 2, 2-二乙基-1, 3-丙二胺分别与 3, 5-二叔丁基水杨醛反应得到大位阻的席夫碱配体，再进一步与异丙醇铝反应生成具有催化活性的配合物 1 和 2。通过核磁共振和单晶 X 射线衍射研究表明：固体的配合物呈扭曲的三角双锥的空间结构，其中心金属铝为五配位；而在溶液中的配合物有两种快速转变的对映异构体。

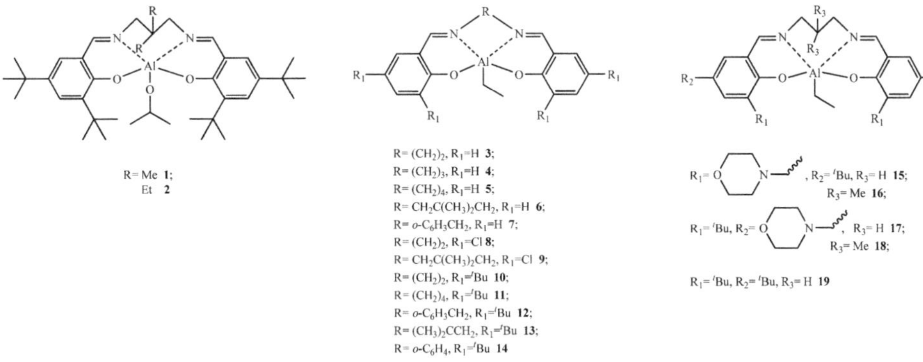

图 2.1　salen 铝系列催化剂

　　配合物 1 和 2 催化外消旋丙交酯表现出活性可控的特点：聚合反应呈一级动力学特点；聚合物的分子量与理论分子量相符且保持窄的分子量分布。然而较慢的原位醇解速度导致配合物 2 在聚合过程中有一定的诱导期。对反应过程中的寡聚物分析表明，链增长过程以丙交酯插入铝-异丙醇盐开始，并且金属中心保持五配位的构型。配合物 1 和 2 催化外消旋丙交酯可以分别得到全同选择性达到 0.90 和 0.82 的多嵌段聚乳酸立体复合物[11-14]。此外，以聚乙二醇（PEG）为高分子引发剂，配合物 2 可以催化外消旋丙交酯制备得到立体复合的聚乳酸-聚乙二醇-聚乳酸三嵌段共聚物。

在以上研究的基础上，我们进一步设计合成了一系列不同胺桥取代和水杨醛取代的席夫碱铝配合物 **3~14** 和 **19**[15]。该系列配合物及其醇盐都被证明是五配位的单核结构。与配合物 **1** 或 **2** 相比，小位阻的配合物 **6** 的构型在溶液中会在单核与二聚体之间快速转变。在催化外消旋丙交酯聚合反应中发现，胺桥的结构和水杨醛的取代基团对配合物的催化性能有明显的影响。例如，以叔丁基取代的水杨醛和三个碳为胺桥形成的配合物 **1** 具有高的立体选择性；吸电子的氯基团取代水杨醛则能提高配合物（**9**）的催化活性。然而吸电子的氯取代基团的引入也出现了一些特殊的实验现象，例如，配合物 **9** 在催化丙交酯聚合反应中，聚合动力学对丙交酯呈一级动力学，而对配合物则体现为 1.81 级动力学；配合物 **9** 在 0℃对丙交酯的开环聚合也有一定的催化活性，并且保持稳定的选择性。

为了进一步实现对中心金属的活化作用，我们设计合成了水杨醛的酚羟基邻、对位被路易斯碱性的吗啉环结构取代的新型席夫碱配合物 **15~18**[16]。在异丙醇的醇解后，研究了该系列配合物的取代基团对丙交酯聚合的催化性能和立体选择性的影响：所有配合物都表现出活性聚合的特点；吗啉环取代的配合物相对于叔丁基取代的配合物降低了立体选择性；邻位吗啉环取代的配合物在提高反应温度时仍能保持一定的立体选择性，表明取代基团的亲核性有助于调控中心金属。

此外，我们还以该系列配体为基础，研究了席夫碱钛配合物 **20~23**（图 2.2）的催化性能[17]。配合物的单晶结构表明 **20** 具有扭曲的八面体结构和 *β*-顺式构型。该系列配合物同样表现出活性聚合的特点。其中由大位阻胺桥和大位阻水杨醛制备得到的配合物 **20** 具有间同度达 0.67 的选择性，而吸电子氯基团取代的配合物 **22** 表现出最高的催化活性。

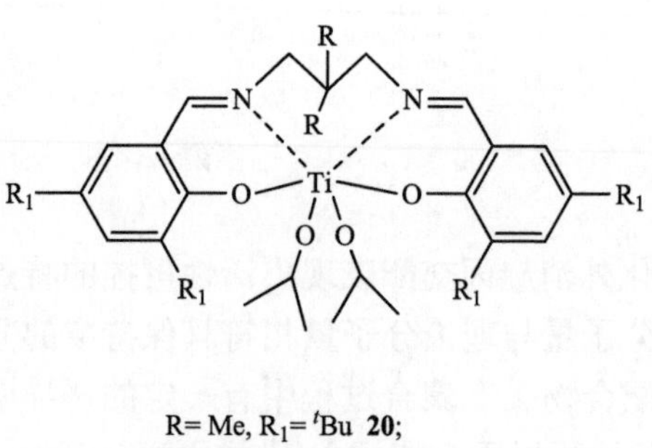

R= Me, R₁= ^{t}Bu **20**;
R= Me, R₁= H **21**;
R= Me, R₁= Cl **22**;
R= H, R₁= ^{t}Bu **23**

图 2.2 salen 钛系列催化剂

2.2.2 β-二酮席夫碱类催化剂

通过二胺基化合物和 β-二酮类化合物的缩合反应，所得配体进一步通过酮-烯醇转化以及与烷基金属反应，我们制备了一系列不同取代的铝配合物（**24~33**）[18-20] 和锌配合物（**34**）[21]（图 2.3）。其中，铝配合物的中心金属是三角双锥或四方锥空间结构的五配位结构，而锌配合物容易形成冠状大环结构的六聚体。

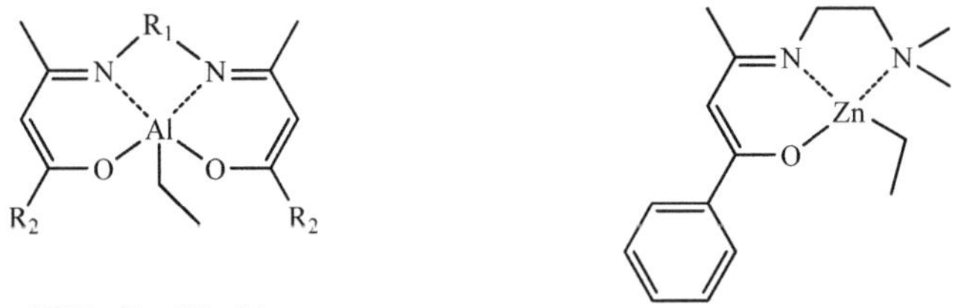

R₁= (CH₂)₂, R₂=CH₃ **24**;
R₁= (CH₂)₂, R₂=Ph **25**;
R₁= (CH₂)₂, R₂=CF₃ **26**;
R₁= (CH₂)₃, R₂=Ph **27**;
R₁= CH₂C(CH₃)₂CH₂, R₂=Ph **28**;
R₁= CH(CH₃)CH₂, R₂=Ph **29**;
R₁= CH(CH₃)CH₂, R₂=CH₃ **30**;
R₁= 1,2-环己烷基, R₂=CH₃ **31**;
R₁= CH₂(*m*-Ph)CH₂, R₂=CH₃ **32**;
R₁= CH₂(*m*-Ph)CH₂, R₂=Ph **33**

34

图 2.3 β-二酮席夫碱铝和锌催化剂

该系列配合物在异丙醇原位醇解后研究了催化外消旋丙交酯聚合的催化性能，发现配体的结构对铝配合物的催化性能具有较大的影响。例如，胺桥的长度从两个碳增加到三个碳，配合物对丙交酯的催化活性和立体选择性有明显的提高，这是由于较大的配体结构提高了与中心金属的匹配度。而 β-二酮的取代基对催化剂的催化活性影响较小。其中，配合物 **31** 表现出最高的全同选择性；具有吸电子氟基团的催化剂 **26** 具有高的催化活性。锌配合物 **34** 则表现出间规度达 0.78 的选择性。

2.2.3 吡咯席夫碱类催化剂

吡咯邻位的醛基同样有着较高的活性，可以与胺基反应形成席夫碱结构。为此，我们设计合成了两种不同取代结构的吡咯席夫碱配合物 **35** 和 **36**（图 2.4）[22]。该类配合物在溶液中具有五配位的对称结构。该系列配合物对丙交酯的开环聚合同样活性可控，其聚合物分子量与理论计算值相符。这两种配合物在催化左旋丙交酯开环聚合反应的过程中几乎没有消旋化。在相同的反应条件下，配合物 **35** 的全同选择性为 0.60，而甲基取代的配合物 **36** 的则提高到 0.74。这是由于较大的位阻增强了链末端控制机理。该系列配合物在分别催化左旋丙交酯、外消旋丙交酯和内消旋丙交酯时的活性逐渐降低，这可能是对单体立体选择性的差别引起的。

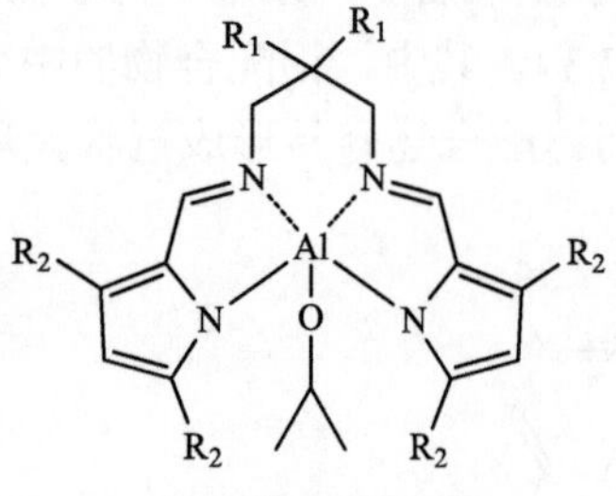

$$R_1= Me, R_2= H\ \mathbf{35};$$
$$R_1= R_2= Me\ \mathbf{36}$$

图 2.4　吡咯席夫碱铝系列催化剂

2.2.4　手性催化剂

此外，我们选用联萘胺为胺桥合成了系列不同取代结构的半 salen 型席夫碱（half-salen）配体，并与烷基铝或烷基锌反应得到了半席夫碱配合物 **37～51**（图 2.5）[23-25]。核磁共振和单晶 X 射线衍射等表征手段证明该系列配合物全部为单核结构。配合物 **43** 和 **44** 呈扭曲的四方锥结构，而配合物 **50** 和 **51** 呈八面体结构。该系列配合物在异丙醇原位醇解后催化丙交酯聚合表现为一级动力学，得到窄分子量分布、与理论分子量相符的聚合物。其中，小位阻且带有吸电子基团的配合物 **38**、**46** 和 **48** 表现出高的催化活性；而大空间位阻 [**40**, *S*-(**42**)和 **49**] 则提高了配合物的全同构型的选择性（全同选择性分别为 0.65、0.64 和 0.62）。

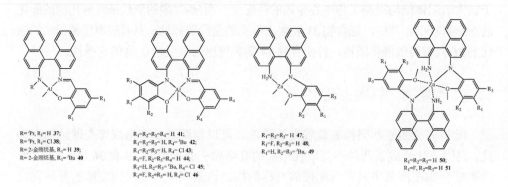

R= ^{i}Pr, R$_1$= H **37**;
R= ^{i}Pr, R$_1$= Cl **38**;
R= 2-金刚烷基，R$_1$= H **39**;
R= 2-金刚烷基，R$_1$= ^{t}Bu **40**

R$_1$=R$_2$=R$_3$=R$_4$= H **41**;
R$_1$=R$_2$=R$_3$= H, R$_4$= ^{t}Bu **42**;
R$_1$=R$_2$=R$_3$= H, R$_4$= Cl **43**;
R$_1$=R$_2$=R$_3$=R$_4$= H **44**;
R$_1$=H, R$_2$=R$_3$= ^{t}Bu, R$_4$= Cl **45**;
R$_1$=F, R$_2$=R$_3$= H, R$_4$= Cl **46**

R$_1$=R$_2$=R$_3$= H **47**;
R$_1$=F, R$_2$=R$_3$= H **48**;
R$_1$=H, R$_2$=R$_3$= ^{t}Bu **49**

R$_1$=R$_2$=R$_3$= H **50**;
R$_1$=F, R$_2$=R$_3$= H **51**

图 2.5　联萘铝和锌系列催化

　　N, N, O, O-四齿席夫碱配体的碳氮双键氢化还原后的结构称为 salan 化合物。我们制备了一系列不同水杨醛取代的 salan 铝催化剂，其中包括手性的配合物 **52**～**54** 和对映立构混合物 **55**～**57**（图 2.6）[26]。该系列配合物的中心铝证明同样是五配位的单核结构。该系列配合物在异丙醇醇解作用后催化丙交酯聚合得到与理论分子量相符、窄分布的聚合物。salan 铝配合物相较于 salen 铝配合物对丙交酯的立体选择性有着较大的差别。其中，水杨醛邻位氢取代的 **52** 和 **55** 催化外消旋丙交酯得到全同聚乳酸（全同选择性分别为 0.66 和 0.62）；而增大位阻后的 **53** 和 **56** 则只能催化外消旋丙交酯得到无规的聚乳酸。带有吸电取代基的 **54** 和 **57** 则会催化生成间同聚乳酸（间规度分别为 0.64 和 0.73）。该系列配合物所表现出较大的立体选择性差别被认为是链末端控制机理和位点控制机理两种机理共同作用产生的。

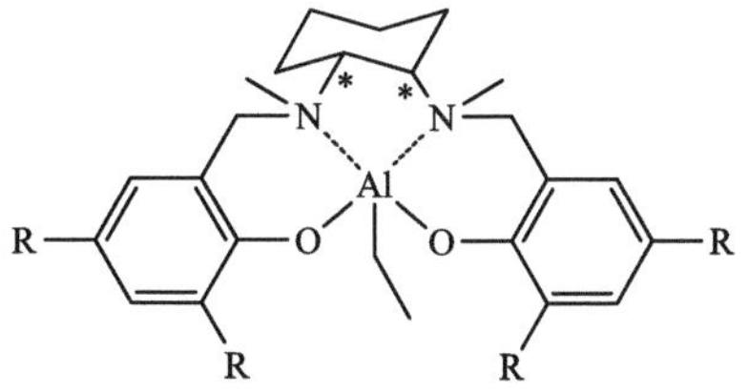

R= H(*R,R*) **52** *rac* **55**;
R= Me(*R,R*) **53** *rac* **56**;
R= Cl(*R,R*) **54** *rac* **57**

图 2.6　手性 salan 铝系列催化剂

2.3　多核有机金属催化剂

2.3.1　双核催化剂

　　多核有机金属配合物，如金属水解酶[27]等，可以通过金属中心间的协同作用提高配合物的催化性能。受其启发，科研工作者设计了一系列多核金属配合物并用于催化烯烃聚合，表现出比单核配合物优异的催化性能[28]。然而，在此之前鲜有报道应用于催化丙交酯开环聚合的多核有机金属配合物[29, 30]。为此作者课题组设计了一系列基于胺基化合物作为连接基团的双核 salen 铝配合物 **58**～**70**（图 2.7）[31-34]，其结构通过核磁共振等方式进行了系统的表征。该系列配合物能很好地控制丙交酯的开环聚合反应，得到分子量与理论计算相符的聚合物。其中，较大位阻的配合物能催化得到高全同构型的聚乳酸（配合物 **60**、

64、**67** 和 **70** 的全同选择性分别为 0.90、0.97、0.90 和 0.88）。我们进一步通过计算各配合物的活化能评估了配体结构对催化性能的影响。在相同水杨醛取代基团的情况下，较短的中心金属距离有着相近的活化能（配合物 **60**、**63** 和 **67** 的活化能分别为 34.83kJ/mol、37.70kJ/mol 和 33.84kJ/mol），而配合物 **70** 的活化能达到了 54.3kJ/mol，这是由于较远的中心金属距离降低了中心金属间的协同效应。

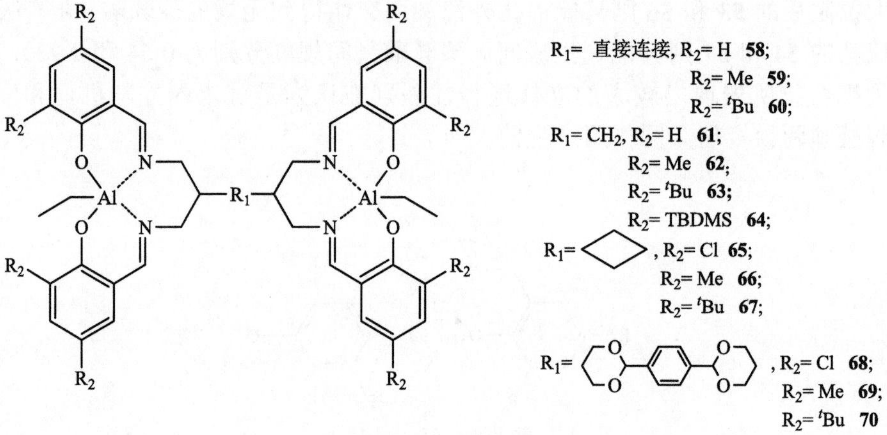

图 2.7   双核 salen 铝系列催化剂

TBDMS 代表叔丁基二甲基硅基

2.3.2   三核催化剂

在以上研究的基础上，我们进一步设计合成了一系列以苯环为中心的三核 salen 铝配合物（图 2.8）[7]。配合物的结构可以通过选用不同的胺桥和不同取代的水杨醛来进一步调节。通过核磁共振和单晶 X 射线衍射等方法对配合物结构进行了详细的表征，结果表明在晶体结构中配合物呈"碗"状构型，中心铝的乙基单元在"碗"内；而在溶液中三个乙基存在着不同结构之间的快速互变。催化外消旋丙交酯的聚合实验发现，该三核 salen 铝配合物的催化活性比对应单核配合物提高了上百倍，同时立体选择性也有较大的提高，这可能是中心苯环使该配合物形成了共轭大分子，提高了催化性能。其中，大位阻的配合物 **74** 具有高达 0.98 的全同选择性，得到熔点最高达 220℃的立体复合的聚乳酸。

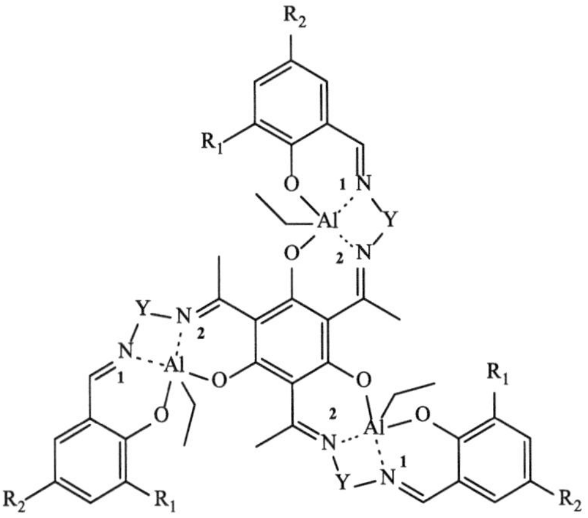

Y	R_1	R_2	编号
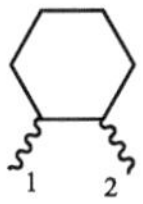 环己基	C(CH$_3$)$_3$	C(CH$_3$)$_3$	**71**
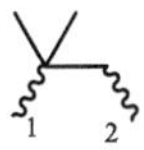	H	H	**72**
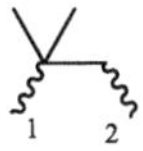	C(CH$_3$)$_3$	C(CH$_3$)$_3$	**73**
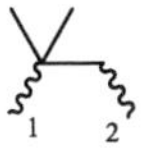	Si(CH$_3$)$_2$C(CH$_3$)$_3$	H	**74**

图 2.8　三核 salen 铝系列催化剂

<h1 style="text-align:center">参 考 文 献</h1>

[1]　Pang X，Zhuang X L，Tang Z H，et al. Polylactic acid（PLA）：research，development and industrialization. Biotechnology Journal，2010，5（11）：1125-1136.

[2]　Auras R A，Lim L T，Selke S E，et al. Poly（lactic acid）：Synthesis，Structures，Properties，Processing，and Applications. New York：John Wiley & Sons，2011.

[3]　Ovitt T M，Coates G W. Stereoselective ring-opening polymerization of *meso*-lactide：synthesis of syndiotactic poly(lactic acid). Journal of the American Chemical Society，1999，121（16）：4072-4073.

[4]　Dijkstra P J，Du H Z，Feijen J. Single site catalysts for stereoselective ring-opening polymerization of lactides. Polymer Chemistry，2011，2（3）：520-527.

[5]　Pilone A，Press K，Goldberg I，et al. Gradient isotactic multiblock polylactides from aluminum complexes of chiral salalen ligands. Journal of the American Chemical Society，2014，136（8）：2940-2943.

[6]　Spassky N，Wisniewski M，Pluta C，et al. Highly stereoelective polymerization of *rac*-(D，L)-lactide with a chiral Schiff's base/aluminium alkoxide initiator. Macromolecular Chemistry and Physics，1996，197（9）：2627-2637.

[7]　Pang X，Duan R，Li X，et al. Breaking the paradox between catalytic activity and stereoselectivity：*rac*-lactide polymerization by trinuclear salen-Al complexes. Macromolecules，2018，51（3）：906-913.

[8]　Nomura N，Ishii R，Yamamoto Y，et al. Stereoselective ring-opening polymerization of a racemic lactide by using achiral salen- and homosalen-aluminum complexes. Chemistry：A European Journal，2007，13（16）：4433-4451.

[9]　Zhong Z，Dijkstra P J，Feijen J. [(Salen)Al]-mediated，controlled and stereoselective ring-opening polymerization of lactide in solution and without solvent：synthesis of highly isotactic polylactide stereocopolymers from racemic D，L-lactide. Angewandte Chemie International Edition，2002，41（23）：4510-4513.

[10]　Nomura N，Ishii R，Akakura M，et al. Stereoselective ring-opening polymerization of racemic lactide using aluminum-achiral ligand complexes：exploration of a chain-end control mechanism. Journal of the American Chemical Society，2002，124（21）：5938-5939.

[11]　Tang Z H，Chen X S，Yang Y K，et al. Stereoselective polymerization of *rac*-lactide with a bulky aluminum/Schiff base complex. Journal of Polymer Science　Part A：Polymer Chemistry，2004，42（23）：5974-5982.

[12] Tang Z H, Chen X S, Pang X, et al. Stereoselective polymerization of *rac*-lactide using a monoethylaluminum Schiff base complex. Biomacromolecules, 2004, 5 (3): 965-970.

[13] Tang Z H, Yang Y K, Pang X, et al. Controlled and stereospecific polymerization of *rac*-lactide with a single-site ethyl aluminum and alcohol initiating system. Journal of Applied Polymer Science, 2005, 98 (1): 102-108.

[14] Tang Z H, Pang X, Sun J R, et al. Five-coordinated active species in the stereoselective polymerization of *rac*-lactide using N, N'-(2, 2-dimethyl-1, 3-propylene) bis(3, 5-di-*tert*-butyl-salicylideneimine)aluminum complexes. Journal of Polymer Science Part A: Polymer Chemistry, 2006, 44 (16): 4932-4938.

[15] Du H Z, Pang X, Yu H Y, et al. Polymerization of *rac*-lactide using Schiff base aluminum catalysts: structure, activity, and stereoselectivity. Macromolecules, 2007, 40 (6): 1904-1913.

[16] Guo Z J, Duan R L, Deng M X, et al. Schiff base aluminum catalysts containing morpholinomethyl groups in the ring opening polymerization of *rac*-lactide. Science China Chemistry, 2015, 58 (11): 1741-1747.

[17] Gao B, Li X, Duan R L, et al. Titanium complexes with octahedral geometry chelated by salen ligands adopting *β-cis* configuration for the ring-opening polymerization of lactide. New Journal of Chemistry, 2015, 39: 2404-2408.

[18] Pang X, Du H Z, Chen X S, et al. Aluminum Schiff base catalysts derived from *β*-diketone for the stereoselective polymerization of racemic lactides. Journal of Polymer Science Part A: Polymer Chemistry, 2005, 43 (24): 6605-6612.

[19] Pang X, Chen X S, Du H Z, et al. Enolic Schiff-base aluminum complexes and their application in lactide polymerization. Journal of Organometallic Chemistry, 2007, 692 (25): 5605-5613.

[20] Pang X, Du H Z, Chen X S, et al. Enolic Schiff base aluminum complexes and their catalytic stereoselective polymerization of racemic lactide. Chemistry (Weinheim an der Bergstrasse, Germany), 2008, 14 (10): 3126-3136.

[21] Pang X, Chen X S, Zhuang X L, et al. Grown-like macrocycle zinc complex derived from *β*-diketone ligand for the polymerization of *rac*-lactide. Journal of Polymer Science Part A: Polymer Chemistry, 2008, 46 (2): 643-649.

[22] Du H Z, Velders A H, Dijkstra P J, et al. Polymerization of lactide using achiral bis(pyrrolidene) Schiff base aluminum complexes. Macromolecules, 2009, 42 (4): 1058-1066.

[23] Gao B, Duan R L, Pang X, et al. Stereoselective ring-opening polymerization of *rac*-lactides catalyzed by aluminum hemi-salen complexes. Organometallics, 2013, 32 (19): 5435-5444.

[24] Gao B, Duan R L, Pang X, et al. Zinc complexes containing asymmetrical N, N, O-tridentate ligands and their application in lactide polymerization. Dalton Transactions, 2013, 42 (46): 16334-16342.

[25] Gao B, Li X, Duan R L, et al. Hemi-salen aluminum catalysts bearing N, N, O-tridentate type binaphthyl-Schiff-base ligands for the living ring-opening polymerisation of lactide. RSC Advances, 2015, 5 (37): 29412-29419.

[26] Du H Z, Velders A H, Dijkstra P J, et al. Chiral salan aluminium ethyl complexes and their application in lactide polymerization. Chemistry: A European Journal, 2009, 15 (38): 9836-9845.

[27] Mitić N, Smith S J, Neves A, et al. The catalytic mechanisms of binuclear metallohydrolases. Chemical Reviews, 2006, 106 (8): 3338-3363.

[28] Delferro M, Marks T J. Multinuclear olefin polymerization catalysts. Chemical Reviews, 2011, 111 (3): 2450-2485.

[29] Duan R L, Qu Z, Pang X, et al. Ring-opening polymerization of lactide catalyzed by bimetallic salen-type titanium complexes. Chinese Journal of Chemistry, 2017, 35 (5): 640-644.

[30] Shi T, Zheng Q D, Zuo W W, et al. Bimetallic aluminum complexes supported by bis(salicylaldimine) ligand:

synthesis，characterization and ring-opening polymerization of lactide. Chinese Journal of Polymer Science，2018，36（2）：149-156.

[31] Pang X，Duan R L，Li X，et al. Bimetallic salen-aluminum complexes：synthesis，characterization and their reactivity with *rac*-lactide and ε-caprolactone. Polymer Chemistry，2014，5（12）：3894-3900.

[32] Pang X，Duan R L，Li X，et al. Bimetallic Schiff-base aluminum complexes based on pentaerythrityl tetramine and their stereoselective polymerization of racemic lactide. RSC Advances，2014，4（43）：22561-22566.

[33] Pang X，Duan R L，Li X，et al. Highly stereoselective bimetallic complexes for lactide and ε-caprolactone polymerization. RSC Advances，2014，4（100）：57210-57217.

[34] Qu Z，Duan R L，Pang X，et al. Living and stereoselective polymerization of *rac*-lactide by bimetallic aluminum Schiff-base complexes. Journal of Polymer Science　Part A：Polymer Chemistry，2014，52（9）：1344-1352.

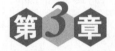

第3章 >>

医用聚乳酸材料及其器件制备

3.1 医用聚乳酸材料

3.1.1 背景介绍

1. 生物可降解高分子材料简介

材料是人类生产与生活的物质基础,新材料是高新技术的基础和先导,是人类进步的里程碑。1932 年 Staudinger 提出大分子学说,奠定了高分子学科的基础。目前高分子聚合物材料已经应用到社会发展和人类生活的各个领域,某种意义上,高分子聚合物材料的使用量已经成为衡量一个国家工业化程度和人们生活水平的重要标志。高分子聚合物材料给人们生活带来便利,也带来与日俱增的塑料废弃物,造成白色污染,对人类赖以生存的自然环境造成了不可忽视的负面影响。所以,生物可降解高分子聚合物材料的研发、生产、应用已经成为迫在眉睫的任务。

所谓生物可降解高分子聚合物,是指这样一类聚合物,它们在生态环境中的微生物作用下,或在人体或动物体内的组织、细胞、酶及体液等作用下,其化学组成结构发生变化,致使分子量下降,最终分解成对环境及生物体无害的小分子。目前所研究并开发使用的生物可降解类高分子材料从其来源可分为三类:天然高分子(壳聚糖、纤维素、淀粉、蛋白质等)、微生物合成的高分子(聚羟基丁酸酯、聚羟基戊酸酯及其衍生物)和化学合成的高分子(含有醚键、酯键、氨酯键、酰胺键等的合成高分子)。按照可降解高分子的结构与组成分类,可分为掺混型和结构型高分子两大类型。其中,掺混型高分子指在普通高分子材料中加入可降解的材料或可促进降解的化学物质制得的降解高分子(其实为不完全降解高分子或部分降解高分子);而结构型高分子指本身具有可降解结构的高分子(完全降解高分子),详见图 3.1。

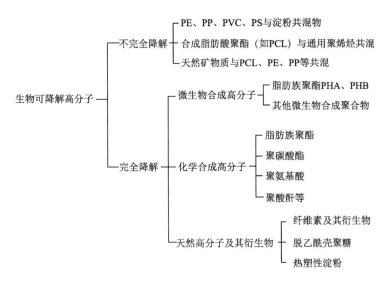

图 3.1　生物可降解高分子的分类

PCL 代表聚 ε-己内酯；PHA 代表聚羟基脂肪酸酯；PHB 代表聚羟基丁酸酯

　　天然高分子主要包括甲壳素、纤维素、淀粉和蛋白质等，具有来源广泛、价格低廉且易生物降解的特点，是重要的高分子降解材料。天然高分子虽然是非常好的降解材料，但很多性能不能满足需求，因此对天然高分子的改性也是一个非常热门的研究方向。

　　微生物合成的天然聚酯类高分子一般称为聚羟基脂肪酸酯（polyhydroxy alkanoates，PHA）。PHA 的骨架结构为 D(–)-羟基链烷酸单体，如下所示：

$$\begin{array}{c} R \quad\quad H \quad\quad O \\ \mid\quad\quad\ \mid\quad\quad\ \parallel \\ -O-C\!-\!-\!-\!C-C- \\ \mid\quad\quad\ \mid \\ \quad\quad\quad\ H_2 \end{array}\Big]_n$$

　　其中，R 为正烷基支链，可以是从甲基至壬基的任意基团。PHA 可以是同一种 β-羟基酸形成的均聚物，也可以是不同 β-羟基酸形成的共聚物。PHA 的分子链中有手性碳，但手性中心只有 R 构型，因而具有很好的立体规整性和光学活性。当 R 为甲基时的 PHA 称为 PHB。PHA 具有类似于合成塑料的物理化学特性及合成塑料所不具备的生物相容性、生物可降解性、压电性、光学活性、气体相隔性等许多优良性能。PHA 在生物可降解的包装材料、缓释材料、组织工程材料、电学材料及医疗材料方面有广阔的应用前景，但只有降低 PHA 的生产成本后才可能具有大规模应用的价值。与 PLA 等化学合成的生物材料相比，PHA 结构更多元化，通过改变给料、菌种及发酵过程都可以很方便地改变 PHA 的组成结构，多样性组成结构导致多样化性能，使其在应用中具有明显的优势。

利用化学方法合成的、通常可以在生态环境中完全降解的高分子材料，主要包括聚氨基酸、脂肪族聚酯、聚碳酸酯、聚酸酐等。化学方法合成的高分子材料比天然和微生物合成高分子材料具有更好的纯度及力学性能，而且可以人为从分子角度来设计分子链的结构，控制分子量大小，还可通过共混、热处理等方式大范围地控制材料的各种性能，使其具有更广泛的应用价值。利用自然界中提取或人工合成的各种小分子为单体，使化学合成高分子更适合大规模生产。

脂肪族聚酯是目前最重要的一类可降解高分子聚合物材料，包括聚乙交酯、聚乳酸、聚三亚甲基碳酸酯、聚 ε-己内酯、聚 β-羟基丁酸酯、聚戊内脂、聚 ε-癸内酯、聚草酸乙二醇酯、聚 β-苹果酸酯等，以及它们两者或多者之间的无规、嵌段共聚物。

聚乙交酯（PGA）：聚乙交酯也称聚乙醇酸，是一种简单的线型脂肪族聚酯，是最早商品化的一个品种，由于其生物相容性好、体内可降解、力学强度高，主要用于植入类医疗器械，如血管夹、缝合线等。1962 年美国 Cyanamid 公司开发出商品名为"Dexon"的 PGA 外科手术可吸收缝合线。1975 年有了商品名为"Vicryl"的外科可吸收手术缝合线，它的原料为乙丙交酯无规共聚物［90：10（摩尔比），GA/L-LA 共聚物］。PGA 是半结晶型的聚合物，结晶度 X_c 为 45%～55%，熔点 T_m 为 220～225℃，玻璃化转变温度 T_g 为 36～40℃。PGA 结晶度高，分子链能够进行紧密的堆积排列，使其具有良好的机械性能，是一种优良的生物可降解的医用高分子聚合物材料。PGA 在已知可降解聚合物中降解速度最快。PGA 材料在组织内 14 天后强度下降 50% 以上，28 天后下降 90%～95% 或更多，所以非常适合生产缝合线等需要快速降解的医疗器械产品。

聚 ε-己内酯（PCL）：是一种线型的脂肪族聚酯材料，由 ε-己内酯（ε-caprolactone）单体开环聚合而成。PCL 具有其他聚酯材料所具备的一些特性，如超低玻璃化转变温度（–62℃）和低熔点（57℃），所以在室温下呈橡胶态。聚 ε-己内酯是半结晶型聚合物，结晶度约为 45%，结晶速度快，所以室温下没有橡胶性能。PCL 具有很好的热稳定性，分解温度为 350℃，而其他聚酯的分解温度一般为 250℃左右，相比较 PCL 更适合热加工。PCL 比 PLA 和 PGA 更柔软、便于热加工、性能优良、结晶性较强、降解缓慢。

2. 聚乳酸简介

乳酸是一种碳水化合物，由乳酸杆菌等菌种产生，是生物体中常见的天然化合物。在 1780 年已经开始有乳酸和其自聚反应的研究报道。1932 年，Carothers 等采用缩合反应制得丙交酯（乳酸的二聚体），并研究丙交酯开环聚合反应[1]。但是由于当时聚合得到的聚乳酸分子量低、纯度低，在潮湿的环境中容易降解而失去强度，与传统聚合物材料相比，没有被应用开发的价值。20 世纪 60 年代，聚乳酸可降解的性质被应用在医学领域，开启了聚乳酸的临床应用之门[2]。

乳酸有一个手性碳，是最小的手性分子之一，分为 L(+) 和 D(−) 两种旋光异构体（图 3.2）。相应地，乳酸的二聚体——丙交酯，含有来自乳酸的两个手性碳，就有三种情况形成三种立构分子，分别为 L, L(S, S)-丙交酯、D, D(R, R)-丙交酯、D, L(R, S)-丙交酯（内消旋丙交酯，一个分子内有 D 和 L 型两个手性碳）。另外，等量的 L, L(S, S)-丙交酯和 D, D(R, R)-丙交酯混合可得到旋光度为零的外消旋丙交酯（图 3.3）。

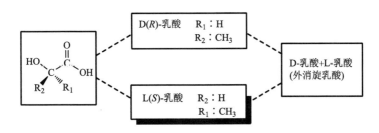

图 3.2　乳酸立体构型

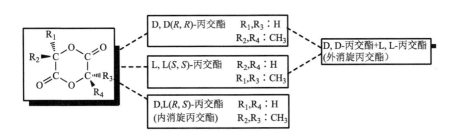

图 3.3　丙交酯立体构型

PLA 也有不同立体构型，不同构型对聚合物的机械、物理和降解性能都有很大的影响。例如，由于 PLLA 或 PDLA 的不对称碳链为规整构型，因而形成半结晶型高分子聚合物，T_m 为 175～178℃，T_g 为 60～65℃，白色不透明热塑性聚酯高分子材料，可溶解于二氯甲烷、氯仿、六氟异丙醇等有机溶剂，具有优良的力学性能，降解时间长（一般为 3～5 年），适用于制作骨折内固定产品。与此对应的聚外消旋丙交酯（PDLLA）分子中的不对称碳链为非规整结构，不能形成结晶，是一种无定形可吸收高分子聚合物，T_g 为 65℃，无色透明热塑性聚合物材料，可溶于大多数有机溶剂，如丙酮、乙酸乙酯、四氢呋喃、苯、含氯的溶剂、乙腈和二氧六环等，降解吸收速度较快（一般为 3~6 个月）。这种聚乳酸由于可溶于多种溶剂，非常适用于药物缓控释载体。通过调整聚乳酸中 D 组分和 L 组分的含量进行无规共聚，能得到介于 PLLA（或 PDLA）和 PDLLA 之间的各种性能的聚合物材料，研究应用的范围就更广了。由于羟基乙酸和乳酸都是人体内三羧酸循环的中间代谢物，吸收和代谢机理都已经非常明确，具有非常可靠的生物安全性，因而聚乙交酯和聚乳酸及其共聚物作为最早一批可降解吸收材料被美国 FDA 批准可用于临床，也是迄今为止研究最广泛、最深刻，应用最多的生物可降解高分子材料。

PLA 具有优良的机械性能及物理性能，适用于注塑、挤出、模压、吹塑、热塑等各种加工方法。PLA 除了具有生物可降解塑料的基本特性外，还具备独有的特性：燃烧值低；光泽性和透明度高；印刷性能优良；热封方便；透气性、透氧性、透二氧化碳性良好，也具有隔离气味的特性；具有优良抑菌及抗霉特性。

PLA 来源于可再生资源，如玉米、甘蔗渣等天然农作物。与有限资源石油基聚合物不同，PLA 不增加大气中二氧化碳浓度，符合可持续发展理念，是一种完全的绿色产品。PLA 是一种生物可降解塑料，可加工成从工业、农业到民用的各种塑料制品。PLA 有优良的生物相容性和生物可吸收性，可制成骨折内固定材料、手术缝合线、组织工程支架等，在人体内无毒无排异，可最终被人体完全吸收。

3.1.2 聚乳酸材料

1. 聚乳酸的合成方法

乳酸又称 2-羟基丙酸，以其旋光性不同可分为 D-乳酸（右旋）、L-乳酸（左旋）及 DL-乳酸（消旋）三种。L-乳酸是人体固有酸平衡物质，能完全被人体所代谢吸收，无任何毒副作用。相比较而言，D-乳酸不能完全地被人体所代谢吸收，并会增高血尿酸度，引起人体的代谢紊乱。世界卫生组织（WHO）曾规定，人体每天摄入的 D-乳酸量应小于等于 100mg/kg，不得在出生未满三个月的婴儿食品中添加 D-乳酸，L-乳酸在婴儿食品中没有任何限制。因此，从安全角度来看，L-乳酸比 D-乳酸更安全，聚 L-乳酸比聚 D-乳酸及聚消旋乳酸更安全。

乳酸的生产有两种方法，即化学合成法和发酵法。其中，化学合成法是由乙醛和氢氰酸为原料，这种方法成本高，且难于合成高纯度 L-乳酸，已基本被发酵法取代。发酵法生产乳酸的主要原料是淀粉质物质，如木薯、玉米、大米等。

聚乳酸是一种直链型脂肪族聚酯化合物，可以通过乳酸的缩聚或丙交酯开环聚合制备得到。

　　直接缩聚法生产工艺简单，但可控性差，获得高分子量聚合物比较困难。缩聚法获得的聚合物容易水解，且颜色较深。缩聚反应中存在着聚合物、水、乳酸、丙交酯之间的平衡（图 3.4）。随着乳酸的羟基和羧基脱水缩聚反应的进行，缩聚物分子量越来越高，溶液也变得越来越黏，导致水脱出越来越困难，反应平衡很难向右继续进行，分子量难以进一步提高。为提高分子量，可以通过减压和提高反应温度来降低体系黏度，然而温度高于 200℃时聚合物的颜色会变深，继续升温反应平衡继续向右进行，聚合物发生裂解产生丙交酯，聚合物分子量不再升高。

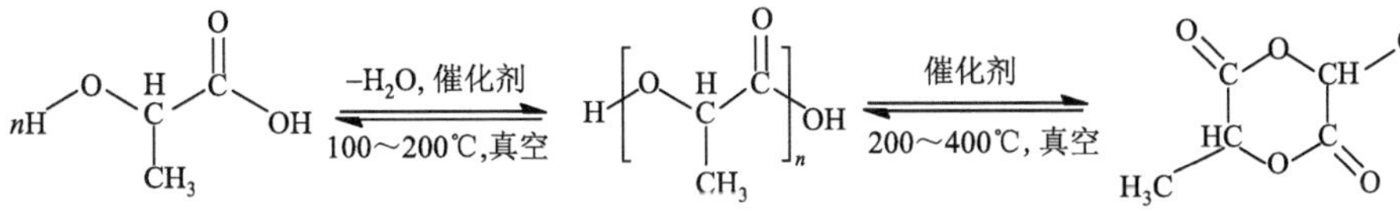

图 3.4　缩聚反应平衡图

　　直接缩聚法很难获得高分子量的聚乳酸，因此有了共沸缩聚、扩链等方式提高聚合物分子量方面的研究。

　　共沸缩聚：为提高聚合物分子量，必须将副产物水除去。通常加入高沸点溶剂，如苯甲醚或二苯醚，在高真空度下共沸除去水使反应向聚合方向进行，溶剂用分子筛或其他方式除水后重新回到反应器中。使用的催化剂为锡类化合物和质子酸，可聚合得到重均分子量 300000 的聚合物[3]。但此方法生产的聚合物，溶剂很难除去，不利于工业化规模生产。

　　扩链反应：对于含有羟基和羧基的聚乳酸低聚物，可以通过扩链剂扩链使其分子量提高，达到可应用的目的。扩链剂可选用双乙烯酮缩醛、二环氧化物、二酸酐、二异氰酸酯和双噁唑啉等。乳酸的脱水缩合产生了一个低分子量的玻璃态聚乳酸，具有等量的羧基和羟基端基。为最大限度地提高扩链聚合物分子量，需要通过二元或多元醇引发，制成双或者多羟基端基的聚乳酸，再通过扩链剂进一步扩链。

　　目前聚乳酸及其共聚物的制备通常采用开环聚合的方法，此方法是目前规模化生产聚乳酸的方法。

　　丙交酯：乳酸经加热、常压脱水低聚，加入催化剂逐渐减压、逐渐升温至 190℃继续脱水低聚，最后得到乳酸低聚物。乳酸低聚物在真空和高温（200～240℃）下催化裂解得到粗丙交酯。粗丙交酯经过精馏或重结晶等方法提纯，得到聚合级丙交酯。聚合级丙交酯在锡、锂、锑、锌等催化剂、100～180℃条件下，采用真空或高压聚合得到高分子量聚乳酸。目前最常用的催化剂为辛酸亚锡，其已经得到美国 FDA 批准可用于植入级聚乳酸的生产。辛酸亚锡的催化反应机理如图 3.5 所示[4]。

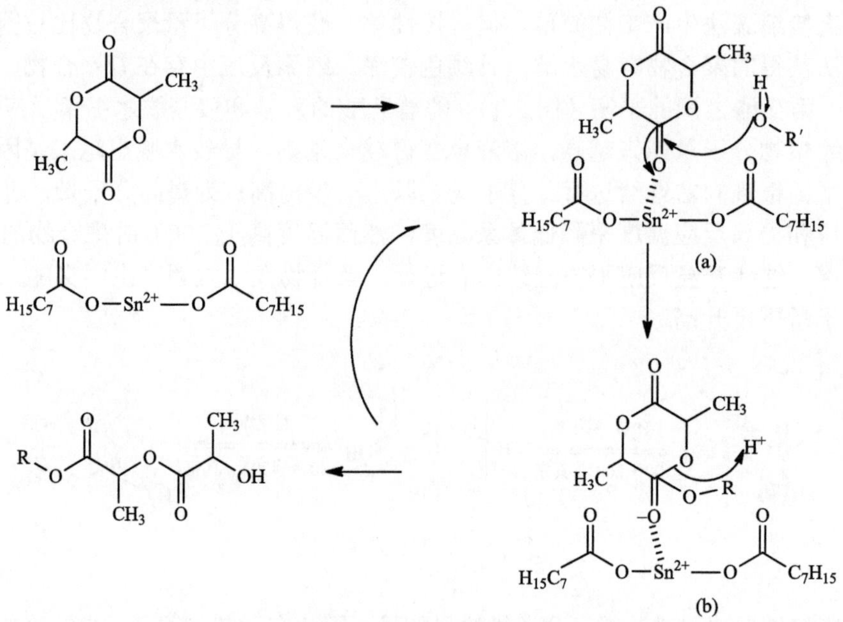

图 3.5 辛酸亚锡催化开环聚合的机理图[4]

2. 医用聚乳酸质量标准

浙江海正生物材料股份有限公司由浙江海正集团有限公司、中科院长春应化所、台州市椒江区国有资产经营有限公司等共同出资组建,目前已建成仅次于美国 NatureWorks 公司全球第二大聚乳酸生产企业,有力地推动了我国聚乳酸产业的发展。在此过程中大量聚乳酸相关标准也被起草、发布、实施,如《聚乳酸》(GB/T 29284—2012)、《聚乳酸冷饮吸管》(QB/T 4633—2014)、《聚乳酸制品通用技术要求》(DB22/T 2106—2018)、《聚乳酸制品快速检测方法》(DB22/T 2104—2014)、《聚乳酸制品中聚乳酸含量测定 离子色谱法》(DB22/T 2105—2014)。

上述标准,都是非医用聚乳酸产品标准,适用于饮水用具、餐具、地膜、设备外壳、一次性塑料袋、文具外壳等。不同于医用级聚乳酸的要求,作为食品包装材料的聚乳酸,对溶剂残留(挥发性物质含量要求≤0.5%)、杂质含量(正己烷提取物要求≤2%,灼烧残渣≤0.3%)等的要求相对更为宽泛一些,对产品机械性能指标(如拉伸强度、缺口冲击强度)、加工性能指标(如熔体质量流动速率)有非常明确的规定。表 3.1 是食品包装材料聚乳酸树脂的各项性能要求[5]。

表 3.1　食品包装材料聚乳酸树脂的性能要求[5]

序号	检验项目		要求
1	感观		一般为透明或半透明颗粒，无异嗅，无异物
2	水分/%		≤0.05
3	密度/(g/cm³)		1.25±0.05
4	熔体质量流动速率(MFR，单位 g/10min) 偏差 (2.16kg)/%	MFR<5	±0.5
		5≤MFR<10	±2
		10≤MFR<20	±5
		MFR≥20	±10
5	熔点/℃		≥125
6	玻璃化转变温度/℃		≥50
7	拉伸强度/MPa		≥45
8	缺口冲击强度/(kJ/m²)		≥1
9	生物分解率/%		≥60
10	灼烧残渣/%		≤0.3
11	正己烷提取物/%		≤2
12	挥发性物质含量/%		≤0.5
13	特性黏度偏差/(dL/g)		±0.02
14	重均分子量偏差/%		±20

注：①第 10～12 项仅当树脂用于加工成食品用包装材料时进行检验；
②第 13 和 14 项为可选择项（有要求时，一般情况下两者中有其中一项要求即可）；
③对表中未列出的性能要求，如弯曲强度、断裂标称应变等，感兴趣各方可以协商确定具体技术要求和实验方法

　　医用聚乳酸，这里特指外科植入级的聚乳酸，有两类标准，一类是半结晶型的聚乳酸树脂，一类是无定形聚乳酸树脂，它们的主要区别是 D-乳酸含量不同，因此物理、化学性能不同，用途不同。这些标准如下：《外科植入物　半结晶型聚丙交酯聚合物和共聚物树脂》（YY/T 0661—2017，参考采用 ASTM F 1925—09）、《外科植入物用无定形聚丙交酯树脂和丙交酯-乙交酯共聚树脂》（YY/T 0510—2009，参考采用 ASTM F 2579—06）、《外科植入物用聚 L-丙交酯树脂及制品体外降解试验》（YY/T 0474—2004，修改采用 ISO 13781：1997）、《外科植入物　聚交酯共聚物和共混物体外降解试验》（YY/T 0473—2004）。

　　相对于食品包装材料的聚乳酸，外科植入聚乳酸对产品的纯度要求更高，对于产品机械性能、加工性能指标不做要求，因为具体的机械性能与加工工艺有关，具体如表 3.2 所示。

表 3.2　外科植入聚乳酸树脂的性能要求

检验项目	要求	
	半结晶型[6]	无定形[7]
红外光谱鉴定	通过与对应的红外参考谱图中特定波长位置出现的主要吸收带对照，可对半结晶型丙交酯均聚物或丙交酯基共聚物进行定性分析	通过与对应的红外参考谱图中特定波长位置出现的主要吸收带对照，可对丙交酯均聚物进行定性分析
氢-1核磁共振（^{1}H NMR）鉴定	通过样品溶解、^{1}H NMR 检测及对照参考谱可以对半结晶型聚乳酸均聚物或聚乳酸基共聚物进行定性分析	通过样品溶解、^{1}H NMR 检测及对照参考谱可以对丙交酯均聚物进行定性分析
碳-13核磁共振（^{13}C NMR）鉴定	通过 ^{13}C NMR 检测及对照参考谱可以对半结晶型丙交酯均聚物或丙交酯基共聚物进行固态定性分析	通过 ^{13}C NMR 及对照参考谱可以对丙交酯均聚物进行固态定性分析
比旋光度	原生聚 L-乳酸或聚 D-乳酸均聚物在三氯甲烷或二氯甲烷中比旋光度分别为$-155°\sim-160°$或$+155°\sim+160°$（20℃）。聚(L-乳酸：D-乳酸)的嵌段共聚物具有与共聚率成比例降低的比旋光度。$155°\geqslant$比旋光度$\geqslant2.5°$，$-2.5°\geqslant$比旋光度$\geqslant-155°$的聚合物	$-2.5°\sim+2.5°$（氯仿、二氯甲烷或四氢呋喃，20℃）
摩尔质量	无规定，目标值±3%（摩尔分数）	无规定，偏差±3%（摩尔分数）
单体残留	<2%（质量分数）	<2%（质量分数）
溶剂残留	总量<1000μg/g，单个溶剂残留量符合 ICH 极限值	总量<1000μg/g，单个溶剂残留量符合 ICH 极限值
重金属	≤10ppm（除去 Sn 以外，以 Pb 计）	≤10ppm（除去 Sn 以外，以 Pb 计）
催化剂（可选）	Sn≤150μg/g	Sn≤150μg/g
水残留（可选）	≤0.5%（质量分数）	≤0.5%（质量分数）
密度（可选）	无要求	无要求

注：ICH 代表人用药品注册技术要求协调国际会议。ppm 表示百万分之一。

3.1.3　聚乳酸-羟基磷灰石复合材料

1. 聚乳酸-羟基磷灰石复合材料简介

聚乳酸作为一种高分子材料，由于具有优良的生物可降解性、安全性及良好的力学性能等优点，在生物医学领域有广泛的应用：以聚乳酸为原料制成的骨钉和骨板作为骨修复材料在临床上已经得到了有效应用[8]；用聚乳酸材料制成的缝合线在患者伤口愈合后会随着时间的推移逐渐降解，无须进行二次手术拆线，减少了患者的痛苦，这种缝合线特别适合应用于人体深部组织的伤口缝合[9]；聚乳酸作为组织工程支架材料，在生物体内的降解过程可控，最终完全降解，目前在软骨、皮肤、神经、血管等研究领域都已经取得了可喜的进展[10]；聚乳酸可以作为药物控释制剂的基材载体，可有效地拓宽给药途径，减少了药物对人体器官（包括组织）特别是对肝和肾的毒副作用。由此可见，聚乳酸在医药领域具有广泛的应用前景，但是单一的聚乳酸材料无法用于对力学性能要求较高的骨损伤部位的固定和治疗，使其应用受到了限制。

生物活性材料[11]指材料的组成中含有钙、磷等元素，这些元素能通过新陈代谢途径进行置换；或者材料中含有羟基等基团，这些基团能与人体组织发生键合，同时不完全或完全被人体组织吸收及取代。羟基磷灰石（HAP）作为一种无机生物活性材料，是人体和动物骨骼的主要无机成分[12]。人体骨骼主要由有机的骨胶原结构与无机的磷灰石框架结构组成[13]。羟基磷灰石本身无毒，具有优良的生物相容性及生物活性，植入人体后不会引起排斥反应，与其他生物材料比较展现出了优良的相容性，因此作为医用生物材料被广泛应用和研究。羟基磷灰石中针状和柱状的磷灰石晶体的排列方式不同使其具有多种结构，不同的结构构成了不同的功能单元，各单元性能也大不相同，如能承受高强度的束状结构和团聚结构，以及韧性优良的卷曲和束状交织结构[14]。羟基磷灰石是一种理想的骨组织替代材料，但脆性大、韧性不足同时力学性能差的缺点限制了其在承重骨方面的应用。

早在 20 世纪 90 年代，人们开始关注 HAP/PLA 复合材料在骨折内固定方面的应用价值[15-17]。近年来研究越发活跃，并涉及多个方面的内容，如 HAP/PLA 复合材料的合成、机械加工性能及生物降解性能等。研究表明，HAP/PLA 复合材料具有良好的生物相容性及骨传导性，而自增强聚乳酸（SR-PLA）及 PLLA 等骨折内固定材料不具备骨传导性。另外，HAP/PLA 复合材料增加了材料的强度，降低了材料的降解速度。

Shikinami 课题组[18-20]研究了 HAP/PLA 复合材料的制备、力学性能及生物降解性能，其中 HAP 平均粒径为 3μm，Ca/P=1.69。首先将不同比例的 HAP与 PLLA 混合均匀，然后将混合后的材料放入模具中压缩成型，即可得到一种PLLA/u-HAP 复合材料（图 3.6），最后再通过加工制成不同的骨折内固定产品，如骨钉、骨板等（图 3.7）。结果表明，加工成型的 PLA/HAP 复合材料具有优良的机械性能，其弯曲强度和模量最高分别可达到 270MPa 和 12GPa，这一数据已远远高于皮质骨。当 PLA/HAP 复合材料植入人体后，具有很好的生物可降解性及骨传导性等生物活性，同时在骨损伤愈合过程中能保持较高的机械强度直至完全愈合。

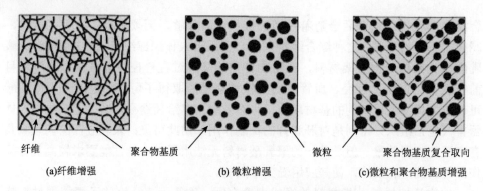

纤维　　　　　聚合物基质　　　　　　　　　微粒　　　　聚合物基质复合取向

(a)纤维增强　　　　　　　　　(b) 微粒增强　　　　　(c)微粒和聚合物基质增强

图 3.6　PLLA/u-HAP 复合材料形貌比较[18]

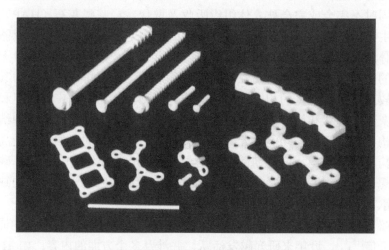

图 3.7　PLLA/u-HAP 复合材料制成的骨钉、骨板

　　Kasuga 课题组[21]为了得到与自然骨的模量相匹配的 PLA/HAP 复合材料，选用 HAP 对 PLA 进行了增强，其中 HAP 的长度为 40～150μm，直径为 2～10μm。实验采用溶剂法，将 HAP 与 PLA 混合后干燥，然后热压成型。通过对数据分析得出以下结论：在 PLA 中加入很少量的 HAP，将会大幅度提高材料的模量，当 HAP 含量提高至 20%～60%时，PLA/HAP 复合材料的模量可提高到 5～10GPa。

　　Wei 等[22]制备了一种微孔结构可控并且高孔隙率的纳米级羟基磷灰石（NHAP）/PLLA 复合材料支架。这种支架的孔隙率能够达到 90%以上，通过对相分离参数的调整来控制孔径大小。研究结果表明，NHAP 粒子均匀地分散在微孔壁上，并且与 PLLA 基体紧密结合。采用溶剂法制备的 NHAP/PLLA 复合材料的微孔结构形状规则、具有各向异性且三维开放，与 PLLA 制作的多孔支架具有相似的结构。但微米级羟基磷灰石（MHAP）/PLLA 复合材料支架的微孔结构并不规则，如图 3.8 所示。将 HAP 粒子加入 PLLA 基体中，材料对蛋白质的吸附能力及材料整体的力学性能都得到了大幅提升。如图 3.9 所示，使用二氧六环/水混合溶剂制备的 NHAP/PLLA 复合材料形成了纤维结构，这些纤维结构能够大大提升材料对蛋白质的吸附能力。

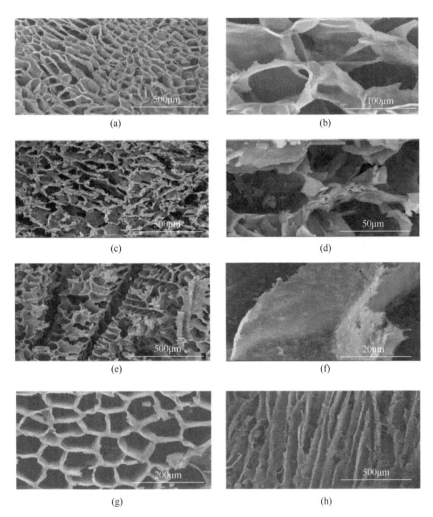

图 3.8　由 PLLA、NHAP/PLLA 和 MHAP/PLLA 制成的支架的扫描电子显微镜（SEM）照片[22]

（a）、（b）纯 PLLA 支架，×50、×400；（c）、（d）MHAP/PLLA 比例 50∶50 制成的支架，×100、×500；（e）、（f）NHAP/PLLA 比例 50∶50 制成的支架，×100、×1000；（g）NHAP/PLLA 管状支架的横截面，×200；（h）NHAP/PLLA 管状支架的纵切面，×100

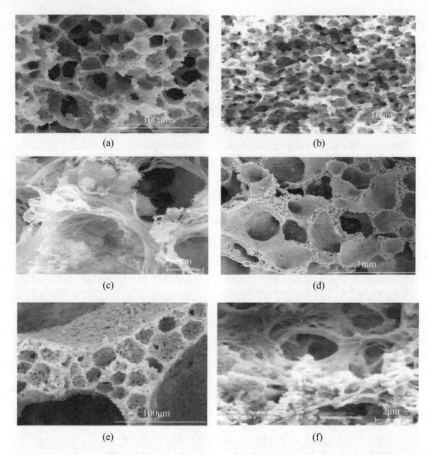

图 3.9　使用二氧六环/水混合溶液制备的 NHAP/PLLA（比例为 30∶70）制成的支架的 SEM 照片[22]

（a）二氧六环∶水=95∶5，×500；（b）、（c）二氧六环∶水=90∶10，×500、×8000；（d）、（e）、（f）
二氧六环∶水=87∶13，×45、×500、×10000

　　Ignjatović 等[23]将化学法合成的 HAP/PLLA 复合材料植入大鼠体内 1～3 周后取出，然后用傅里叶变换红外吸收光谱对材料的变化进行了详细的研究。研究结果表明，一周以后在材料的红外光谱图中发现有胺和多肽吸收峰的存在。

　　由 HAP 与 PLA 类聚合物制成的复合材料不仅具有骨传导性、骨诱导性，还具备优良的力学性能，使其在骨折内固定中得到广泛应用。

2. 聚乳酸-羟基磷灰石复合材料制备方法

　　正常情况下，羟基磷灰石与聚乳酸基体的界面结合力很差，植入动物体内后，界面层会遭到破坏，导致羟基磷灰石粒子快速脱离聚乳酸基体，致使材料的机械性能在短时间内迅速下降，因此提高羟基磷灰石填料与聚乳酸基体间的界面结合力是制备高性能材料的关键。聚乳酸-羟基磷灰石复合材料常见的制备方法如下。

1）熔融共混法

熔融共混法是直接将羟基磷灰石粒子加入聚乳酸基体中，在高于聚乳酸玻璃化转变温度的条件下进行共混，得到复合材料。这种方法具有可以控制粒子的形态、尺寸的优点，但也会出现粒子易团聚、不易分散的缺点，同时在混炼中会引入气泡，导致材料的力学性能下降。因此，这种方法的关键就在于控制粒子微区相尺寸和尺寸分布。

赵建华等[24]用熔融共混法得到一种新型复合材料聚消旋丙交酯-羟基磷灰石-脱钙骨基质。通过测试得出以下结论：该复合材料的孔隙直径为 $100\sim400\mu m$，抗压强度能够达到 1.71MPa，在降解前期材料能保持良好的空间结构性和较好的力学性能，同时材料具有良好的骨传导作用。

2）表面涂层技术

表面涂层技术是将具有一定形状的纳米羟基磷灰石或多孔支架通过浸入-干燥的流程与聚乳酸复合得到具有层状结构的复合材料。这种方法具有工艺简单、空隙结构良好的优点，同时容易制得各种三维载体。

张弛等[25]采用表面涂层技术制备了复合材料，在材料上负载软骨细胞后对兔关节软骨进行缺损研究，结果表明材料抗压性能得到显著提升[26, 27]。纳米羟基磷灰石在实验早期能够与骨原细胞紧密结合，而且当条件发生改变时，软骨还能以三维载体的形式存在。

3）热熔法

热熔法是将一定比例的羟基磷灰石粉末与聚乳酸混合后加热至熔融状态制备复合材料的方法。

Cui 等[28]研究热熔法时发现制备的不同质量比的复合材料均具有较高的孔隙率，且纳米羟基磷灰石在复合材料中分散得更加均匀。

4）共混分散法

共混分散法是将制备好的羟基磷灰石粉末均匀地分散到聚乳酸的有机溶液中。想要得到多孔复合材料可以在制备过程中加入致孔剂，然后通过加热或沥滤的方法去除致孔剂。这种方法工艺简单，是制备复合材料的常用方法。

强小虎等[29]采用共混分散法得到 NHAP/PLA 复合材料，研究结果表明 NHAP/PLA 复合材料的弯曲强度和弯曲模量随着 NHAP 含量的增加呈增长趋势，当 NHAP 的含量增加到 15%时达到峰值。Tim 等[30]将 NHAP 粉末按照一定的比例加入乳酸-乙醇酸共聚物的二氯甲烷溶液中，混合均匀后倒入氯化钠模具中，得到的复合材料具有良好的力学强度和较高的孔隙率[31]。

Kasuga 等[32, 33]采用相转变法得到 HAP，与聚乳酸的二氯甲烷溶液混合，经热压工艺制得 HAP/PLA 复合材料。研究结果表明，通过这种方法制得的复合材料的各种力学性能（如强度和模量等）发生明显变化，其弹性模量随着 HAP 含量的增加呈大幅度的下降趋势，而弯曲模量不会随着 HAP 含量的增加而降低。

5）聚乳酸表面接枝改性

为了提高填料与聚合物基体之间的界面结合力，得到高性能复合材料，中科院长春应化所陈学思课题组采用不同方法在羟基磷灰石表面接枝聚乳酸分子链，改善了复合材料的界面相容性，提高了复合材料的力学性能；其具体改性方法有以下几种。

（1）羟基磷灰石原位引发丙交酯开环聚合。

Hong 等[34]利用辛酸亚锡作为催化剂，以羟基磷灰石表面的羟基作为引发剂，与丙交酯进行开环聚合反应，得到羟基磷灰石表面接枝聚乳酸的复合材料。其反应机理如图 3.10 所示。

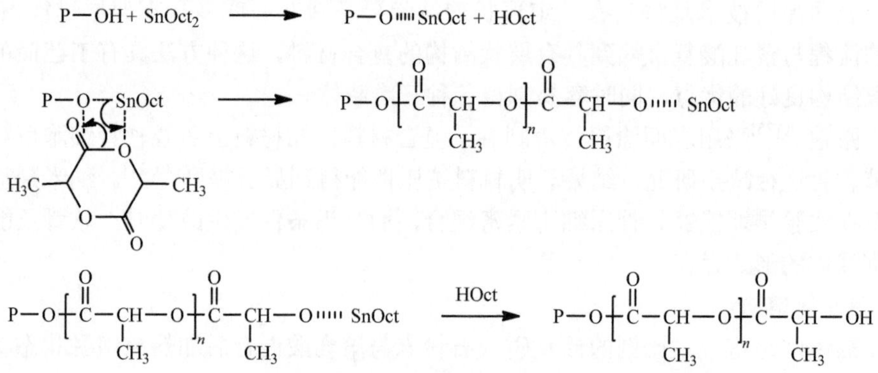

图 3.10　纳米羟基磷灰石表面接枝聚乳酸的反应机理图

利用原位聚合法能够在羟基磷灰石表面接枝 PLLA，随反应时间不同其聚合物接枝量也不相同，当聚合反应 18h 时，其接枝量最大达 6%（质量分数）。表面改性的纳米羟基磷灰石在聚乳酸基体中能够均匀分散，复合材料的力学性能比未改性的羟基磷灰石复合材料有显著提高[35]。

（2）羟基磷灰石表面接枝低聚乳酸。

Qiu 等[36]利用缩聚法制备含有端羧基的低分子量聚乳酸，通过羧基与羟基磷灰石表面的羟基发生缩合反应，得到表面接枝低分子量聚乳酸的改性羟基磷灰石，其反应路线如图 3.11 所示。用此方法能得到表面聚合物含量高达 13.3% 的改性羟基磷灰石，改性羟基磷灰石与聚乳酸复合可得到羟基磷灰石在聚乳酸基体上均匀分散的复合材料，复合材料的力学性能得到显著提升。

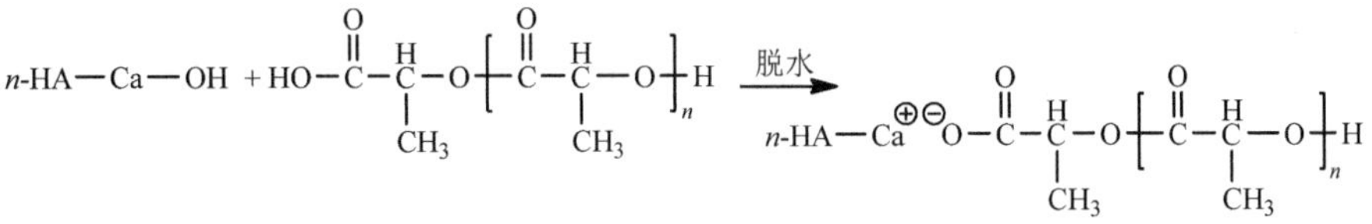

图 3.11　羟基磷灰石表面接枝低聚乳酸反应路线图

（3）乳酸修饰纳米羟基磷灰石及其聚合反应。

上述两种方法直接利用羟基磷灰石表面的羟基进行反应，但是羟基磷灰石表面羟基反应活性很低，因此难以实现聚乳酸在纳米羟基磷灰石表面的高接枝量。Qiu 等[37]提出了两步法羟基磷灰石表面改性（图 3.12），首先利用羟基磷灰石与乳酸反应，在羟基磷灰石表面引入乳酸小分子（类似乳酸钙的小分子），乳酸含有的羟基具有较高的反应活性，可以用来引发丙交酯开环聚合，获得表面接枝聚乳酸的改性羟基磷灰石，其表面聚合物接枝量可在 0～40%进行调控。利用改性羟基磷

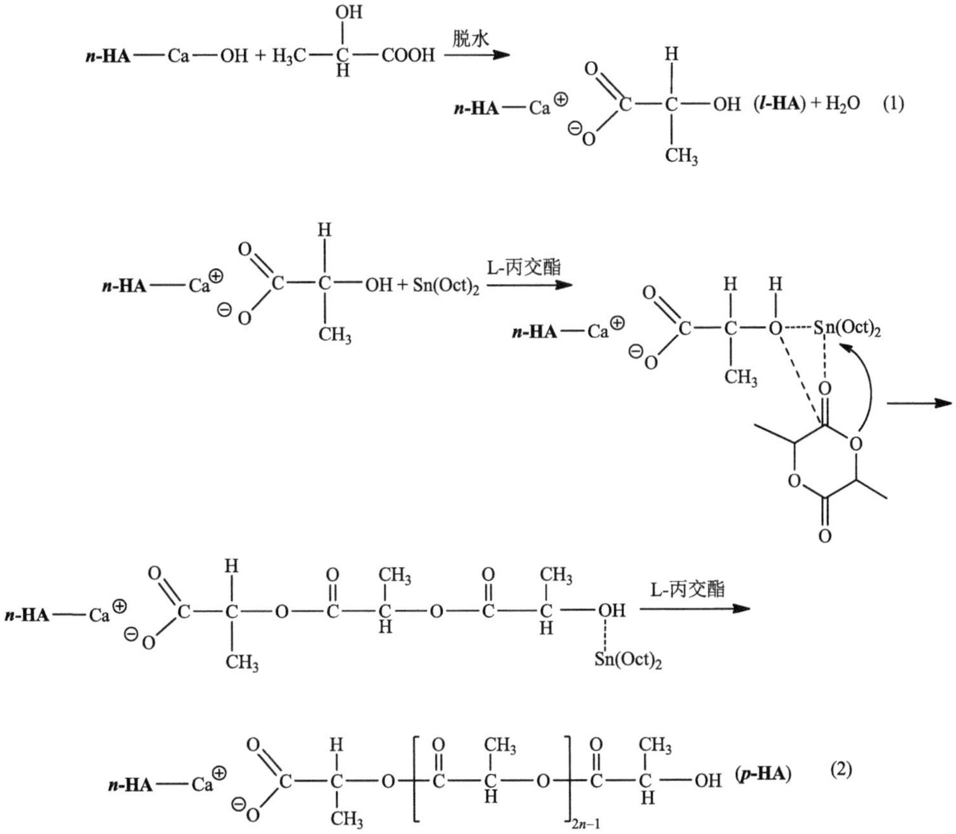

图 3.12　两步法羟基磷灰石表面接枝低聚乳酸反应路线图

灰石制得的聚乳酸复合材料具有良好的性能,如以接枝量为33.1%的改性羟基磷灰石制得的复合材料的断裂伸长率可达44%,以接枝量为16.5%的改性羟基磷灰石制得的复合材料的断裂伸长率可达14%,而羟基磷灰石/聚乳酸复合材料的断裂伸长率小于5%,拉伸强度(42～57MPa)小于改性羟基磷灰石/聚乳酸复合材料(57～67MPa)。

3.1.4 展望

医用可吸收高分子材料的研究对探索生命科学及人类卫生健康事业的发展具有积极的推动作用,同时出现了大量以医用可吸收高分子材料的研发和应用为主的新型高科技产业。聚乳酸作为FDA批准可应用于人体的生物高分子材料,在植入生物体后对生物体无毒副作用,而且具有防粘连、诱导骨生长及逐步降解、吸收等优良特性,使其在骨折内固定、药物控释制剂、组织工程支架等方面拥有广阔的应用前景。

随着聚乳酸材料的应用范围越来越广,对其本身性能的要求逐渐提高。为了弥补材料本身的缺陷,人们通过对聚乳酸材料进行改性来提高材料性能。随着聚乳酸材料改性及成型加工技术的发展,其机械和耐热耐久性能得到进一步提高,促使聚乳酸材料能够进军性能更加卓越的高端市场,同时扩展了聚乳酸材料的应用范围,提高了其在医用高分子材料中的竞争力。

3.2 医用聚乳酸器件制备

3.2.1 可吸收骨折内固定器件

1. 背景介绍

1)骨折内固定器件定义和手术方案

骨折是指骨骼的结构、功能的完整性和连续性发生部分或完全丧失,而且常常附带有血管和软组织的损伤,是严重影响人们日常生活、工作的创伤疾病。骨折治疗过程通常分成三个阶段:复位、固定、功能康复锻炼[38]。具体来说,临床手术治疗中,应尽量维持骨折部位的血液供应,同时,促使骨折部位的解剖关系恢复,再给予必要的固定,在骨折得到一定恢复后,进行康复性锻炼活动,刺激骨组织的生长愈合。

多数情况下,通过保守治疗即可达到治疗骨折的目的,即闭合复位结合外固定的方法。但有些情况下,必须切开创伤位置,对骨折部位进行内固定。需要进行骨折内固定的情况通常包括:①闭合复位失败,或者虽然能够短暂复位但复位外力解除后却无法维持住的骨折;②情况复杂的关节骨折;③开放性骨折;④骨折断折端之间有血管、神经、软组织等夹杂、嵌入；⑤骨折部位发生了严重的撕脱、干骺端分离[39]。

对骨折部位起到内固定作用的植入器件统称为骨折内固定器件。经过半个多世纪的发展，骨折内固定器件的种类日趋完善，包括：全螺纹接骨螺钉、半螺纹拉力螺钉、空心接骨螺钉、髓内钉、固定棒、骨圆针（克氏针、斯氏针）、不锈钢丝、各种形状尺寸的接骨板等。

临床上，使用内固定器件对骨折进行复位固定时，所采取的手术方案对骨折愈合过程有直接影响，最为经典的手术方案理论是 AO 学派提出的内固定理论。

1958 年，由多位瑞士骨外科医师、工程技术人员共同倡议、建立了内固定研究学会（The Association for the Study of Internal Fixation，ASIF），也就是 AO 学派（AO 一词是德语的首字母缩写，意思与 ASIF 相同）。AO 学派的主要观点是对骨折进行牢固固定，即在解剖复位后，通过由接骨螺钉和接骨板组成的内固定系统对骨折部位进行牢固固定（有时也可单独依靠接骨螺钉来实现），并产生一定的加压作用，避免骨折碎块之间发生任何移动，从而实现骨折的一期愈合（即骨髓循环通过骨折端，促进骨皮质愈合或骨折的连接）[40]。

AO 学派提出的内固定理论，在半个多世纪以来对骨折内固定治疗领域影响深远、贡献卓著，但在临床运用中也存在一些缺点，包括：易对骨折部位周边血供造成较大的破坏，从而延缓愈合过程；可能会对骨折断端产生过大的应力保护，形成应力遮挡效应，造成骨质疏松甚至是再次骨折[41]。针对 AO 理论的不足，主张微创技术，最大限度地保护局部血运的生物学接骨术（biological osterosynthenis，BO）理论逐渐成形并在医学界得到一定范围的借鉴、应用。BO 理论认为：对骨折给予适度固定后，即使发生移位，按照生物自身生长规律，骨折仍可能愈合，因此尽可能少地破坏血供，从而保障形成足量骨痂来实现骨折的二期愈合[42]。

BO 理论不再追求牢固固定下的精确解剖复位，所采用的内固定器件也体现出有限接触、减少创伤的设计理念，如点状接触骨板（置于骨侧而不与骨面直接接触的非接触骨板）等，同时尽可能降低材料模量，实现弹性固定的效果[43]。

BO 理论是骨折治疗理念的重要进步，也在一定范围内纠正、弥补了 AO 理论的不足。但是，不应把 AO 理论和 BO 理论完全对立起来看待，血供和固定稳定性同等重要，要根据实际病例灵活运用[44]。有时，缺乏对骨折部位的牢固固定，仅强调保护血供的充足也会导致治疗失败。血供是贯穿骨折康复过程的重要因素，在内固定手术中同样要予以最大可能的保护。

总之，应当将适度固定骨折与保护血供有机结合起来，同时，根据患者实际情况，在术后适当时机给予适当负重，开展肢体功能的锻炼、康复。

2）金属骨折内固定器件

金属材料是最早应用于骨折内固定领域的生物材料之一，金属器件也是目前使用最多的骨折内固定器件，包括接骨螺钉、髓内钉、固定棒、骨圆针、接骨板[45]等。金属骨折内固定器件具有力学强度高的优点，可以用于身体不同部位的内固定，尤其在承重骨的骨折内固定领域，是其他材质骨折内固定器件无法替代的。

随着金属材料科学的不断进步，用于制备骨折内固定器件的金属材料也从早期的医用级不锈钢逐渐扩增到钛合金、钴基合金等。

医用级不锈钢主要是指 316L 等型号不锈钢，尽管这种材质是外科植入物的首选材料，但在长期的体内植入过程中，不可避免地发生磨损和腐蚀[46]，所含有的金属离子游离到周边组织上，其中，镍被认为是对人体健康不利的元素，可能诱发炎症反应。近年来，研究者正在努力开发改良型不锈钢材料，限制或消除镍元素的含量，从而制备更加安全的骨折内固定器件[47]。

除了对不锈钢材料的不断改进，研究者还开发了其他金属材料来制备骨折内固定器件，如钛合金[48-50]、钴基合金[51, 52]等。材料的设计思路大致相同：消除或减少毒性元素，降低弹性模量从而与骨骼模量更加接近，更高的力学强度，耐磨、耐腐蚀性更好等[53]。

尽管金属骨折内固定器件的性能和水平在不断完善和提高，但还是存在固有的缺陷无法克服[54, 55]，主要包括：①绝大多数的金属器件机械性能与骨组织匹配度较差，可能会发生术后的松动、脱位；金属器件的模量较高，会给骨折固定部位带来应力遮挡效应，导致愈合缓慢，甚至引发局部的骨质疏松，增加二次骨折的风险。②目前的金属器件都是合金材料，所含有的某些金属元素，如镍、钨、钒等对人体存在一定的毒性刺激。③金属骨折内固定器件都面临着二次取出的问题，给患者带来二次手术的痛苦和增加相应的经济负担。另外，在取出过程中还有可能发生器件的断折，导致取出失败。如果不取出，又会给患者带来诸多生活上的不便，如干扰核磁检查、安检等，以及终身的异物感。

3）可吸收骨折内固定器件

由于金属骨折内固定器件的固有缺陷难以克服，可吸收骨折内固定器件应运而生，并获得了足够的重视与发展空间。可吸收骨折内固定器件是指由可吸收高分子材料（或由可吸收高分子材料为主体，添加必要的辅助材料）所制备的骨折内固定器件[56]。但由于力学强度不如金属骨折内固定器件，可吸收骨折内固定器件的适用范围还限定于非承重部位的骨折固定，如颅颌面[57]，手足小关节融合固定[58]，四肢干骺端非承重部位小骨块固定，股骨、肱骨、胫腓骨和尺桡骨的软骨块固定等[59]。外观结构方面，可吸收骨折内固定器件基本延续了金属骨折内固定器件的设计理念，但由于适用部位的局限性，种类略有减少，分为：全螺纹接骨螺钉、半螺纹拉力螺钉、空心接骨螺钉、固定棒、髓内钉，各种形状尺寸的接骨板等。

可吸收骨折内固定器件具备金属骨折内固定器件所不具备的诸多优势[60]：

（1）可吸收骨折内固定器件在体内降解过程中，强度和模量逐渐下降[61]，应力刺激逐渐传导到骨骼上，从而促进骨折部位骨组织的生长、愈合，降低术后骨质疏松的发生概率。

（2）可吸收骨折内固定器件能够被人体完全代谢、吸收，避免了二次手术取出所造成的创伤，降低了患者的身心痛苦和经济负担，尤其对于处在生长发育期的少年儿童，不会限制其骨骼生长，意义更为重要。

（3）聚乳酸、聚乙醇酸等可吸收高分子材料的生物相容性好，不会引发免疫毒性等不良反应，在体内最终降解为二氧化碳和水，安全、无毒性，不会像金属骨折内固定器件在体内被腐蚀而释放出有害的金属离子造成局部组织感染[62]。

（4）不会干扰 X 射线医学影像检查，造成伪影，以及不会干扰交通出行时的安全检查通关等。

2. 研究进展

1）可吸收骨折内固定器件基础研究进展

可吸收骨折内固定器件的发展与可吸收高分子材料息息相关，最为常用的制备可吸收骨折内固定器件的高分子材料包括：聚乙醇酸、聚乳酸、乳酸-乙醇酸共聚物以及它们的共混物。其中，聚乳酸具有优良的生物相容性和生物可降解性、力学强度高、易于成型，是最早获得应用研究，也是目前在可吸收骨折内固定器件领域应用最多的可吸收高分子材料[63]。聚乳酸材料制成的骨折内固定器件的植入研究报道可追溯至 20 世纪 70 年代初[64]。随着可吸收骨折内固定器件领域的基础研究工作日益深入，人们逐渐认识到理想的可吸收骨折内固定器件应当根据使用部位的血运情况和固定强度的需要，合理设计材料组成，从而保障力学强度随降解时间衰减的速率与骨折愈合期内所需力学强度良好匹配，在这一理念的引领下，制备可吸收骨折内固定器件的高分子材料逐渐多样化[65]。左旋聚乳酸比较易于结晶，结晶度过高不利于材料的降解，有时并不能充分适应临床需求，因而制备骨折内固定器件的可吸收高分子材料逐渐扩展到消旋聚乳酸，以及聚乳酸与聚乙醇酸的共聚物或共混物[66]。消旋聚乳酸（左旋丙交酯与右旋丙交酯的共聚物或左旋聚乳酸与右旋聚乳酸的共混物）或聚乳酸与聚乙醇酸的共聚物/共混物，其分子链结构不再是同一种重复单元的排列，结晶度受重复单元排布的周期性长度影响显著，因而降解速度可以更加灵活调控。

除了高分子材料组成，加工改性同样显著影响器件的力学性能和临床表现。由于未改性处理的聚乳酸、聚乙醇酸等可吸收高分子材料自身初始力学性能较低，限制了可吸收骨折内固定器件的应用范围，因此需要进行增强改性[67]。高分子材料的改性方法通常包括共聚改性、共混改性以及通过加工手段调控微观相结构的物理改性方法。

共聚改性在材料的合成阶段进行，一旦确定材料嵌段比例，不容易灵活做出调整。共混改性则是调控高分子材料性能的更为经济、灵活、高效的手段，但由于植入医疗器械要充分考虑组分对人体健康安全的影响，因而所选择的共混物应当同时具有改善力学性能和促进骨折愈合的作用。磷酸钙盐类无机物颗粒（羟基磷灰石、磷酸三钙等）是研究和应用最多的增强材料，研究表明：这类无机物的填入不仅能提高高分子复合材料的力学性能，还能赋予材料良好的骨传导能力、骨诱导性，从而促进骨组织的生长，加快骨折部位的愈合[68-70]。

但共混改性对可吸收骨折内固定器件力学性能的改善还比较有限，而自增强技术是一种不需引入其他成分就能够成倍提高力学强度的改性技术[71-73]，已经实现了从基础研究向实际应用的成熟转化，在骨折内固定器件的生产制造过程中发挥着重要作用。这一技术的核心思想是在器件的加工成型过程中，通过外场调控作用，诱导聚乳酸等高分子材料的长链结构由无序排列转为取向有序排列，形成自体纤维结构，进而发挥出纤维的集束效应。同时，取向结构的形成有利于结晶相的生成，共同提高了可吸收骨折内固定器件的强度和韧性。另外，自体增强相与基体化学组成完全相同，因而不存在异体增强的界面相容性问题。共混改性和自增强改性都会对结晶行为有显著影响，进而影响降解性能，改性过程的工艺条件也是应当调控的因素，使得降解行为适合临床需要。

可吸收骨折内固定器件的适用部位从最初的颅颌面部位逐渐扩展到非承重的四肢部位，不同的骨折部位生理环境不同，所需的承重强度也不相同，因而对器件有着不同性能需求。材料制备和器件加工改性技术的发展，以及器件结构设计理念的不断更新完善，使可吸收骨折内固定器件的性能实现多样化、定制化，从而满足不同骨折部位的性能需要。

颅颌面部位（下颌骨除外）承重较小，对器件的固定强度要求不高，但面部骨骼凹凸、曲面较多，在手术时常常需要将可吸收骨折内固定器件进行较大尺度的弯折、塑形，从而更好地贴合骨折部位，塑形后器件依然要保持足够的固定强度。另外，器件植入后会造成骨折修复部位隆起，从而影响面部美观，内固定器件若能在骨折愈合后快速降解有利于恢复容颜。综上，用于制造颅颌面部位骨折内固定器件的可吸收高分子材料应当具有良好的柔韧性和足够的刚性，且降解速度较快。同时面部相对充足的血运，可较快速地清除可吸收高分子材料的酸性降解产物，有利于器件的快速降解同时又能避免局部无菌性炎症的发生。聚乙醇酸是一种亲水性聚合物，降解速度较快，在体内 36 周左右就可被吸收。消旋聚乳酸的力学强度较纯左旋聚乳酸稍低，但降解速度比后者快，24 周至 18 个月被体内吸收，而纯左旋聚乳酸则需要 32 周至 4 年才能被体内吸收[74]。聚乳酸与聚乙醇酸的共聚物或是消旋聚乳酸通常是制备颅颌面可吸收骨折内固定器件的常用材料[75]。

其他骨折部位（如四肢非承重部位）内固定器件所选用的可吸收高分子材料，同样需要适应局部生理环境对降解产物的清除能力，以及对器件固定强度的需求。对于血运较少、降解产物清除较慢的部位，可在材料中适当添加羟基磷灰石等无机盐类，从而中和局部过高的酸性，降低无菌性炎症的严重程度。为满足更高的力学强度要求，纯左旋聚乳酸或适当添加 D-乳酸单体的消旋聚乳酸常常作为制备此类固定部位器件的材料。

2）可吸收骨折内固定器件商品化进展

可吸收骨折内固定器件性能上的优势，使其具有丰厚的商业价值和广阔的市场前景，自 20 世纪 80 年代应用于临床治疗以来，不断成熟完善，各大医疗器械制造商纷纷推出各自的可吸收骨折内固定器件产品。几十年来，在材料组成、器件结构设计、配套手术工具等领域不断推陈出新，从而更好地适应临床需求。比较有影响力的知名厂商及其器械产品列举如表 3.3 所示。不同型号的可吸收骨折内固定植入器械如图 3.13 所示。

表 3.3　全球已经商业化的可吸收骨折内固定植入器械概况

生产商	国别	产品	成分	适用范围
成都迪康中科生物医学材料有限公司	中国	可吸收骨折内固定螺钉/夹板	PDLLA	非承重部位的骨折内固定术、截骨术、关节融合术
天津博硕倍生物科技有限公司	中国	可吸收内固定钉板系统	PLLA	非承重部位的四肢骨折内固定
武汉华威生物材料工程有限公司	中国	可吸收接骨螺钉	PDLLA/HAP	四肢干骺端和距骨骨折内固定
长春圣博玛生物材料有限公司	中国	可吸收接骨螺钉/接骨板	PLA/HAP	手、足踝、上肢干骺端、胫腓骨远端的骨折内固定
德普伊辛迪思（DePuy Synthes）	美国	可吸收固定系统	PLGA	颅颌面骨折内固定和身体其他部位的保护型固定
捷迈-邦美（Zimmer Biomet）	美国	可吸收骨折固定体	PLGA	中面部或颅面部骨骼创伤手术中的骨骼重塑
强生（Craniosorb）	美国	可吸收固定系统	PLLA	颅面骨重建和骨折内固定
BIOFIX	芬兰	可吸收骨折内固定钉	PDLLA	与适当的支具和/或制动配合，适用于四肢骨折固定
Inion	芬兰	可吸收接骨板/螺钉	PDLLA	手足小关节融合固定；股骨、肱骨、胫腓骨和尺桡骨近端软骨块固定
刚子（GUNZE）	日本	可吸收接骨钉/板	PLLA	颌面骨、胸骨、肋骨骨折内固定及先天性髋关节脱位手术治疗中髋臼周围截骨内固定
他喜龙（Takiron）	日本	可吸收接骨钉/板	PLLA/HAP	骨折内固定、接骨术、骨碎片融合、软组织或韧带固定

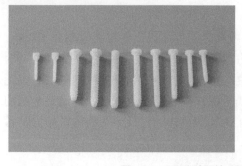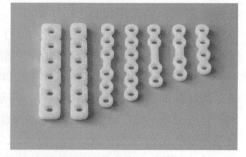

图 3.13　不同型号的可吸收骨折内固定植入器械

3. 展望

可吸收骨折内固定器件经过几十年的基础研究、商业化生产、销售和临床应用，改善了患者的生活质量，避免了患者二次手术取出金属器件的痛苦并减轻了其经济负担，获得医生和患者的接受和认可，已经部分替代金属器械的使用，并呈现方兴未艾的发展之势，预计未来可能在以下三方面有所发展。

（1）可吸收骨折内固定器件的力学强度低于金属器件，在生物力学负荷较高的骨折部位，仍然无法替代金属骨折内固定器件。将可吸收骨折内固定器件与金属骨折内固定器件联合使用，能够结合两种材质固定器件的优点，发挥各自的优势。例如，将可吸收接骨螺钉与金属接骨板搭配使用，有望能够固定承重部位的骨折，又可在可吸收接骨螺钉降解后，使得金属接骨板易于拆除；或将可吸收空心螺钉与金属固定棒搭配使用，同样可能用于承重部位的骨折固定，促进骨生长。

（2）可吸收骨折内固定器件在结构设计方面，还可以开展很多创新工作，在对骨折部位提供有效固定的同时，减少手术创伤。例如，制备传统直线形骨板以外的异形接骨板（交叉型、L型、Y型等），从而更好地贴合骨折部位的解剖结构。

（3）采用传统加工手段制备可吸收骨折内固定器件时，个性化、定制化程度不高，不能完全适应病患骨创伤部位的个体差异性。将高分子材料与 3D 打印技术相结合，根据骨创伤部位的空间结构数字化模型，增材制备固定器件，使器件的形状、尺寸与待修复部位精准匹配。同时，在打印的可吸收高分子材料中加入骨生长因子，还可加速损伤部位的自体生长愈合。这一技术在颅骨等高风险、高难度骨科修复术中将体现出显著而独特的优势。

可吸收骨折内固定器件的发展前景广阔，借助材料制备和器件成型技术的进步，以及手术方法和设计理念的不断创新，器件性能也必将日臻完善，为骨创伤患者提供更好的健康服务。

3.2.2　可吸收骨修复组织工程支架

1. 背景介绍

1）骨修复研究背景

由外伤、肿瘤、炎症及衰老等所导致的骨组织损伤至今仍是临床医学需解决的难题。在生物医学、材料学不断发展的背景下，人工合成材料已在骨修复领域得到普遍应用[76]。到目前为止，骨组织修复材料已从单纯的生物惰性材料到生物活性材料，演变至今发展为组织工程支架材料。这类支架材料有着生物可降解性、良好的生物活性，而且可以诱导细胞生长与增殖，促进组织器官再生，达到人体骨组织的再生和重建的目的，将理念从以往的组织替代发展成促进组织的再生。因此，组织工程支架材料在修复、重建和再生动物组织上具有可观的应用前景，组织工程也成为现代生物医用技术领域中最为活跃的研究热点之一[77, 78]。

2）组织工程支架与骨修复体系

组织工程支架材料是能够同受损组织内细胞结合并能够植入生物体的材料，是组织工程化的最基本单元，在组织工程领域中占据着重要地位。通过模拟生物体内的微环境，支架材料不仅能成为细胞黏附、增殖与成长的载体，还能为新组织的修复成型提供模板[79]。组织工程技术的核心理念是形成细胞、组织、支架材料结合体，其中三维多孔支架材料起到举足轻重的作用，不但决定再生组织、器官的结构，而且能够为细胞提供获取营养、气体流通、新陈代谢的环境，从而为细胞增殖再生提供便利条件[80]。总之，支架材料要具有良好生物相容性，有较高的孔隙率和相互贯通的孔结构，从而使孔内可生长大量的细胞，同时贯通的孔结构能使细胞均匀分布，达到各处生长环境基本无差异性，能够降低支架内细胞由于环境的变化而产生死亡的风险[81]。

根据目前骨修复领域的需求，理想的骨组织工程支架材料需要具有下列性能：①好的生物相容性和活性：适合细胞增殖，无毒性，不产生炎症反应，为细胞的生长提供良好的微环境，对人体无损伤。②生物可降解性：在新组织生成过程中材料会降解，降解产物无毒副作用，并且降解时间可以控制，从而使降解与组织生成的速度相吻合。③骨传导性和骨诱导性：保持良好的骨传导性能够较好地控制材料的降解速度，也可以使支架材料在放入体内后具有促进成骨细胞分化与增殖的能力。④适合的微观结构：理想的骨组织工程支架微观结构应该与骨组织相似或相近（人骨单元的平均尺寸大约为 223μm），在保持外观尺寸与力学强度等基本要求，骨组织工程支架材料的孔隙率应越高越好，并且具有通孔结构，有利于新骨生成。⑤力学性能与可塑性：材料可切割，加工成需要的形状尺寸，植入体内后可在一定时间内保持形状[82-84]。

目前，骨支架材料繁多，任何一种材料都有其优劣势，都不够完美，仅能满足理想支架材料的部分要求[85]。有机支架材料对成骨细胞的生长及新骨再生有促进作用，不过此材料存在免疫原性、容易诱发疾病和力学强度不足等问题[86-88]。无机材料中代表材料是生物陶瓷，如羟基磷灰石，该材料的生物相容性优秀、降解持续性好、骨诱导与传导俱佳。但其缺点也很显著，因其力学强度差，导致其应用有局限性，并且其完全降解的时间过长，影响了同时生长的自体骨与周边组织的重建。根据多年的研究结果表明，人工合成高分子材料与复合支架材料成为目前的研究热点之一，其中以聚乳酸为核心的组织工程支架受到越来越多的重视与研究[89, 90]。

2. 聚乳酸及其复合组织工程支架发展现状

1）聚乳酸组织工程支架

聚乳酸早在 1995 年就已获得美国 FDA 认证，是可以安全用于人体的生物高分子材料，其生物相容性良好、无毒副作用、降解性及便于塑形，满足成为组织工程支架材料的标准。然而高黏度的聚乳酸具有低亲水能力、降解期限不可控，单纯的聚乳酸支架材料不利于人体使用。一般情况下，聚乳酸有三种立体构型[91, 92]。其中，PLLA 具有较高的结晶度与力学性能；PDLA 的结晶能力也很优良，但力学性能次于PLLA；PDLLA 是非结晶形态，力学强度差。PLLA、PDLA 在力学强度上能够用于组织工程支架材料，但是其高结晶度影响对降解度的控制、容易诱发后续炎症，而低亲水能力则会对生物相容性产生一定负面效应。为了达到理想中的组织支架工程材料性能（优秀的生物相容性、骨传导性与诱导性并存，以及满足生理要求的力学性能），目前主要采用的制备手法是通过共聚与共混等方法[93-95]。例如，无规及嵌段共聚聚乳酸，是利用无规及嵌段共聚方法可以制备出分子量低的乳酸类聚合物，现在这种聚合物大部分情况下用在组织工程的微型体系支架中。Bini 等[96]利用辛酸亚锡为催化剂，使丙交酯与己内酰胺发生阴离子开环聚合，制备出三嵌段有规支架材料（PLA-b-PCL-b-PLA），其分子量分布系数维持在 1.23～1.56，进而改变了该支架材料的生物降解能力。通过实验也表明了其与纤维原细胞生物相容性良好，但发现其力学强度低，若进行后续应用，则需进一步改进。

聚氨基酸安全性高、生物降解性好、生物相容性优良，是目前研发的热点材料之一，通过共聚反应，能够进一步增强材料生物相容性，以及实现降解可控，并且键合的氨基与羧基等链段也能够作为生物活性分子[97]。Cook 等发现谷氨酸与半胱氨酸等氨基酸类材料均可以与聚乳酸共聚，从而得到性能优良的支架材料。而其中被学者着重关注的是利用赖氨酸与聚乳酸通过共聚所制备出的组织工程支架材料[98]。

目前为止,聚乳酸作为主要对象的聚酯类生物可降解材料,是组织工程研究中广泛使用的支架材料之一。相比于天然的细胞外基质(ECM)如胶原和壳聚糖等,聚乳酸作为支架材料不但表现出良好的物理机械性能,能够借助控制分子量及分子量分布来适应不同环境需要;而且能够运用的加工手法很多,人们主要利用相分离法、盐析法、气体发泡法、乳液冻干法等来制备具有适宜尺寸结构的组织工程支架[99]。Zoppi 等[100]利用浸没沉淀法制备聚乳酸多孔支架材料,通过进行 VERO 细胞的培养,结果发现 VERO 细胞能够在多孔支架材料上生长,观察出细胞的形态为圆形,但是当细胞在孔隙率低的表面上时,形态呈现出扁平状。研究结果表明,支架材料的孔结构能够改变细胞生长,以致影响细胞所具有的能力。热致相分离法大多数情况下是用于制备 $10 \sim 100\mu m$ 的微孔级组织工程支架材料,来用作纤维细胞的培养。一般情况下,控制制备材料过程中的工艺参数如聚合物种类、浓度、反应条件等,能够产生不同结构的孔形态。盐析法是一种适应于制备大孔结构($100 \sim 300\mu m$)支架材料的普遍方法,其大致过程为将均一粒径的盐与聚合物溶液进行均匀混合,共混入模,待溶剂挥发后,将聚合物-盐复合物浸入水中,溶出盐,形成多孔结构。秦晓素等[101]采用溶剂浇铸-真空挥发-粒子沥滤方法制备出聚乳酸-羟基磷灰石(HAP)复合支架材料。结果表明:可以通过控制氯化钠的粒径及用量来调节支架的孔径及孔隙率,孔隙率一般在 80%左右并具有通孔结构,可以满足骨组织工程对支架材料的要求。

2)聚乳酸类复合支架材料

天然骨主要是磷灰石与高分子胶原纤维组成的无机-有机复合材料,具有良好的力学性能。所以,组织工程支架材料也需要保证其优异的力学性能与生物相容性,但是作为单一材料难以满足此要求。因此,复合材料被认作骨组织修复材料的核心,正快速发展起来,逐渐被科学家大量研究。其中,研究较为成熟的是一些具有生物活性的无机材料,如羟基磷灰石、生物玻璃和磷酸三钙,加入到聚乳酸基体中制备成新型的骨组织复合支架材料[102]。

(1)聚乳酸-磷酸钙复合材料。

磷酸钙作为与天然骨最为相近的一类材料,易溶于水、安全性高、生物相容性优良。把它与聚乳酸通过适当的手段进行复合,可以发挥两者的共同优势,因此可以将此性能优异的骨组织复合支架材料作为创新型骨材料。彭文娟等[103]利用聚乳酸支架与纳米纤维状羟基磷灰石/左旋聚乳酸复合支架分别进行体外降解实验,实验结果表明,复合支架降解液的 pH 几乎不会变化,而聚乳酸支架的 pH 变化明显。吴亭熹等[104]通过多次实验证明得出聚乳酸-磷酸钙复合材料具备更加优良的生物相容性及骨传导性。廖立等[105]通过两步模压法制备出偏磷酸钙晶须/聚乳酸复合材料,并将成骨细胞注射进入复合材料中,采用噻唑蓝反应比色法

（MTT）监控成骨细胞的生长与寄生动态，结果表明，成骨细胞可以在该复合材料中进行生长及增殖。细胞结构生长完好，该材料对细胞生长并未产生不良影响，证明偏磷酸钙-聚乳酸复合材料的细胞相容性良好。

（2）聚乳酸-壳聚糖复合材料。

壳聚糖属于天然生物高分子材料，被广泛应用于组织工程中，亲水性优异，骨传导性较好，但力学强度不足，降解速度较难把控。因此，将聚乳酸-壳聚糖进行复合生成多孔类支架材料，可以同时发挥其优势，从而制备出性能优良的支架材料。许春姣等[106]将黄芪多糖-壳聚糖-聚乳酸进行复合作为支架组织工程材料，用于治疗牙组织损伤，通过实验数据证明黄芪多糖-壳聚糖-聚乳酸支架材料与增殖细胞能够保持优异生物相容性。

（3）聚乳酸-马来酸酐复合材料。

聚乳酸在生物医学中被普遍应用，但也具有一定的缺点，如亲水性不好、力学性能差。为了更好地满足需求，通常要对聚乳酸进行改性，例如，马来酸酐能够弥补聚乳酸的不足，可通过聚乳酸与性能良好的马来酸酐交联，增加聚乳酸的亲水能力和力学性能。潘君等[107]研究了众多成骨细胞在聚乳酸与马来酸酐复合材料表面的附着能力，从实验结果得出，被马来酸酐结构增强的聚乳酸-马来酸酐复合材料在一天时间内对成骨细胞的附着度增加了1倍。从而证明，聚乳酸-马来酸酐复合材料是一种有利于成骨细胞黏附的支撑材料。

（4）聚乳酸-乙醇酸复合材料。

聚乳酸和聚乙醇酸作为生物医用高分子材料的代表，二者的优势在于降解性与生物相容性俱佳，降解后最终形成水与二氧化碳，对于人体不会造成危害，安全性好。聚乳酸-乙醇酸作为复合支架材料，其优势在于形状可控、生物相容性好、安全度高、骨生长与材料降解速度同步。可以通过改变二者配比进而控制降解速度，从而制备出适应不同应用环境的聚乳酸-乙醇酸支架材料。Cui 等[108]通过实验结果证实，将聚乳酸与聚乙醇酸通过共聚反应得到复合支架材料用作软骨细胞生长，可明显观测出，在软骨生长的同时，该复合材料也在同步进行降解。中科院长春应化所成功进行了从聚乳酸单体的材料合成到独立实现可降解纳米复合人工骨材料（以聚乳酸为主体）的研发，研究出种类多样的组织工程支架材料的制备工艺，并能够制备出一系列不同孔结构的人工骨材料，其孔隙率、孔尺寸与降解速度都能够根据应用环境进行调整；实现了骨愈合过程中材料的实时成像追踪[109]。

3. 总结与展望

综上所述，聚乳酸及其共聚物因具有良好的生物相容性、可降解性等优良性能，并且可以使用传统的加工设备和工艺，将具有广阔的发展前景。由于被广泛研究与应用，聚乳酸逐步成为医药领域最有前景的高分子材料之一。聚乳酸及其复合材料的研究在最近几年已经得到了迅猛的发展。在国外，很多相关产品已经商品化，在我国聚乳酸的应用也越来越广泛。针对其研究和应用是近年来生物医学材料研究领域中最为关注的热点。从其临床应用的结果来看，通常会选择将聚乳酸与其性能互补或相互促进的医用材料进行复合应用，从而增强其自身的优势，以达到满足不同应用环境的需求。随着科研探索的一步步推进，生物材料与医用材料正逐渐交织融合，聚乳酸及其复合材料必将应用到更为广泛的领域和空间中。

3.2.3　可吸收软组织损伤修复器件

1. 软组织损伤

1）软组织损伤概述

关节软组织损伤是运动医学学科常见的疾病，一般是指肌腱、韧带、关节囊等受到直接或间接暴力，或发生退行性病变引起的一大类创伤综合征。日常生活中，由于受到各种各样的意外而导致的损伤，如扭伤、运动损伤，大多均属于软组织损伤。轻度的软组织损伤，经专业医生正确处理后可较快缓解。但严重的软组织损伤，如肌腱撕脱、韧带撕裂或断裂，则为不可逆的损伤，必须进行手术治疗。

2）软组织损伤常见疾病及对人体的危害

常见的软组织损伤包括肩袖损伤、交叉韧带断裂、跟腱断裂等。肩袖损伤是常见肩关节退行性病变。除多发于上肢运动为主的运动员外，也多发于 60 岁以上老年人，且随年龄的增加而患病率增加，临床表现为颈肩疼痛、肩关节无力、肩关节活动范围受限等，若不合理医治，致残性极高[110]。交叉韧带是膝关节内的重要稳定结构，交叉韧带断裂在运动员和运动量大的年轻人中发病率极高，交叉韧带断裂后会导致膝关节不稳定，增加关节的松弛度，使患者膝关节活动受限[111]，同时会增加关节炎发生概率及半月板的磨损。跟腱作为人体最粗大的肌腱之一，在人体正常活动中承受着约 3500N 的拉力[112]，起着调节踝关节活动的重要作用。跟腱断裂多发于 30 岁左右的年轻人及 60 岁以上老人[113]，临床表现为疼痛，跖屈无力，不能踮脚站立，严重影响患者的日常生活。

3）我国软组织损伤修复发展现状

软组织损伤修复是运动医学最重要的研究方向之一，运动医学也称骨科运动创伤或运动创伤学，是现代骨科的一个重要分支[114]。我国运动医学起步较晚，1959 年北京大学第三医院成立了国内第一个专业运动医学研究所，1978 年中国体育科学学会运动医学分会成立，标志着我国运动医学作为独立学科正式成立。目前，关节软组织修复的主要受众已经由专业运动员转变为各年龄段的普通群众，关节软组织损伤的主要治疗手段已经由开放性手术治疗发展至创口小、疗效可靠、恢复迅速的关节镜手术治疗；关节软组织损伤修复所使用的植入物材料已经由传统的不锈钢材料，扩展至可以满足不同患者需求的合金材料、高分子材料、无机非金属材料等。

虽然我国在运动医学领域近些年取得了长足进步，但发展依然存在失衡。失衡主要体现在以下两个方面：①病患逐年增加而运动医学专业医师储备量却严重不足。我国每年有超过 30 万人因软组织损伤需要进行手术治疗。但是据统计，截至 2014 年底，具有运动医学硕士授予权的单位有 31 所，具有博士授予权的单位仅有 6 所，全国 9793 所二级以上医院中独立开展运动医学的科室仅为 24 个[115]，全国运动医学专业医师仅有 3000 余人[116]，且许多医院运动医学科医生都由骨关节科或骨创伤科医生兼任。②国内虽然出现一批一流的运动医学专家，但却没有一流的相关医疗器械生产商提供产品及技术支持，目前国内使用的器械及设备完全依赖进口。然而进口产品价格昂贵，导致许多原本需要接受治疗的患者望而却步，严重制约了运动医学的发展。

近年来，随着我国综合国力的增强，国际、国内赛事的广泛开展，以及全民健身计划的实施，运动导致软组织损伤的病患数量逐年增加。国家政府、医疗领域的企事业单位逐渐开始重视该领域。2013 年，运动医学学科建设列入国家卫生部（现卫健委）重点建设项目，全国 31 个省区市医学会运动医学学会和专科如雨后春笋般成立[115]，我国运动医学的发展进入了加速期，国内、国际学术交流活跃，技术培训频繁。此外，医学、生物学、化学、材料学等多学科的优秀人才与新技术也逐渐融入该学科，传统骨科医疗器械研制企业纷纷将产品线延伸至该领域，专业研制运动医学医疗器械的企业也相继出现，产、学、研日趋紧密的结合使得我国软组织损伤修复技术逐渐完善。

2. 可吸收软组织损伤修复器件介绍

1）器件分类

软组织或骨骼肌肉受直接或间接外力或退行性病变等原因均可导致软组织损伤。受到创伤的组织会出现无菌性炎症和微循环障碍，导致局部肿痛。本节介绍的软组织损伤是指与骨连接的韧带或肌腱由运动、外伤或长期慢性劳损引起的软组织损伤。常见损伤部位包括肩、肘、膝、踝等。

软组织损伤修复用植入器械属于运动医学相关产品，按照器械分类属于医疗器械分类目录下 6846 类植入材料和人工器官类别中的用于骨科治疗的医疗器械产品，属于三类医疗器械，其安全性、有效性必须严格控制。由于软组织损伤修复用植入器械价格高且为一次性使用产品，在市场中通常被归入医用高值耗材范畴。

临床上针对不同软组织损伤疾病使用的植入器械也各不相同，带线锚钉和界面螺钉是临床上常用的植入类软组织损伤修复器械。临床疾病如肩袖撕裂、膝关节副韧带损伤以及踝关节、肘关节软组织损伤,通常采用带线锚钉进行修复治疗。市售的带线锚钉产品由锚钉、聚乙烯缝线和金属插入器 3 部分组成,按照锚钉材质不同分为金属带线锚钉、聚醚醚酮带线锚钉和聚乳酸材质的可吸收带线锚钉。界面螺钉是用于膝关节交叉韧带断裂重建术中固定移植韧带和骨的器械,按照制造材质不同分为金属界面螺钉、聚醚醚酮界面螺钉和可吸收界面螺钉。植入器械因制造材质不同,具有不同的优缺点。金属材质产品固定强度高、抗拔出能力强、生物相容性好,但也存在显著的缺点,如力学强度高易导致植入部位因应力遮挡作用产生的骨质疏松,而且体内存在金属植入物对患者核磁检查及出行安检均会带来不便,往往在患处康复后需要二次手术取出金属植入物,使患者承受二次手术的痛苦,同时还带来一定的经济负担。聚醚醚酮材质产品临床上也在广泛使用,聚醚醚酮材料具有与自体骨骼更接近的弹性模量,虽然休内不可降解,但不会因强度过高导致骨质疏松,而且经过长期的临床验证,聚醚醚酮产品具有良好的体内安全性和稳定性。但是,聚醚醚酮体内不可降解,长期存在于人体内还是会有安全风险。可吸收植入产品以聚乳酸材料制成,具有良好的生物相容性和体内可降解性能,当患处康复后,植入物会自行降解吸收,最终以二氧化碳和水排出体外,实现体内零残留。可吸收类植入器械被认为是临床上最理想的植入产品。

2)器件市场现状

可吸收软组织修复器械产品已广泛应用于临床,但目前中国市场上销售的产品却均为进口产品,包括金属类产品和聚醚醚酮类产品也大多依赖进口。运动医学类软组织损伤修复产品主要被美国强生、施乐辉、Arthrex 等外企垄断。

运动医学类软组织植入产品作为我国医用高值耗材的重要成员,其市场现状也可反映出我国市场医疗器械的现状。据 OFweek 在《2018 年中国高值医疗器械行业发展现状分析》中介绍,目前,中国医疗器械行业发展的总体水平落后国际先进水平约 15 年,只有超声聚焦等少数技术处于国际领先水平。国产医疗器械产品在技术能级、产品功能、外观及操作便捷程度等方面,均落后欧美和日本等发达国家和地区,关键技术被国外公司垄断,难以满足国内市场的需求。

目前,我国医疗器械行业仍处于向国际先进技术学习和模仿阶段,尤其高值医疗器械行业,自主研发能力仍然较弱。高端领域的核心零部件和关键技术仍然依赖进口。

3)可吸收界面螺钉

(1)可吸收界面螺钉产品介绍及适用范围。

膝关节交叉韧带是膝关节重要的稳定结构,运动过程中防止关节过度屈伸或旋转。膝关节交叉韧带损伤是运动创伤领域的常见病,通常会导致膝关节不稳,影响日常活动和运动,常合并其他关节结构损伤,甚至引起其他关节结构的进一步损伤，进而导致膝关节一系列后遗病变。

膝关节交叉韧带重建技术是目前临床治疗交叉韧带断裂的有效方法，得到越来越多的临床应用。膝关节交叉韧带重建手术的薄弱环节是移植物的固定。手术初期移植物固定的稳定性是重建手术成功的关键因素之一。安全固定可以减少和防止在固定点生物学愈合前移植物固定失败或被拉长。

界面螺钉又名挤压螺钉或干预螺钉，适用于膝关节交叉韧带重建手术中对于骨-肌腱-骨或者软组织的移植的固定。可吸收界面螺钉由于其良好的力学性能、与骨组织相近的硬度、优异的生物相容性、射线可透过性、可被组织吸收、无内固定物存留体内等优势，在膝关节交叉韧带重建术中的临床应用越来越多，且疗效满意。

市售可吸收界面螺钉产品一般由聚乳酸类高分子材料或聚乳酸和羟基磷灰石复合材料制成，具有良好的生物相容性，可被人体逐渐吸收，经代谢排出体外，无须再次手术取出。可吸收界面螺钉产品的突出特点包括：①与骨骼相近的模量，减少了金属产品的应力遮挡效应，有利于术后愈合。②可被人体吸收，生物相容性好，具有骨传导性，有利于骨生长。③不影响术后磁共振成像（MRI）和计算机体层成像（CT）检查，不影响日常出行安全检查。

（2）可吸收界面螺钉作用原理。

膝关节交叉韧带重建技术常规方法，首先钻取股骨、胫骨隧道，将移植物拉入隧道合适位置，采用锁扣带袢钛板将移植物一端固定在股骨端内，采用可吸收界面螺钉通过物理挤压的原理将另一端固定在胫骨隧道端。临床上也有采用双界面螺钉或双袢板的方式分别将移植物固定在股骨端和胫骨端。

（3）上市产品介绍。

目前，临床上膝关节交叉韧带重建术中应用的可吸收界面螺钉大多是来自施乐辉、Arthrex、强生等国外进口产品，并在临床上已有很高的认可度和市场占有率。国家食品药品监督管理总局（CFDA）批准上市的可吸收界面螺钉产品信息详见表 3.4。多年的临床数据表明，可吸收界面螺钉产品治疗膝关节交叉韧带断裂具有可靠的安全性和有效性，可吸收界面螺钉有代替金属界面螺钉的趋势。国内企业大多处于研发阶段，部分企业开发的产品已进入临床试验阶段，但截至目前，尚无国产产品上市。

表 3.4 CFDA 批准上市的可吸收界面螺钉产品信息

序号	产品名称	注册证编号	结构及组成	适用范围	注册人名称
1	聚乳酸羟基磷灰石界面螺钉	国械注进20153463944	该产品由符合 YY/T 0661 标准规定的聚乳酸和符合 YY 0303 标准规定的羟基磷灰石混合制成。灭菌包装	适用于前十字韧带（ACL）、后十字韧带（PCL）再造手术中对于骨-肌腱-骨或者软组织的移植的固定	Smith & Nephew, Inc.

续表

序号	产品名称	注册证编号	结构及组成	适用范围	注册人名称
2	干预螺钉 MILAGRO Interference Screw	国械注进 20173462013	该产品是一种可吸收锥形空心螺纹扣钉,由 70%的聚乳酸-乙醇酸共聚物和 30%的磷酸三钙(TCP)复合而成的材料制成。环氧乙烷灭菌包装	用于骨科手术中软组织移植物或骨-肌腱-骨移植物的固定。适应证包括:肩关节:肱二头肌近端肌腱固定术,肩锁修复肘关节:肱二头肌远端肌腱固定术,尺骨副韧带修复膝关节:交叉韧带重建术,副韧带修复	DePuy Mitek
3	复合可吸收螺钉系统	国械注进 20163465097	该产品由符合 YY/T 0661 标准规定的左旋聚乳酸材料和符合 YY/T 0683 标准规定的 β-磷酸三钙材料混合制成。环氧乙烷灭菌包装,无菌有效期 4 年	适用于肩、膝、指、腕、踝、趾关节肌腱、韧带与骨的固定	Arthrex, Inc.
4	可吸收内固定螺钉系统(商品名:Bioscrew)	国食药监械(进)字 2014 第 3462697 号	该产品包括可吸收胫骨螺钉、股骨螺钉和内置圆珠,均由聚乳酸材料制成。植入时应使用与其相配合的专用手术工具。该产品一次性使用,经环氧乙烷灭菌	该内固定螺钉系统中的螺钉适用于为前、后十字韧带重建时的骨-肌腱-骨植入物和软组织进行股骨和/或胫骨固定;圆珠可与螺钉配合,用于在前后交叉韧带重建时对股骨侧的软组织起固定作用	Linvatec Corporation D/B/A ConMed Linvatec
5	运动损伤修复固定系统-可吸收固定 Inion Hexalon iodegradable ACL/PCL Screw	国械注进 20173461432	该产品由(L-乳酸-D,L 乳酸)共聚物、(L-乳酸-三亚甲基碳酸酯)共聚物共混制成。灭菌包装	适用于膝、肩、肘、踝、足、掌和腕关节手术中骨-腱-骨或软组织移植物的固定和保持	Inion Oy
6	ACL 可吸收干预螺钉	国药管械(进)字 2002 第 3461662 号	该产品是一种导管插入螺钉,由左旋聚乳酸制成	用于在重新构造前十字韧带损伤性膝盖的外科手术中,为不同的前十字韧带的同种异体移植、自体移植,包括膝盖骨肌腱胫骨移植、半肌腱移植、半膜状肌腱移植和跟腱移植提供干预性固定	Stryker Endoscopy

目前获批上市的可吸收界面螺钉产品,均是以聚乳酸类聚酯为原料进行的成型加工。强生(上海)医疗器材有限公司建立了前交叉韧带固定系统,以 PLGA 为原料添加磷酸三钙,采用微粒弥散技术降低材料分布不均。芬兰 Inion 公司生产的可吸收界面螺钉由(L-乳酸-D,L 乳酸)共聚物、(L-乳酸-三亚甲基碳酸酯)共聚物共混制成,并添加颜色标记,保证植入过程拥有清晰的视觉效果,方便临床使用时观察。Arthrex 公司的界面螺钉是以左旋聚乳酸材料和 β-磷酸三钙材料混合制成。Arthrex 公司所研发的相应配套的手术工具在全世界 200 多个国家都有很

好的销量。美国史塞克（Stryker）采用左旋聚乳酸制成 ACL 可吸收干预螺钉，用于在重新构造前十字韧带损伤性膝盖的外科手术中，为不同的前十字韧带的同种异体移植、自体移植，包括膝盖骨肌腱胫骨移植、半肌腱移植、半膜状肌腱移植和跟腱移植提供干预性固定。美国康美林弗泰克（ConMed Linvatec）公司采用聚乳酸材料制成的可吸收内固定螺钉系统，适用于提供膝关节前、后十字韧带的重建用骨-肌腱-骨移植物，以及股骨和/或胫骨固定前十字韧带重建用软组织移植固定。

4）可吸收带线锚钉

可吸收带线锚钉由可吸收锚钉、缝线、插入器三部分组成，部分型号产品会带有缝针，以便于非关节镜下操作使用。目前市售可吸收锚钉一般由聚乳酸类高分子材料或聚乳酸和羟基磷灰石复合材料制成，具有良好的生物相容性，可被人体逐渐吸收，经代谢排出体外，无须再次手术取出。可吸收锚钉的突出特点包括：①与骨骼相近的模量，降低了金属产品的应力遮挡效应，有利于术后愈合。②可被人体吸收、生物相容性好，具有骨传导性，有利于骨生长。③不影响术后 MRI 和 CT 检查。④科学的结构设计，牢固的移植物固定能力。缝线通常由高分子材料制成，需要具有较强的抗张强度以满足软组织与骨的长期固定。插入器作为一种辅助工具，便于锚钉的植入。可吸收带线锚钉常用于肩关节的肩袖损伤、SLAP 损伤、关节囊损伤，膝关节的内侧副韧带损伤、外侧副韧带损伤，肘关节的网球肘、二头肌肌腱损伤，踝关节的内外侧不稳、跟腱损伤，腕关节的舟月韧带损伤，指关节的槌状指等。

带线锚钉是一种非常小的植入物，通过将锚钉置入皮质骨下而使缝线与骨固定，使用缝线将撕脱或撕裂的软组织牢固固定在骨表面，促进软组织与骨的愈合，以达到修复作用。第一代带线锚钉于 1985 年应用于临床，主要用于修复治疗肩袖损伤，治疗原理参考美国得克萨斯州农场的地下沉坠物支持篱柱原理，岩石埋入地下后，通过钢丝和篱桩呈 45°角连接，使得篱桩能够稳定固定。带线锚钉的出现使得传统的开放手术转化为镜下的微创手术，代替了经骨隧道缝合的固定手术技术。

目前，临床上应用的可吸收带线锚钉大多是来自施乐辉、Arthrex、强生等公司生产的进口产品，并在临床上已有很高的认可度和市场占有率。国内企业大多处于研发阶段，但因原材料受限，大部分企业开发的产品还未能进入临床试验阶段，截至目前尚无国产产品上市。已上市各公司可吸收带线锚钉产品的差异除产品外观形状外，还主要体现在可吸收锚钉与缝线的材料选择上。

强生可吸收带线锚钉由 PLGA/TCP 制成，分为 Toggle 型、Healix 型。缝线共有三种：第一种为聚（L-丙交酯/乙交酯）组成的可吸收带状缝合线，吸收时间较长，适用于治疗愈合困难和缝合困难的软组织。它在体内植入 6 周后，张力可维持初始强度的 90%，植入 3 个月后维持初始强度的 80%，植入 6 个月后维持初始强度的 60%。为方便缝合，会对缝线进行涂层处理。第二种是由聚对苯二甲酸乙二醇酯（PET）制成的非吸收性多股无菌外科缝线。缝线表面涂层为聚丁酯。缝线有绿色和未染色两种。缝线可分为带针和不带针两种。环氧乙烷或辐射灭菌，一次性使用。第三种是用已染色（紫色或蓝色）的可吸收聚对二氧环己酮（PDS）线与非可吸收的 PE 合成的人造无菌编织合成缝合线。这种部分可吸收缝合线表面覆盖一层由 90%己内酯二醇和 10%乙交酯组成的共聚物。

PDS 的初始张力很强，在第 14 天保留初始张力的 70%，28 天保留 50%，42 天时将失去大部分的初始张力，大约 6 个月可完全水解吸收，组织相容性非常好。PDS 一般为单股缝线，所以细菌生长的机会较小，对组织切割小。Arthrex 可吸收带线锚钉主要分为 SutureTak、Bio-CorkScrew、Bio-PushLock 三种，其中 Bio-CorkScrew、Bio-PushLock 锚钉部分由 PLDLA/TCP 制成、穿线孔由 PEEK 制成；SutureTak 由 PLDLA/TCP 制成。Arthrex 缝线名为 FiberWire，由超高分子量聚乙烯及在超高分子量聚乙烯芯上方编织的聚酯纤维和尼龙制成，颜色为白蓝色或白黑色相间，硅橡胶涂层（医用级），缝线尾端的黏合剂为医用级黏合剂乐泰 4014，部分缝线带针。它与聚酯线和 PDS 线相比，不易磨损，具有更高的应力松弛，剪线需要专用线剪。

施乐辉可吸收带线锚钉主要为 OSTEORAPTOR、BIORAPTOR KNOTLESS 两款，由 PLLA/HAP 制成。缝线主要分为两种：第一种，由超高分子量聚乙烯纤维或由超高分子量聚乙烯加聚丙烯单丝组成。缝线染料为符合美国药典要求的酞菁铜。与聚酯缝线和混合高聚缝线 FiberWire 相比，它具有更高的打结断裂强度，ULTRABRAID 的断裂强度比 FiberWire 高 20%。第二种，由 PET 制成，与 FiberWire 相比，其手感好、柔顺、光滑，缝线牵拉后不磨损、延展性好。

3. 结论与展望

随着我国经济水平的快速增长，人们生活质量日益提高，对健康重视程度也越来越高，全民健身如火如荼，运动导致的软组织损伤也越来越多，可吸收软组织损伤修复器件市场规模不断扩大。但是，目前该类产品的市场及核心制备技术被国外企业垄断。进口产品价格昂贵，患者要承受巨大的经济负担。实现可吸收软组织损伤修复器件产品国产化及产品技术升级迫在眉睫。

医用高值耗材的技术升级在很大程度上得益于其原材料的更新换代，原材料的不断升级使得医用高值耗材的性能大幅提高，推动了行业的发展。可吸收植入器械植入人体后，会在体液及酶的作用下不断降解，最终完全降解吸收。如何实现产品降解性能与患处康复时间的完美匹配，是可吸收植入器械需要解决的关键问题。这也对新材料开发提出了新的要求，能够针对不同疾病，满足不同植入器械的使用要求，保证产品的安全性和有效性。

我国人口众多，对生物医用材料和植入器械有着巨大的需求。开发新型生物可降解医用高分子材料和可吸收植入器械制备技术，提高原始创新能力，对推动高端植入器械国产化进程具有重大意义。

3.2.4 可吸收防粘连膜

1. 背景介绍

1）组织粘连成因及机理，粘连的类型及临床现状

组织粘连是指手术损伤或组织炎症等原因所造成的脏器、组织创伤修复构成中形成的异常纤维连接，是腹腔、盆腔外科手术术后最为常见的并发症[117]。粘连涉及的脏器、组织和部位各异，有些粘连界面间的相对滑动程度很低且不涉及重要器官，从而表观上无任何临床症状；如果粘连发生在相对滑动比较频繁或程度比较高的组织或脏器，如肠管和腹壁之间，则可能会引起并发症，如肠梗阻、盆腹腔疼痛、女性不孕不育等[117]。

根据粘连的部位不同，目前临床上的粘连病症类型主要包括普外科及妇产科手术后的盆腹腔粘连、手外科肌腱修复术后的肌腱粘连及脊柱手术后的硬膜外粘连等（图 3.14～图 3.18）[118]。

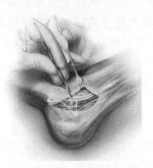
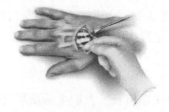
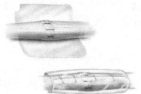

图 3.14 肌腱粘连[118]

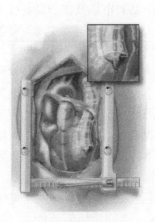
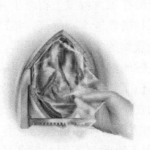
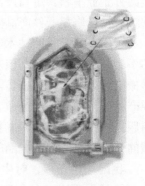

图 3.15 心包粘连[118]

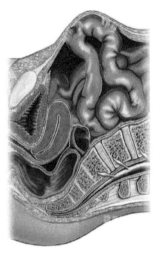
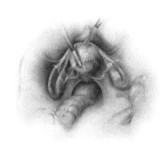

图 3.16　腹腔粘连[118]

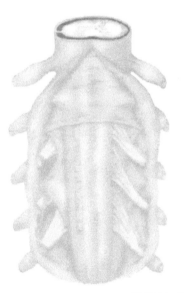
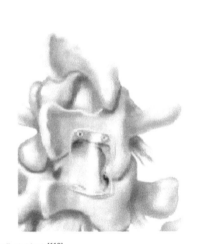

图 3.17　硬膜外粘连[118]

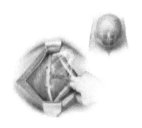
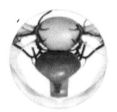
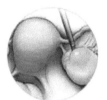
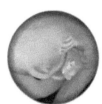

图 3.18　子宫粘连[118]

术后粘连的机理和形成原因较为复杂，尚不完全清楚。粘连的发生可能与组织缺氧、缺血、损伤、炎症反应以及瘢痕体质等遗传学因素有关。缺血是诱发粘连最重要的因素。因此，术后粘连常发生在组织受到挤压、缝合或结扎的部位[119]。炎症反应是粘连形成的另一个诱因。异物（如滑石粉、缝线或粪便）刺激或污染及细菌感染等都会引起炎症反应，进而导致粘连[120]。

以腹腔术后粘连为例，伤口正常愈合过程包括一定程度的炎症反应、纤溶系统和凝血系统的平衡以及间皮细胞和间质细胞的再生[121]。具体过程如下：当腹膜组织损伤后，血液凝固和局部的炎症反应促进趋化因子释放，并刺激损伤组织周围的正常间皮细胞迁移到损伤部位，在纤溶作用的促进下进一步分裂、增殖、覆盖受损的腹膜表面，形成新的腹膜。同时在如组胺等的前炎症因子作用下，血管通透性增加，产生炎性渗出，并在局部形成纤维蛋白基质，进而在邻近组织间形成纤维蛋白束，此过程发生在术后的 3～5d。在纤溶酶原激活物和纤溶酶原激活物抑制物处于平衡状态时，纤维蛋白束可被纤溶系统溶解并清除，从而阻止了损伤部位成纤维细胞的迁移和血管的再生，使组织能够启动正常愈合；最后，损伤处间皮细胞和间质细胞再生，愈合完成[122]。但在组织缺血等条件下，纤溶系统的活性受到抑制，纤维蛋白束无法被清除[119]。一旦成纤维细胞进入纤维蛋白束并引起胶原沉积，临床即可见组织粘连形成[123]，此过程大约在术后 7 天完成。

为能够定性或定量评价粘连的程度，国际上先后推出了多种粘连的分级标准，Diamond 和 Nezhat[124]将术后粘连分为 1 型和 2 型两种类型，见表 3.5。其中应用较多的是改良的美国生殖医学学会（American Society for Reproductive Medicine，ASRM）粘连分级标准[125]，见表 3.6。

表 3.5　术后粘连分类[124]

类型	描述
1 型	新粘连形成，即以前无粘连的部位形成粘连
A	非手术操作部位形成粘连
B	粘连松解手术以外的其他手术部位所发生的粘连
2 型	再粘连形成，即手术松解粘连部位再度形成粘连
A	粘连仅发生于原粘连松解手术部位
B	粘连不仅发生于原粘连松解处，还发生在其他部位

表 3.6　改良的 ASRM 粘连分级标准[125]

术中所见粘连的性质和范围	评分/分	粘连分级
无粘连	0	无
膜状，<25%	1	轻度
膜状，25%~50%	2	轻度
膜状，≥50%	3	中度
致密，<25%	4	中度
致密，25%~50%	5	重度
致密，≥50%	6	重度

诊断腹腔粘连主要依据患者的病史、症状和体征以及影像学评估。其中，腹腔粘连诊断和评价最可靠的方法和最后的手段是手术或腹腔镜探查[117]。手术的创伤性很大可能会导致二次粘连的发生，同时会增加患者的医疗费用和痛苦，因此无法在临床上推广。目前为止尚缺乏可靠的、统一标准的非创伤性腹腔粘连诊断技术[126]。最近有研究应用 MRI 对呼吸周期的内脏滑动成像可诊断粘连并进行定位，但由于样本量太小，目前此技术还处于探索阶段[127]。

超声是目前研究得最多且最被外科、妇科医生所接受的诊断和评价腹盆腔粘连的无创检查方法。目前最为广泛使用的超声检查方法是内脏滑动征检查技术[117]。内脏滑动征[128]是指呼吸时在壁腹膜下方，盆腹腔器官随呼吸而往返移动的正常现象。当腹腔内脏器与腹前壁有粘连时，这种滑动的幅度会受到限制。苗立英等[129]对近20 年来有关超声诊断文献的检索分析结果表明：超声检测腹腔内脏滑动以诊断腹前壁有无粘连，是一种简便易行、准确可靠且无创廉价的方法。腹壁下局部的超声诊断具有高度敏感性、特异性和准确性[129]。内脏纵向滑动距离小于 1cm 可以作为诊断腹膜粘连的标准（正常情况下纵向的内脏滑动距离为 2~5cm，横向为1cm 以上）[129]。腹壁局部重点超声扫查在术前可以可靠地诊断有无腹壁粘连，还可用于防粘连效果的评估[129]。但鉴于目前超声诊断和评价腹部外科术后粘连在临床上还没有得到广泛的应用，因此这项技术还需要进一步的在临床实践检验并逐步谨慎推广[117]。

2）目前临床主要的粘连预防方法

约有 90% 以上的腹部手术患者有术后粘连发生[130]。三分之一肠梗阻和接近四分之一的女性不孕不育是由粘连引起的，该粘连的治疗通常还会导致二次粘连的发生。一项 10 年期的调查表明，约有 5.5% 的二次入院与粘连直接相关[131]。反复的粘连并发症治疗会严重影响患者的健康与生活质量，同时会给患者造成巨大的经济负担。因此，术中采取预防粘连措施可以有效地提高手术成功率，减少并发症的发生和二次手术痛苦，提高生命质量，减轻医疗负担。

有效粘连预防措施是减少术后粘连不良事件发生的关键。目前，预防粘连的主要措施有精细的手术操作、使用预防粘连的材料和药物。

（1）精细的手术操作。

循证医学推荐：①医师尽量采用微创的方法以减少粘连形成的风险。②手术时应尽量减少组织损伤以减少术后粘连的风险；预防措施包括：仅在安全完成手术的前提下必要时才进行组织填塞、挤压和操作[132]。

预防粘连的手术操作的基本原则：①减少腹膜损伤；②充分止血；③防止感染；④避免异物留置[117]。

（2）预防粘连的材料和药物。

预防粘连的材料主要包括凝胶或液体材料和隔膜材料。目前临床应用的都是可吸收性材料，如透明质酸钠（HA）、壳聚糖、羧甲基纤维素、聚乳酸等。

药物包括抑制炎性反应的药物（如抗生素和非甾体类抗炎药物），以及减少纤维蛋白沉积的药物（如奥曲肽），血浆酶和缓激肽释放酶抑制剂，重组链激酶、尿激酶、重组组织型纤溶酶原激活剂（rtPA）等。以上药物理论上可以预防粘连的形成，但临床应用时应评估药物副作用对患者术后康复的影响[132]。

2. 研究进展

通过可吸收防粘连产品阻隔来预防术后粘连是目前临床应用的重要方法[117]。在手术施行过程中将可吸收防粘连产品置于受损组织之间，形成临时屏障使创面愈合过程中释放的纤维蛋白与周围组织隔绝，从而避免粘连的发生。创面愈合后，可吸收防粘连产品按照设计时间被人体降解吸收，临时屏障消失，组织间恢复正常的解剖结构。大量的临床结果证明，使用可吸收防粘连产品预防组织术后粘连的效果优良，能够明显地提高手术的成功率，阻止粘连并发症的产生，对患者来说也更为经济。同时，可吸收防粘连产品由于无须二次取出、生物相容性好等特点，已逐步发展成为预防术后粘连的必备器械产品。

理想的可吸收防粘连产品应具有以下特性：良好的生物相容性、可靠的使用安全性、适当的组织黏附性（无须缝合固定），在防粘连形成的关键时期能保持较完整物理形态，同时不影响创伤愈合，可降解无体内积蓄，使用方便操作简单等。

研究发现，防粘连的有效时效区间为2周（即创伤修复的纤维蛋白渗出期），植入的防粘连屏障需要至少持续维持2～3周的时间才能有效预防粘连的发生。截至2017年，CFDA上注册的可吸收防粘连产品有20余种，主要有薄膜类、凝胶类、注射液类等，医生可根据不同的临床需求进行选择。

可吸收防粘连产品的材料按来源可分为天然产物材料和合成高分子材料两大

类。天然产物主要有透明质酸钠、纤维素衍生物、胶原蛋白及其改性产物、壳聚糖及其改性产物等；合成高分子材料主要有聚外消旋丙交酯、乳酸-乙醇酸共聚物、聚乙二醇、聚乙二醇-b-聚乳酸共聚物（PEG-b-PLA）等。

1）天然高分子材料可吸收防粘连膜的主要研究进展

（1）透明质酸及其衍生物。

透明质酸的防粘连效果已经在很多研究中被证明，作为一个物理屏障，它可以促进纤维蛋白的溶解和间皮细胞的增殖，抑制炎症反应，促进伤口愈合。透明质酸对粒性球蛋白的抑制作用与它的分子量和浓度呈正向关系。因此，高浓度和高分子量的透明质酸对炎性反应和粘连形成有较高效的抑制作用[133]。透明质酸具有良好的生物相容性、可降解性和优异的吸附性。然而，透明质酸也存在体内降解吸收过快和在受损区域分布不均匀等问题[134]。最近有关透明质酸材料防粘连的研究主要集中在材料改性方面，通过改变性能来弥补天然材料本身的不足。

透明质酸可以通过与铁离子的螯合交联改善其在体内的降解吸收时间和防粘连的效果[135]。目前透明质酸及其衍生物的防粘连产品主要为冲洗液和凝胶，相关的研究进展将在后面详述。

（2）纤维素。

氧化再生纤维素（ORC）和羧甲基纤维素（CMC）是在防粘连领域应用最广的两种纤维素衍生物。其中，Interceed®是 ORC 产品的重要代表，它也是第一个由美国 FDA 批准上市的防粘连膜产品。它具有优良的生物黏附性和生物相容性，使用过程中无须固定可以直接黏附在损伤区域。Interceed®被植入人体后，可以在24h 内形成胶状形态并覆盖整个损伤区域，并在 7～10 天内有效阻止纤维蛋白的长入[136]。数据表明 Interceed®可以在体内植入 14 天后彻底降解吸收。Nisimura 等[137]评价了 Interceed®在家兔子宫创伤模型中的防粘连效果，植入 Interceed®的创伤造模组的粘连程度要高于未造膜的正常组，但远远低于未植入 Interceed®的创伤造模对照组。Bicer 等研究了 ORC 在新西兰大白兔心包粘连模型术后防粘连效果，实验组大白兔部分的心包组织（2cm×2cm）被切除，实验结果显示 ORC 处理组相比对照组心包粘连程度更低。

Interceed®的大部分临床表现同样出色。Park 等[138]评价了 Interceed®膜在甲状腺切除手术中应用的安全性和防粘连效果，结果表明 Interceed®不仅可以防止皮肤和气管间粘连的形成，还可以在术后恢复前期有效地缓解患者颈部的不适。

Reid 等[139]将 Interceed®用于样本数为 40 的女性卵巢缺陷治疗手术中，在术后10 天～16 周通过二次腹腔镜检查来评价患者防粘连效果。其中 40 例患者中有 26 人检查出卵巢和邻近组织有一定程度的粘连。Interceed®表现出一定程度的防粘连效果，但并不理想。在另一篇报道中，Interceed®被用于腹腔镜结肠手术，实验结果显示在Interceed®组患者没有粘连性肠梗阻的发生并证明了其安全性和有效性[136]。

尽管 ORC 优异的防粘连效果已在大量研究中被证实，但手术部位止血情况仍然是阻碍其在临床防粘连应用的一个棘手问题。这是因为即使在有很少量的血液存在的情况下，它也会渗透到 ORC 膜中并形成血块，血块的存在会诱导胶原的沉积和血管增生。因此，即使在有纤维素膜放置的情况下，粘连也可能会发生[139]。早前研究表明，ORC 膜在出血的组织表面使用会降低它的防粘连效果[140]。

CMC 作为防粘连材料，具有良好的生物相容性、较高的热稳定性和优异的组织亲和性。透明质酸钠-羧甲基纤维素（HA-CMC）膜（Seprafilm®）是商品化 CMC 防粘连产品的重要代表。将 HA 与 CMC 结合后可以降低 HA 的降解速度，延长防粘连的有效时间[141]。Seprafilm®在损伤区域可以维持至少 1 周的屏障效果[142]。Seprafilm®在植入人体 2 天内会转变成凝胶态，然后在 1 个月内完全降解。

Seprafilm®的这种性能成功地解决了防粘连膜植入需要缝合的问题。即使在血液存在下，Seprafilm®依然可以保持优良的防粘连效果[143]。Tsuji 等[144]评价了几种不同材料的防粘连产品（Seprafilm®、Dextran40 和 Beriplast®）在子宫肌瘤切除的术后防粘连效果，结果显示 Seprafilm®在术后的预防子宫粘连效果要比其他两种材料优异。然而 Seprafilm®在应用过程中仍然存在一些问题：相比较 Interceed®膜Seprafilm®的柔韧性较差；在潮湿环境中脆性高、表面黏性大，在使用时容易卡在正常的组织上，给手术带来很多的不便[145]。同时，Seprafilm®价格昂贵，有引起出血的倾向而不利于伤口的愈合[146]。

（3）壳聚糖及其衍生物。

壳聚糖，化学名称为聚葡萄糖胺(1, 4)-2-氨基-β-D 葡萄糖，是由自然界广泛存在的几丁质（chitin）经过脱乙酰反应得到，一般而言，脱乙酰率达到 55%以上的就可称为壳聚糖。它拥有良好的生物相容性、可降解性及独特的止血、抑菌性能。目前，人们利用壳聚糖已开发出多种防粘连产品，用于预防不同部位的术后组织粘连，如关节粘连、肌腱粘连、肠粘连、硬膜外粘连、周围神经粘连等，都取得了不错的治疗效果。

山东烟台某公司生产的医用壳聚糖可降解防术后粘连膜（粘停宁）是一种半透明片状薄膜，主要应用于盆腹腔及妇科手术。该产品柔韧性较好，在腹腔镜手术中可以卷成管状，由转换器送入体内并覆盖于腹腔患处，防粘连效果良好。张晓宇等[147]将该产品（粘停宁）用于肠粘连松解手术，考察了术后二次粘连性肠梗阻预防效果及胃肠功能恢复情况。单纯使用松解术为对照组，松解术与粘停宁配合使用为观察组。结果表明，肠粘连松解术中应用粘停宁安全有效，与纯肠粘连松解术相比，联合应用粘停宁产品具有粘连复发率低、胃肠功能恢复好、患者住院时间短等优点。

2）合成高分子材料可吸收防粘连膜的主要研究进展

（1）聚乳酸。

聚乳酸是一种环境友好生物高分子材料，在人体内可以降解成无害的水及二氧化碳并被代谢排出，具有良好的生物相容性、生物降解性和机械性能。

上海某公司生产的可吸收医用膜（粘克®），材料为聚外消旋丙交酯，经加工成型制备，主要适用于胆囊结石、椎间盘病、子宫瘤、阑尾炎等术后粘连的预防。陈昕等[148]对粘克®可吸收医用膜预防妇科术后盆腔粘连进行了研究。观察组术后在损伤创面放置防粘连膜，必要时以可吸收缝线缝合固定，后常规缝合手术切口。对照组除不放置该防粘连膜外，其他处置与观察组相同。观察术后发热、白细胞升高、盆腔积液及妇科检查异常发生情况。结果显示，两组术后发热和白细胞升高发生率差异无统计学意义（$P>0.05$）；如表 3.7 与表 3.8 所示，在术后盆腔积液和妇科检查异常两项与术后粘连相关的指标上，观察组发生率均显著低于对照组，差异有统计学意义，数据结果证明粘克®可吸收医用膜用于预防妇科术后盆腔粘连安全、有效。

表 3.7　两组患者术后盆腔积液发生率比较[148]

组别	例数	无盆腔积液例数(百分比)	盆腔积液例数(百分比)
观察组	154	151（98.1%）	3（1.9%）
对照组	88	79（89.8%）	9（10.2%）

注：$\chi^2=8.145$，$P<0.01$

表 3.8　两组患者术后妇科检查异常发生率比较[148]

组别	例数	无妇科检查异常(百分比)	妇科检查异常(百分比)
观察组	154	150（97.4%）	4（2.6%）
对照组	88	71（80.7%）	17（19.3%）

注：$\chi^2=19.757$，$P<0.01$

四川成都某公司生产的可吸收医用膜（DKFILM），材料为聚（D, L-丙交酯），经纺丝制备成膜，主要应用于腹腔、肌腱、椎管、盆腔等部位粘连预防。李仁芝等[149]研究了可吸收医用膜（DKFILM）在椎间盘突出症手术中对硬膜与神经根的粘连预防，观察组使用可吸收医用膜，对照组不使用。按 Stauffer-Coventry 腰椎术后评估标准[149]进行术后的效果评价，结果如表 3.9 和表 3.10 所示，观察组与对照组在术后 10 天的生理指标显示正常，观察组的腰椎间盘手术的中远期优良率显著高于对照组，证明可吸收医用膜（DKFILM）的使用可有效降低腰椎术后综合征的发生。

表 3.9　两组患者术后 10 天体温及伤口情况比较[149]

组别	例数	体温/℃	伤口情况	拆线时间/d
观察组	76	36.2～36.7	无红肿及渗出	8～10
对照组	94	36.4～36.6	无红肿及渗出	8～10

表 3.10　两组患者远期效果比较[149]

组别	例数	优	良	可	差	优良率/%
观察组	76	56	16	4	0	94.7①
对照组	94	62	18	14	0	85.1

① 与对照组比较，$P < 0.05$

　　Liu 等[150]设计了负载有碱性成纤维细胞生长因子（bFGF）纳米颗粒的聚乳酸静电纺丝膜，实验结果表明该膜材料具有良好防粘连效果,同时可以持续释放 bFGF 促进肌腱愈合。Liu 等[151]报道了一篇类似的负载银纳米颗粒的聚乳酸静电纺丝膜的防粘连评价实验，体外试验结果表明膜材料可抑制成纤维细胞增殖和黏附并显示出优良的抗菌性能（图 3.19）。Jiang 等[152]开发了一种负载塞来昔布（CEL）并具有多层结构的静电纺丝膜，其中外层为聚乙二醇-聚乳酸共聚物，中间层为 HA 水凝胶，评价了其在家兔肌腱修复模型实验中的防粘连效果。实验结果表明，多层膜相比纯 PELA 单层膜具有更好的防粘连效果和更好的柔韧性。

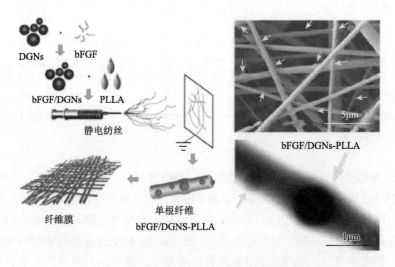

图 3.19　负载银纳米颗粒的聚乳酸静电纺丝膜[151]

DGNs 代表右旋糖酐玻璃态纳米颗粒；PLLA 代表左旋聚乳酸

Song 等[153]设计了一种静电纺丝 PLGA 膜，并评价了其预防跟腱粘连的效果，相比未处理对照组，PLGA 膜使用后具有显著的防跟腱粘连效果。Ding 等[154]研究发现聚 ε-己内酯电纺丝膜的防粘连效果与材料的摩尔质量有关，其中摩尔质量为 80000g/mol 的材料的防粘连效果要优于 40000g/mol 和 120000g/mol 的。

（2）非膜类可吸收防粘连器械的主要研究进展。

Johns 等[136]制备了不同浓度和交联密度的透明质酸，通过家兔的子宫角和盲肠腹壁两种动物模型实验证明了该材料在防粘连方面的有效性。数据结果表明离子交联透明质酸相比未修饰的透明质酸，防粘连效果更好，同时在腹腔内的存留时间更长。Yeo 等[155]也报道了透明质酸交联水凝胶用于家兔模型防粘连的研究，实验结果与上述的结果一致，功能化的水凝胶在防粘连方面表现出体内吸收耐久性更好，与未处理材料比较防粘连的效果更佳。

Intergel®是一种 0.5%铁离子交联化的透明质酸水凝胶。Intergel®可以明显降低腹腔镜术后患者的腹部粘连[135]。在临床研究[156]中，Intergel®被证明具有优异的安全性和防粘连效果。

Oxiplex®是 CMC 类防粘连产品的重要代表，主要由氯化钙稳定的 CMC 与高分子量 PEG 共混组成。Rodger 等评价了 Oxiplex®在大鼠、家兔和家猪损伤模型的防粘连效果[157]，实验结果表明，该种材料在以上所有动物中都具有防粘连作用，且粘连恢复率可达到 91%。其中 PEG 的存在还可以进一步降低血小板浓度并避免细菌繁殖。Young 等[158]评价了腹腔镜术后 Oxiplex®在盆腔粘连、输卵管闭塞、子宫内膜异位的应用效果。结果表明 Oxiplex®生物安全性良好，在腹腔镜手术中易于使用，可以明显降低患者的粘连程度。

河北石家庄某公司生产的聚乳酸防粘连凝胶（瑞术康），材料为聚乳酸及 N-甲基吡咯烷酮溶剂，在包装内呈无色透明液体状，使用时均匀涂布于手术创面，当其和体液接触后固化成膜，主要用于预防或减少腹（盆）腔手术的术后粘连。姜栋等[159]研究了瑞术康（聚乳酸防粘连凝胶）治疗鼻腔粘连的临床效果，共 135 例，一次治愈 117 例（86.7%），随访至 4 个月，黏膜恢复良好，无再粘连情况发生。

3. 结论与展望

可吸收防粘连产品具有广阔的发展前景，通过分析目前已有的动物实验和临床试验结果，未来理想的防粘连产品应该有以下特性：①良好生物相容性：细胞相容性好，无免疫原性，降解产物安全无害，无毒副作用。②降解可控性：力学强度和屏障保持时间与伤口愈合时间相协调，在损伤恢复期有阻隔需求时，降解缓慢，力学强度和屏障作用保持稳定连续；损伤恢复无阻隔需求时，降解速度加快，残留物能迅速被人体吸收，并恢复正常无异物状态。③组织黏附性：防粘连产品可以自然黏附在体内组织表面，无须缝合固定，可以有效避免因缝合造成额外粘连的风险，黏附力大小适中，放置后不会因黏附力太弱而在隔离面间发生滑移脱落，也不会因黏附力太强，导致术中无法进行二次位置调整。④适当的柔韧性：可以任意折叠蜷曲用于腹腔镜手术，植入人体后异物感低，不会因隔离面间的相对滑动而对组织造成二次损伤。⑤适当的机械强度：植入后在隔离面间起到一定的力学支撑作用，不会因轻微的活动而导致屏障结构破裂损坏。⑥半通透性：防粘连产品应具有一定的通透性，可允许小分子营养物质自由通过的同时能够有效阻止成纤维细胞的侵入。⑦药物功能：防粘连产品可以作为载体负载抗菌类、抗癌类、抗成纤维细胞增长类等小分子药物，通过控制载药分布、载药量、释放速率来实现更佳的防粘连效果。

3.2.5 聚乳酸微球

1. 背景介绍

1）聚乳酸微球的概念及其在组织修复方面的优势

聚乳酸微球是以聚乳酸为主要原料，粒径从纳米到微米级的球形或其他几何形状的材料。聚乳酸微球的形貌可以是多种多样的，如实心、空心、多孔、哑铃形等。它可用于细胞培养载体、蛋白质分离纯化、固定化酶、器官修复、药物输送系统、人工细胞制备、诊断试剂等，广泛应用于眼科治疗、组织修复、肿瘤治疗、免疫学或临床诊断等多个领域中。由于具有优良的生物相容性、可降解性、性能可调、靶向性、控释性、降解产物对人体高度安全并可被组织吸收等诸多优势，聚乳酸微球在组织修复领域具有重要的应用价值。

2）聚乳酸微球常见的几种制备方法

聚乳酸微球的制备方法很多，常用的有乳化-固化法、喷雾干燥法、相分离法、超临界流体法等。

（1）乳化-固化法。

由于操作灵活简便、制备条件温和，以乳化-固化法制备聚乳酸微球的方法得到了尤为广泛的研究和应用。一般的制备过程如下：首先通过乳化的方法制备成水包油（O/W）、水包油包水（W/O/W）等类型乳液，然后去除有机溶剂，最终得到聚乳酸微球。去除有机溶剂的方法有挥发法、扩散法、抽提法等，也可通过交联的方法使乳液液滴固化。乳化-固化法中的乳化方式、乳化剂浓度、油水比例、溶剂种类、聚合物分子量或聚合物浓度等众多实验条件都会对微球最终的尺寸和形貌结构产生影响。例如，机械搅拌所制备的微球粒径一般在几十至几百微米，乳化机（homogenizer）制备的微球通常为几微米至几十微米，而超声乳化法则能制备 1μm 以下的微球。此外，采用 SPG（Shirasu porous glass）膜乳化技术可以得到粒径均一的聚乳酸（或聚乳酸载药）微球，与常规乳化方法比较，具有乳化条件温和及耗能少等优点[160]。

由于聚乳酸只溶于有机溶剂，卤代溶剂二氯甲烷是最常用的溶剂之一。聚乳酸载药微球的乳化-固化法制备过程具体如下：首先将药物的水溶液或混悬液［内水相（W_1）］加入至含有聚乳酸的有机溶液［油相（O）］中，经过搅拌或超声振荡制成初乳液（W_1/O 型），将上述初乳液再转到含一定浓度乳化剂的外水相（W_2）中制备成复合乳液（W_1/O/W_2 型），通过挥发或蒸发等方式除去有机溶剂，最后对产物经过洗涤干燥即得到聚乳酸载药微球。或者将药物和聚乳酸一起溶解于有机溶剂中，直接进行乳化制成水包油乳液（O/W 型），除去有机溶剂后得到微球，洗涤干燥即可。

（2）喷雾干燥法。

喷雾干燥法是将聚合物（或含药物的聚合物）溶液，以一定速度喷入一定温度的惰性气体热气流中，形成液滴并使液滴中的溶剂迅速蒸发，形成聚合物（或聚合物载药）微球。其中聚合物浓度、喷嘴直径、喷雾温度、干燥温度、喷雾速度等都会对最终微球粒径和形貌结构产生影响。采用喷雾干燥法制备的微球干燥快、粒径分布较窄、药物包埋率高，在用于不稳定药物微囊化的大规模生产中极具潜力[161]。

聚乳酸载药微球的喷雾干燥法根据不同的前驱体溶液可分为溶液喷雾干燥法和乳液喷雾干燥法。溶液喷雾干燥法通常选用冰醋酸作为有机溶剂，将药物与聚乳酸均溶于冰醋酸中，然后进行喷雾干燥得到聚乳酸载药微球。乳液喷雾干燥法的加料液为复合乳剂，通常的制备过程是将药物溶于水中，将聚乳酸溶于二氯甲烷等有机溶剂中，再将药物水溶液滴入聚乳酸有机溶液中，搅拌乳化成复合乳液后以一定速度喷入到喷雾干燥器惰性气体的热气流中，形成液滴并迅速蒸发溶剂，最终得到聚乳酸载药微球。

近年来出现的低温喷雾提取法是将蛋白质、多肽等药物与聚合物的有机溶液混合均匀得到混悬液，将该混悬液以雾状喷至冷冻的乙醇中，得到含有机溶剂的药物聚合物液滴，在低温下将液滴中的溶剂不断提取除去，最后干燥得到载药聚合物微球。该方法可避免药物与水接触造成的不稳定性。目前，应用低温喷雾提取法生产的重组人生长激素的聚合物微球制剂 Nutropin Depot™ 已经获得 FDA 批准上市，成为第一个蛋白质药物的缓释微球。通过低温喷雾提取法也可将聚乳酸的二甲基亚砜（DMSO）溶液喷雾到冷冻的惰性有机溶剂中，得到聚乳酸二甲基亚砜低温固化微球，通过提取固化微球中的二甲基亚砜来制备多孔聚乳酸微球。

（3）相分离法。

相分离法是在药物与聚合物的有机溶液中，加入药物和聚合物的不良溶剂，该不良溶剂与聚合物的良溶剂可任意混溶，但不能溶解药物和聚合物，促使药物和聚合物析出，并将良溶剂抽提出后固化成球。Maryellen 等采用相分离法将蛋白质溶液分散在聚合物的二氯甲烷溶液中，超声形成乳液后冻干，将冻干粉再次溶于二氯甲烷中得到含有药物凝聚核的聚合物有机溶液，搅拌下加入絮凝剂石油醚，聚合物析出后将药物包裹形成载药微球[162]。Mi Fwulong 等将不同比例的壳聚糖和乳酸-乙醇酸共聚物混合作为聚合物载体，制备了包载牛血清蛋白的微球，可以通过调节溶剂、水的温度以及两种聚合物的比例来改善聚合物间的热力学相容性，进而影响微球中蛋白质的水合作用和降解特性[163]。

（4）超临界流体法。

利用高速超临界流体将聚合物微球的有机溶液充分雾化，形成小液滴，同时利用超临界流体的特殊性质，将有机溶剂萃取除去，剩余聚合物的微球沉积析出。与传统方法相比，超临界流体法具有工序简单、溶剂残留低、粒径分布较窄和条件温和等特点，适用于蛋白质、热敏性药物或易于降解药物等缓释微球的制备。蒲曦鸣等利用超临界流体法制备了成球性好、粒径分布均匀、缓释效果良好的聚乳酸微球[164]。

2. 研究进展

1）聚乳酸微球的应用

（1）组织工程支架。

随着细胞生物学和生物材料学的发展及研究的深入，20 世纪 80 年代末和 90 年代初诞生了一门新的学科——组织工程学（tissue engineering），它的原理和方法是将种子细胞、特定组织的细胞因子与生物载体支架材料复合后进行培养，形成新的功能组织，来恢复和替代损伤组织的功能[165]。组织工程支架是组织工程学研究的重点问题之一，它是指根据具体替代组织的不同，可以同组织活体细胞结合，并且可以植入生物体的，具有不同功能的材料。它为种子细胞的增殖和分化提供支架，相当于人工的细胞外基质。寻找适宜的支架材料，研究支架与组织和细胞间的相互作用，探索信号分子、细胞与支架的组装模式是组织工程研究中的重要内容。

由于具有比表面积大、操作灵活、性能可调控、可包载生物活性因子和药物等特点，聚乳酸微球在组织工程领域有着重要的应用价值。除了作为细胞增殖的支持材料（如微载体）外，还可通过注射填充的方式将聚乳酸微球移植到患者体内对病患组织进行修复。采用这种方法不仅可以填充不规则形状的组织缺损，还为患者减小了手术过程的创伤，避免了开刀过程带来的痛苦。此外还可以通过聚乳酸微球间的进一步组装与聚集构建引导细胞和组织再生的三维多孔支架，球形颗粒堆积时大量的球间孔隙通道有利于体液和营养物质的传输。然而单纯以聚乳酸为原料制备的微球作为组织工程支架时仍存在一些问题，如缺乏生物活性、材料表面疏水、力学强度较低、降解产生的酸性物质容易导致炎症反应等，因此在实际使用时常常需要对聚乳酸微球的性能进行改善。

bFGF 具有明显促进脂肪来源干细胞（ADSCs）和骨髓间充质干细胞（BMSCs）的血管化、迁移和分化的作用，在脂肪组织工程和骨组织工程研究领域是一种比较理想的生物活性因子。但它对热和酸非常敏感、易被蛋白酶分解、在体内应用时扩散快（半衰期仅为 3～5min）的特点严重限制了其生物学效应的发挥。因此如何保持 bFGF 在生理环境中的生物活性成为基础与临床应用的难点。可以通过缓释技术将 bFGF 包埋于聚乳酸微球中，使其能够缓慢释放，从而达到对周围环境持续发挥生物学效应的目的。

张晖采用复乳-干燥法制备了 PLGA 包埋 bFGF 的缓释微球，体外细胞实验结果表明缓释微球通过持续释放活性 bFGF 能在较长时间内促进 BMSCs 的分裂增殖，由其诱导分化的软骨细胞的 II 型胶原和蛋白多糖含量明显高于游离 bFGF 组，动物实验结果表明 bFGF/PLGA 缓释微球能够有效促进兔膝关节全层软骨缺损的修复[166]。察鹏飞通过超声乳化法制备了 bFGF/PLGA 缓释微球，体外细胞实验表明 bFGF/PLGA 缓释微球对 ADSCs 具有明显的促增殖作用，同时也能够明显促进 ADSCs 向脂肪细胞方向分化[167]。

（2）软组织填充剂。

软组织填充剂类医疗器械是注射美容产品中的一大类，具有填充皮肤皱纹和凹陷的作用。常见的软组织填充剂有透明质酸钠凝胶、胶原蛋白、聚乳酸和羟基磷灰石钙等，其中聚乳酸类填充剂已经在市场上使用了近 20 年，从 1999 年 Newfill 上市到 2004 年和 2008 年 Sculptra（舒颜萃）在美国 FDA 注册成功，分别注册为 Sculptra 和 Sculptra Aestetic，前者用于艾滋病患者面部凹陷填充，后者用于无免疫缺陷的正常人的真皮或皮下填充用于去除皱纹和填充凹陷。

Sculptra 相应的专利从 1997 年初次申请的世界专利 WO98/56431 到 2012 年变更专利申请人为 Valeant Intenational（Barbados）SRL，Christ Church（BB），申请的美国专利号为 US 2012231046A1。虽然 Sculptra 产品中的聚乳酸是不规则颗粒状的，但其相应的专利中已经提到了聚乳酸微球同样适用。目前 Sculptra 仅在美国每年的注射人数就超过 13 万人。

Sculptra 与透明质酸钠凝胶单纯填充的作用机理区别在于：Sculptra 注射到真皮深层或者皮下，一方面是用于填充皱纹，另一方面聚乳酸在皮肤内随着降解产生乳酸，来刺激皮肤自身胶原蛋白产生，改善因年龄增长造成的胶原蛋白流失。

Sculptra 作为传统的聚乳酸类真皮填充剂，其主要成分是不规则的聚乳酸颗粒、且颗粒大小不均匀，复溶后分散性差、在皮内注射时容易堵针，注射时使用的针头较粗、注射时疼痛感强。同类型的另外一种聚乳酸真皮填充剂

Derma Veil®（得美颜），添加了甘醇酸，2003 年获得墨西哥卫生部（Mexican Ministry of Health）SSA 认证及美国 FDA 出口的认证。

比较新型的聚乳酸真皮填充剂 AestheFill®+（爱塑美），主要成分是聚乳酸微球，是可用于恢复面部凹陷皱纹的长效胶原蛋白再生剂，是一种多孔聚乳酸微球和羧甲基纤维素钠的注射型粉末。由于聚乳酸微球的多孔结构，加大了其亲水性和悬浮性，更易于注射。聚乳酸微球由于其形貌比较规整、在制造过程中经过更多的加工过程、含水分较多，其差示扫描量热分析（DSC）曲线中表现出较低的玻璃化转变温度（58.97℃）和结晶焓，比起聚乳酸不规则颗粒粉末，聚乳酸微球的结晶度较低，其在磷酸盐缓冲（PBS）溶液中的降解速度总体来说更快。

2）聚乳酸微球的市售及在研产品

（1）市售产品。

目前，以聚乳酸微球为主要成分的软组织填充剂主要为韩国 REGEN Biotech 公司生产的爱塑美童颜针，组成成分为聚乳酸多孔微球和羧甲基纤维素钠，规格为 200mg/Vial（代表 1 瓶）。聚乳酸微球是能被人体自行分解代谢的物质，可帮助激发皮肤深层胶原蛋白再生、修复面部组织结构，是一种可用于面部除皱、丰颊、全脸拉提及轮廓重塑的长效骨胶原蛋白增生剂。爱塑美是由法、日、韩共同研发，为新一代的童颜针，经临床医疗证明，是当今医学美容界较适合亚洲人使用的冻龄注射医疗品。它具有亲水性和悬浮性好的特点，易于注射，效果比第一代童颜针更加显著；它安全性高，由微米级圆形的微小颗粒组成，不会有针管阻塞或产生其他副作用。但是由于其中的聚乳酸微球为多孔结构，降解速度较快，它的临床效果持续时间相对较短，为 1~2 年。

（2）在研产品（科研进展）。

a）组织工程支架在研产品

事实上聚乳酸材料的疏水性、低表面能、表面缺乏细胞识别位点等特点，在一定程度上限制了聚乳酸微球作为组织工程支架的应用。此外微球的形貌、尺寸、尺寸分布、密度、孔隙率等也会影响细胞和新组织在微球上的生长。目前对组织修复用聚乳酸微球的研究工作主要集中在微球性能的改善、新制备方法的开发、新应用的开发等方面。改善聚乳酸微球性能的方法有很多，例如，可以通过添加生物活性因子的方法提高微球生物活性；通过在微球表面构建微纳结构促进细胞在微球表面的黏附增殖；通过改变制备条件调控微球的形貌、尺寸和孔隙率。

Liu 等利用液液相分离技术与乳化法结合的方法制备出了纳米纤维聚乳酸微球[168]。该微球完全由纳米纤维构成，纤维的直径为 160nm 左右，能够模拟胶原纤维的结构和特征。当把星状 PLLA 作为原料时制备得到了纳米纤维中空微球。动物实验结果表明，与聚乙二醇类水凝胶、光滑实心聚乳酸微球、纳米纤维聚乳酸微球相比，纳米纤维中空聚乳酸微球形成的新软骨的弹性和形状与兔子软骨更匹配。在植入兔子膝盖软骨缺损 8 周后，纳米纤维中空微球大部分已经降解，只留下新生的软骨组织，而光滑实心的聚乳酸微球则需要更长时间才能降解完。微球微观结构如图 3.20 所示。

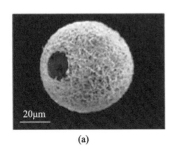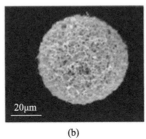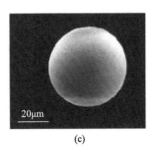

(a)　　　　　　　　　　　(b)　　　　　　　　　　　(c)

图 3.20　纳米纤维中空聚乳酸微球（a）、纳米纤维聚乳酸微球（b）
和光滑实心聚乳酸微球（c）的 SEM 照片[168]

上述实验结果表明，纳米纤维中空聚乳酸微球是一种优良的组织缺损修复载体。这类微球可以模拟天然细胞外基质的纳米纤维状结构，由此介导细胞与基质间的相互作用和细胞的功能。进一步，纳米纤维中空结构能增加微球孔隙率，提高微球降解速度，减少酸性降解产物，更加利于营养物质的输送。此外还可以同时在微球表面和内部承载细胞，进而增加细胞和材料间相互作用。

b）软组织填充剂在研产品

在已发表的国内专利中，有注射用聚乳酸微球和交联透明质酸混合凝胶的制备，其中聚乳酸微球质量分数为 5%～25%[169]、聚乳酸微球分子质量为 15000～120000Da、平均粒径为 10～150μm；所述交联透明质酸凝胶的盐溶液为交联透明质酸凝胶在 pH 6.5～7.5 的氯化钠溶液或 PBS 溶液中溶胀平衡所得；所述交联透明质酸凝胶以二乙烯基砜或缩水甘油醚为交联剂。将聚乳酸微球直接与交联透明质酸钠凝胶混合，得到的混合凝胶均匀细腻、在局部存留时间长、可塑性好、副作用少、消除皱纹效果明显、操作步骤少、产品质量稳定。专利 CN 105879124 A 将聚乳酸微球和蜂巢 HA 及增效剂混合得到一种注射用左旋聚乳酸填充剂[170]，所述左旋聚乳酸的分子质量为 30000～100000Da，所述蜂巢 HA 是将高分子量的透明质酸钠和低分子量的透明质酸钠复配而成的水溶液在碱性条件下醇沉、干燥而得；所述增效剂为甘露醇，或者为质量比 1∶（0.05～0.12）的甘露醇和芦荟多糖的混合物。该发明的填充剂制备简单、复悬时间更短、有效期长、使用更加方便。

专利 CN 106902387 A 在制备左旋聚乳酸微球时添加卵磷脂，得到高度圆整的聚乳酸微球。该微球平均粒径 20～75μm，用于制备皮肤填充的组合物，通针性能好，不易发生堵针现象[171]。专利 CN 105749359 A 采用羧甲基纤维素钠、甘露醇和负载抗氧化因子的亲水改性聚乳酸微球组成注射用皮肤填充剂[172]，其中亲水改性聚乳酸微球采用聚乙二醇-乳酸-乙醇酸嵌段共聚物为原料，该材料具有良好的生物相容性，降解时间适中，在人体内无残留。该发明的注射用皮肤填充剂制备方法易于操作，便于实现工业化生产，采用冷冻干燥工艺，能保留抗氧化因子的活性，制备出溶解速度快、形貌均匀、包封率高、缓释稳定的多孔微球，用以满足结构设计和临床需求。在已经检索到的国外专利中，有含结缔组织生长因子（CTGF）和碱性成纤维细胞生长因子的聚乳酸微球[173]，加入防瘢痕试剂的聚乳酸微球和加入酸性成纤维细胞生长因子 aFGF 的聚乳酸微球等[174]，都可用来制备注射用真皮填充剂。

3. 结论与展望

组织工程发展至今虽然只有三十年左右的时间，却取得了很大的成就。聚乳酸由于具有生物相容性良好、生理毒性低、原料来源充足、性能可调等优势，已成为目前生物医学领域应用最为广泛的合成可降解高分子材料之一。以聚乳酸为原料制备的高分子微球由于其形状结构的特殊性、良好的载药能力、靶向性、大的比表面积、功能基团在微球表面富集等，因此在组织修复领域具有十分重要的应用价值。目前的发展趋势是如何开拓更多的聚乳酸微球改性方法和使用方法，将聚乳酸微球更好地用于组织修复填充。此外，随着聚乳酸微球的广泛应用，微球制备技术也会随着更加成熟和多样化。未来若想有效地利用聚乳酸微球的特点来设计开发多种新材料，必须依靠各学科之间的交叉合作来实现，如将组织工程与基因工程、微创治疗、纳米技术等方法相结合将会是未来发展的方向。

参 考 文 献

[1] Carothers W H, Dorough G L, Natta F J. Studies of polymerization and ring formation. X. The reversible polymerization of six-membered cyclic esters. Journal of American Chemical Society，1932，54：761-772.

[2] Kulkarni R K, Pani K C, Neuman C, et al. Polylactic acid for surgical implants. Archives of Surgery，1966，93：839-843.

[3] Ajima M, Enomoto K, Suzuki K, et al. Basic properties of polylactic acid produced by the direct condensation polymerization of lactic acid. Bulletin of the Chemical Society of Japan，1995，68：2125-2131.

[4] Dubernet C, Benoit J P, Couarraze G, et al. Microencapsulation of nitrofurantoin in poly(ε-caprolactone)：tableting and in vitro release studies. International Journal of Pharmaceutics，1987，35：145-156.

[5] 全国塑料制品标准化技术委员会. 聚乳酸（GB/T 29284—2012）. 北京：中国标准出版社，2013.

[6] 国家食品药品监督管理总局. 外科植入物 半结晶型聚丙交酯聚合物和共聚物树脂（YY/T 0661—2017）. 北京：中国医药科技出版社，2017.

[7] 国家食品药品监督管理总局. 外科植入物用无定形聚丙交酯树脂和丙交酯-乙交酯共聚树脂（YY/T 0510—2009）. 北京：中国医药科技出版社，2011.

[8] Viljanen Y, Kinnunen J, Bondestam S, et al. Extravasation in excretion urography during acute renal colic. Biomaterials, 1995，16：1353-1359.

[9] Benicewicz B C, Hopper P K. Polymers for absorbable surgical sutures. Journal of Bioactive and Bompatible Polymers，1991，6：64-70.

[10] Tamai H, Igaki K, Kyo E. Initial and 6-month results of biodegradable poly-L-lactic acid coronary stents in humans. Circulation, 2000，102：399-404.

[11] 黄志良，刘羽，王大伟，等. 氟羟磷灰石固溶体比较晶体化学 FT-IR 研究. 武汉化工学院学报，2003，25（1）：55-60.

[12] 贡长生，张克立. 新型功能材料. 北京：化学工业出版社，2001.

[13] Wojciech S, Masahiro Y. Processing and properties of hydroxyapatite-based biomaterials for use as hard tissue replacement implants. Mater Research, 1998，13（1）：94-117.

[14] 韩颖超，王欣宇，李世普，等. 自燃烧法合成纳米 RSD 粉末. 硅酸盐学报，2002，30（3）：387-389.

[15] 胡庆军，崔韦，龚兴厚，等. 原位聚合 PLA/HA 复合材料的性能研究. 塑料工业，2006，34（2）：23-26.

[16] Pitt C G, Chasalow F I, Hibionada Y M. Aliphatic polyesters-1. The degradation of poly(ε-caprolactone) in vivo. Journal of Applied Polymer Science, 1981，26：3779-3789.

[17] Cha Y, Pitt C G. The biodegradability of polyester blends. Biomaterials，1990，11：108-111.

[18] Shikinami Y, Hara K, Okuno M. Ultra-high-strength resorbable implants made from bioactive ceramic particles/poly-lactide composites. Bioceramics, 1996，9：391.

[19] Shikinami Y, Okuno M. Bioresorbable devices made of forged composites of hydroxyapatite（HA）particles and poly-L-lactide（PLLA）: Part I Basic characteristics. Biomaterials, 1999，20：859-877.

[20] Shikinami Y, Okuno M. Bioresorbable devices made of forged composites of hydroxyapatite（HA）particles and poly L-lactide（PLLA）: Part II Practical properties of miniscrews and miniplates. Biomaterials, 2001，22：3197-3211.

[21] Kasuga T, Ota Y, Nogami M, et al. Preparation and mechanical properties of polylactic acid composites containing hydroxyapatite fibers. Biomaterials，2001，22：19-23.

[22] Wei G, Ma P X. Structure and properties of nano-hydroxyapatite/polymer composite scaffolds for bone tissue engineering. Biomaterials，2004，25（19）：4749-4757.

[23] Ignjatović N, Tomić S, Dakić M, et al. Synthesis and properties of hydroxyapatite/poly(L-lactide) composite biomaterials. Biomaterials，1999，20：809-816.

[24] 赵建华，廖维宏，王远亮，等. 消旋聚乳酸/羟基磷灰石/脱钙骨基质的制备及其体外降解性研究. 中华修复重建外科杂志，2003，17（1）：61-64.

[25] 张弛，陈峥嵘，林建平，等. 聚乳酸涂层的多孔羟基磷灰石负载软骨细胞移植修复兔关节软骨缺损. 上海医科大学学报，2000，27（2）：86-92.

[26] Antikainen T, Rouskaned M, Taurio R, et al. Polylactide and polyglycolic acid-reinforced coralline hydroxyapatite for the reconstruction of cranial bone defects in the rabbit. Acta Neurochirurgica, 1992，117：59-62.

[27] Ylinen P, Kinounen J, Laasonen E M. Lurnbar spine interbody fusion with reinforced hydroxyapatite implants. Archives of Orthopaedic and Trauma Surgery, 1991，110（5）：250-256.

[28] Cui Y, Liu Y, Jing X. The nanocomposite scaffold of poly(lactide-co-glycolide) and hydroxyapatite surface-grafted with L-lactic acid oligomer for bone repair. Acta Biomaterialia, 2009，5（7）：2680-2692.

[29] 强小虎，张杰. 纳米羟基磷灰石/聚乳酸复合材料的性能测试. 中国组织工程研究与临床康复，2007，11（5）：911-913.

[30] Kim S S，Kim B S. Comparison of osteogenic potential between apatite-coated poly(lactide-co-glycolide)/hydroxyapatite particulates and Bio-Oss. Dental Materials，2008，27（3）：368-375.

[31] Ignjiatovid N，Delijie K，Vukcevic M. The designing of properties of hydroxyapatite/poly-L-lactide composite biomaterials by hot pressing. Zeitsohrift fuer Metallkunde/Materials Research and Advanced Techniques，2001，92（2）：145-149.

[32] Ota Y，Iwashita T，Kasuga T，et al. Novel preparation method of hydroxyapatite fibers. Journal of the American Ceramic Society，1998，81（6）：1665-1668.

[33] Ural E，Kesenci K，Fambri L. Poly(D, L-lactided/ε-caprolactone)/hydroxyapatite composites. Biomaterials，2000，21：2147-2154.

[34] Hong Z K，Qiu X Y，Sun J R，et al. Grafting polymerization of L-lactide on the surface of hydroxyapatite nano-crystals. Polymer，2004，45：6699-6706.

[35] Hong Z K，Zhang P B，He C L，et al. Nano-composite of poly(L-lactide) and surface grafted hydroxyapatite：mechanical properties and biocompatibility. Biomaterials，2005，26：6296-6304.

[36] Qiu X Y，Chen L，Hu J L，et al. Surface-modified hydroxyapatite linked by L-lactic acid oligomer in the absence of catalyst. Journal of Polymer Science　Part A：Polymer Chemistry，2005，43：5177-5185.

[37] Qiu X Y，Hong Z K，Hu J L，et al. Hydroxyapatite surface modified by L-lactic acid and its subsequent grafting polymerization of L-lactide. Biomacromolecules，2005，6：1193-1199.

[38] 邱贵兴，戴尅戎. 骨科手术学. 北京：人民卫生出版社，2016.

[39] 胥少汀，葛宝丰，徐印坎. 实用骨科学. 4版. 北京：人民军医出版社，2012.

[40] Müller M，Allgöwer M，Schneider R，et al. Manual of Internal Fixation. New York：Springer，1979.

[41] Hidaka S，Gustilo R. Refracture of bones of the forearm after plate removal. Journal of Bone & Joint Surgery-american Volume，1984，66（8）：1241-1243.

[42] Perren S，Buchanan J. Basic concepts relevant to the design and development of the point Contact Fixator（PC-Fix）. Injury，1995，26：B1-B4.

[43] Kempf I，Grosse A，Abalo C. Locked intramedullary nailing. Its application to femoral and tibial axial，rotational，lengthening，and shortening osteotomies. Clinical Orthopaedics and Related Research，1986，212：165-173.

[44] 徐莘香，刘一，刘建国. 机械接骨术与生物接骨术. 中华创伤杂志，2003，19（2）：69-72.

[45] Uhthoff H K，Poitras P，Backman D S. Internal plate fixation of fractures：short history and recent developments. Journal of Orthopaedic Science，2006，11（2）：118-126.

[46] Thomann U，Uggowitzer P. Wear-corrosion behavior of biocompatible austenitic stainless steels. Wear，2000，239：48-58.

[47] 任伊宾，杨柯，张炳春，等. 新型医用不锈钢研究. 生物医学工程学杂志，2006，23：1101-1103.

[48] Iijima D，Yoneyama T，Doi H，et al. Wear properties of Ti and Ti-6Al-7Nb castings for dental prostheses. Biomaterials，2003，24：1519-1524.

[49] Bertrand E，Gloriant T，Gordin D，et al. Synthesis and characterisation of a new superelastic Ti-25Ta-25Nb biomedical alloy. Journal of the Mechanical Behavior of Biomedical Materials，2010，3（8）：559-564.

[50] Godley R，Starosvetsky D，Gotman I. Corrosion behavior of a low modulus β-Ti-45%Nb alloy for use in medical implants. Journal of Materials Science：Materials in Medicine，2006，17（1）：63-67.

[51] Saldivar A，López H. Role of a ging on the martensitic transformation in a cast cobalt alloy. Scripta Materialia，

2001，45（4）：427-433.

[52] Vicente J，Ulhoa C，Katz M，et al. A comparative study of "plasmacup" and "porous-coated" acetabular components：survival after 10 to 12 years of follow-up. Clinics，2010，65（11）：1111-1114.

[53] 郑小平，毕若杰，王志强. 骨折金属内固定材料的研究进展. 中国矫形外科杂志，2012，20（2）：149-151.

[54] 李玉宝，郭颖. 骨修复材料的研究进展. 世界科技研究与发展，2001，18（1）：33-37.

[55] Ashammakhi N，Gonzalez A M，Törmälä P，et al. New resorbable bone fixation. Biomaterials in craniomaxillofacial surgery：present and future. European Journal of Plastic Surgery，2004，26（8）：383-390.

[56] Ferreira S P，Jose M F. Bioresorbable plates and screws for clinical application：a review. Journal of Healthcare Engineering，2012，3（2）：243-260.

[57] Salo H，Peltoniemi N，Ashammakhi R，et al. The use of bioabsorbable osteofixation devices in craniomaxillofacial. Oral Surgery，Oral Medicine，Oral Pathology，Oral Radiology，and Endodontology，2002，94（1）：5-14.

[58] Bozic K J，Perez L E，Wilson D R，et al. Mechanical testing of bioresorbable implants for use in metacarpal fracture fixation. Journal of Hand Surgery-American Volume，2001，26A（4）：755-761.

[59] Rikli D A，Curtis R，Schilling C，et al. The potential of bioresorbable plates and screws in distal radius fracture fixation. Injury-International Journal of the Care of the Injured，2002，33：77-83.

[60] Claes L E，Ignatius A A，Rehm K E，et al. New bioresorbable pin for the reduction of small bony fragments：design，mechanical properties and *in vitro* degradation. Biomaterials，1996，17（16）：1621-1626.

[61] Suuronen R，Pohjonen T，Taurio R，et al. Strength retention of self-reinforced poly-L-lactide screws and plates：an *in vivo* and *in vitro* study. Journal of Materials Science：Materials in Medicine，1992，3（6）：426-431.

[62] Middleton J C，Tipton A J. Synthetic biodegradable polymers as orthopedic devices. Biomaterials，2000，21（23）：2335-2346.

[63] Lasprilla A J R，Martinez G A R，Lunelli B H，et al. Poly-lactic acid synthesis for application in biomedical devices：a review. Biotechnology Advances，2012，30（1）：321-328.

[64] Kulkarni R，Moore E，Hegyeli A，et al. Biodegradable poly(lactic acid) polymers. Journal of Biomedical Materials Research Part A，1971，5：169-181.

[65] Tian H Y，Tang Z H，Zhuang X L，et al. Biodegradable synthetic polymers：preparation，functionalization and biomedical application. Progress in Polymer Science，2012，37（2）：237-280.

[66] Ignatius A A，Claes L E. *In vitro* biocompatibility of bioresorbable polymers：poly(L, DL-lactide) and poly(L-lactide-*co*-glycolide). Biomaterials，1996，17（8）：831-839.

[67] Felfel R M，Ahmed I，Parsons A J，et al. Bioresorbable composite screws manufactured via forging process：pull-out，shear，flexural and degradation characteristics. Journal of the Mechanical Behavior of Biomedical Materials，2013，18：108-122.

[68] Haider A，Haider S，Han S S，et al. Recent advances in the synthesis，functionalization and biomedical applications of hydroxyapatite：a review. RSC Advances，2017，7（13）：7442-7458.

[69] Li Y C，Liao C Z，Tjong S C. Synthetic biodegradable aliphatic polyester nanocomposites reinforced with nanohydroxyapatite and/or graphene oxide for bone tissue engineering applications. Nanomaterials，2019，9（4）：56.

[70] Kobayashi S，Sakamoto K. Effect of hydrolysis on mechanical properties of tricalcium phosphate/poly-L-lactide composites. Journal of Materials Science-Materials in Medicine，2009，20（1）：379-386.

[71] Ellä V，Kellomäki M，Törmälä P. *In vitro* properties of PLLA screws and novel bioabsorbable implant with elastic nucleus to replace intervertebral disc. Journal of Materials Science. Materials in Medicine，2005，16（7）：655-662.

[72] Waris E，Ashammakhi N，Raatikainen T，et al. Self-reinforced bioabsorbable versus metallic fixation systems for

metacarpal and phalangeal fractures: a biomechanical study. The Journal of Hand Surgery, 2002, 27 (5): 902-909.

[73] Shetty V, Caputo A, Kelso I. Torsion-axial force characteristics of SR-PLLA screws. Journal of Cranio-Maxillofacial Surgery, 1997, 25 (1): 19-23.

[74] Majola A, Vainionpää S, Vihtonen K, et al. Absorption, biocompatibility, and fixation properties of polylactic acid in bone tissue: an experimental study in rats. Clinical Orthopaedics and Related Research, 1991, 268: 260-269.

[75] Lieger O, Schaller B, Zix J, et al. Repair of orbital floor fractures using bioresorbable poly-L/DL-lactide plates. Archives of Facial Plastic Surgery, 2010, 12 (6): 399-404.

[76] 孙宁宁, 王绪凯. 骨组织工程支架材料的研究进展. 国际生物医学工程杂志, 2017, 30 (4): 251-255.

[77] 许建中. 骨组织工程的研究与开发进展. 第三军医大学学报, 2015, 25 (16): 1625-1629.

[78] Silva P, Ducheyne R. Materials in particulate form for tissue engineering. l. Basic concepts. Journal of Tissue Engineering and Regenerative Medicine, 2017, 1: 4-24.

[79] 苗洪超, 马信龙. 骨科移植物的分类及其研究进展. 中国城乡企业卫生, 2017, 8 (8): 27-32.

[80] Yoruc A B H, Avdinoglu A K. Synthesis of hydroxyapatite/collagen (HA/COL) composite powder using a novel precipitation technique. Acta Physica Polonica A, 2015, 127 (4): 1264-1267.

[81] 郭睿, 农晓琳. 复合支架材料在口腔骨组织工程领域的研究与进展. 口腔生物医学, 2016, 3 (3): 155-158.

[82] 马新芳, 张静莹. 骨组织工程支架材料的研究现状与应用前景. 中国组织工程研究, 2014, 18 (30): 4895-4899.

[83] 魏冀荣, 章莹. 骨移植支架材料的理论研究与临床应用. 中国组织工程研究, 2012, 16 (47): 8880-8884.

[84] Murugan R, Ramakrishna S. Bioresorbable composite bone paste using polysaccharide based nano hydroxyapatite. Biomaterials, 2014, 17: 3829-3835.

[85] 刘昊, 张永刚. 骨组织工程的研究应用与进展. 生物骨科材料与临床研究, 2012, 9 (2): 32-37.

[86] 王韵晴, 卢婷利, 赵雯. 骨组织工程支架材料的研究进展. 材料导报 A: 综述篇, 2011, 25 (2): 125-131.

[87] 赵天源, 孙红. 骨组织工程支架材料及其血管化的研究进程. 中国组织工程研究, 2013, 17 (38): 6832-6838.

[88] Cancedda R, Giannoni P, Mastrogiacomo M. A tissue engineering approach to bone repair in large animal models and in clinical practice. Biomaterials, 2015, 28 (29): 4240-4250.

[89] 蔺新春, 成洪泉, 许春娇. 天然生物衍生支架材料在骨组织工程中的应用进展. 口腔颌面外科杂志, 2013, 13 (3): 239-242.

[90] 陈利武, 王大平. 骨组织工程支架材料的研究现状与应用差距. 中国组织工程研究与临床康复, 2007, 13 (25): 4901-4904.

[91] Fan X, Chen J, Ruan J M. Research and progress on poylactide biodegradable materials. Materials Science and Engineering of Powder Metallurgy, 2015, 13 (4): 187-194.

[92] 刘薏, 阮建明, 张海波. 聚 L-乳酸 (PLLA) 的热稳定性. 粉末冶金材料科学与工程, 2016, 11 (6): 367-371.

[93] Shen H, Hu X X, Bei J Z. The immobilization of basic fibroblast growth factor on plasma treated poly(lactide-*co*-glycolide). Biomaterials, 2008, 29 (15): 2388-2399.

[94] 梁卫东, 王宏伟, 王志强. 不同骨组织工程支架材料的生物安全性及性能. 中国组织工程研究与临床康复, 2010, 14 (34): 6385-6388.

[95] 张阳德, 顾红, 李晓莉. 骨组织工程中的支架材料. 中国医学工程, 2015, 13 (2): 199-202.

[96] Bini T B, Gao S J, Wang S, et al. Poly(L-lactide-*co*-glycolide) biodegradable emicrofibers and electrospun nanofibers for nerve tissue engineering: an *in vitro* study. Journal of Materials Science, 2016, 41 (19): 6453-6459.

[97] 樊国栋, 陈佑宁, 张光华. 医用聚乳酸类高分子材料的应用. 中国组织工程研究与临床康复, 2014, 11 (18): 3617-3620.

[98] 廖素三, 崔福斋, 张伟. 组织工程中胶原纳米复合材料的研制. 中国医学科学院学报, 2013, 25 (1): 36-39.

[99] Zhu H G, Ji J, Gao C. Poly(lactic acid)（PLA）as tissue engineering scaffold. Journal of Functional Polymers, 2015, 12（4）: 488-492.

[100] Zoppi R A, Contant S, Duek E A R, et al. Porous poly(L-lactide) films obtained by immersion precipitation process: morphology, phase separation and culture of VERO cells. Polymer, 2015, 40: 3275-3289.

[101] 秦晓素, 雷云, 黄洁, 等. 聚乳酸/羟基磷灰石晶须复合多孔支架的制备与性能研究. 人工晶体学报, 2017, 46（2）: 297-303.

[102] 陈红, 康晓梅, 徐静, 等. 聚乳酸及其复合材料在生物医药中的应用研究. 世界科技研究与发展, 2016, 32（6）: 818-820.

[103] Peng W J, Song G J, Wang X J, et al. Preparation and characterization of nano-fibrous composite scaffolds nano hydroxyapatite/poly(L-lactide). Science Technology and Engineering, 2015, 8（15）: 4287-4291.

[104] 吴亭熹, 杨为中, 李哑乐, 等. 双相磷酸钙/聚乳酸复合生物材料的生物相容性. 中国组织工程研究与临床康复, 2015, 13（21）: 4025-4028.

[105] 廖立, 尹光福, 谢克难, 等. β-偏磷酸钙/聚乳酸复合骨折内固定材料的细胞相弈性. 复合材料学报, 2015, 26（4）: 59-62.

[106] 许春姣, 蒉新春, 郭峰, 等. 黄芪多糖/壳聚糖/聚乳酸为支架的组织工程骨修复牙周组织缺损的实验研究. 中国修复重建外科杂志, 2017, 21（7）: 748-752.

[107] 潘君, 王远亮, 曹胃波. 大鼠成骨细胞在聚乳酸、马来酸酐改性聚乳酸表面粘附的性能研究. 生物化学与生物物理进展, 2016, 28（5）: 688-690.

[108] Cui Y M, Wu J, Hu Y Y. Repairing articular cartilage defects in rabbits using bone marrow stromal cell-derived chondroeytes compounded with poly(lactic-co-glycolic acid). Journal of Clinical Rehabilitative Tissue Engineering Research, 2009, 13（51）: 10049-10054.

[109] 王农跃. 可吸收纳米复合人工骨材料研究获进展. 橡塑技术与装备, 2014, 42（18）: 24.

[110] 陈疾忤, 陈世益. 肩袖损伤的治疗进展. 骨外医学（骨科学分册）, 2004, 25（2）: 92-94.

[111] 荆安龙, 黄伟. 关节镜下前交叉韧带重建术研究进展. 检验医学与临床, 2015, 15（12）: 2287-2289.

[112] 王玉仲, 王继宏, 温树正. 急性跟腱断裂后临床康复效果的研究进展与分析. 中国组织工程研究, 2016, 20（46）: 6978-6985.

[113] 姜楠, 相大勇, 余斌. 急性跟腱断裂治疗的研究进展. 中国修复重建外科杂志, 2013, 5（27）: 628-632.

[114] 陈世益. 骨科运动医学与关节镜微创技术. 国际骨科学杂志, 2005, 26（2）: 67-68.

[115] 陈楚杰, 潘华山, 赖秋媛. 我国运动医学人才培养现状与发展研究. 成都中医药大学学报（教育科学版）, 2016, 1（18）: 596-598.

[116] 陈世益, 尚西亮. 上海运动医学发展回顾与展望: 兼谈中国运动医学发展六十年. 上海医学, 2017, 6: 327-332.

[117] 《预防腹部外科手术后腹腔粘连的中国专家共识》专家组. 预防腹部外科手术后腹腔粘连的中国专家共识. 中华普通外科杂志, 2017, 32（11）: 984.

[118] Wu W, Cheng R, Neves J D, et al. Advances in biomaterials for preventing tissue adhesion. Journal of Controlled Release, 2017, 261: 318.

[119] Sulaiman H, Dawson L, Lauren G L, et al. Role of plasminogen activators in pedtoneal adhesion formation. Biochemical Society Transactions, 2002, 30（2）: 126.

[120] Saed G M, Djamond M P. Molecular characterization of postoperative adhesions: the adhesion phenotype. The Journal of the American Association of Gynecologic Laparoscopists, 2004, 11（3）: 307.

[121] Butureanu S A, Butureanu T A. Pathophysiology of adhesions. Chirurgia（Bucur）, 2014, 109（3）: 293.

[122] Hong G, Vilz T O, Kalff J C, et al. Peritoneal adhesion formation. Chirurg, 2015, 86 (2): 175.

[123] Brochhausen C, Schmitt V H, Planck C N, et al. Current strategies and future perspectives for intraperitoneal adhesion prevention. Journal of Gastrointestinal Surgery, 2012, 16 (6): 256.

[124] Diamond M P, Nezhat F. Adhesions after resection of ovarian endometriomas. Fertility and Sterility, 1993, 59 (4): 934.

[125] Mettler L, Hucke J, Bojahr B, et al. A safety and efficacy study of a resorbable hydrogel for reduction of post-operative adhesions following myomectomy. Human Reproduction, 2008, 23 (5): 1093.

[126] Aerts B A, Hingh I H, Van Oudheusden T R, et al. Challenges in diagnosing adhesive small bowel obstruction. World Journal of Gastroenterology, 2013, 19 (43): 7489.

[127] Rndall D, Fenner J, Gillott R, et al. A novel diagnostic aid for detection of intra-abdominal adhesions to the anterior abdominal wall using dynamic magnetic resonance imaging. Gastroenterology Research and Practice, 2016, 2016: 2523768.

[128] Sigel B, Golub R M, Loiacono L A, et al. Technique of ultrasonic detection and mapping of abdominal wall adhesions. Surgical Endoscopy, 1991, 5 (4): 161-165.

[129] 苗立英, 薛恒, 张明群, 等. 超声诊断腹膜粘连的临床评价: 20 年文献分析. 中国微创外科杂志, 2013, 13 (12): 1061.

[130] Mavms M N, Velmahos G C, Lee J. Morbidity related to concomitant adhesions in abdominal surgery. Journal of Surgical Research, 2014, 192 (2): 286.

[131] Ellis H, Moran B J, Thompson J N, et al. Adhesion-related hospital readmissions after abdominal and pelvic surgery: a retrospective cohort study. The Lancet, 1999, 353 (9163): 1476.

[132] 《预防妇产科手术后盆腹腔粘连的中国专家共识》专家组. 预防妇产科手术后盆腹腔粘连的中国专家共识. 中华妇产科杂志, 2015, 50 (6): 401.

[133] Ozgenel G Y. The effects of a combination of hyaluronic and amniotic membrane on the formation of peritendinous adhesions after flexor tendon surgery in chickens. Journal of Bone and Joint Surgery, 2014, 86 (2): 301.

[134] Back J H, Kim J H, Park I K, et al. Application of hyaluronic acid/sodium alginate-based microparticles to prevent tissue adhesion in a rabbit model. Surgery Today, 2016, 46 (4): 501.

[135] Johns D B, Keyport G M, Hoehler F. Reduction of postsurgical adhesions with Intergel® adhesion prevention solution: a multicenter study of safety and efficacy after conservative gynecologic surgery. Fertility and Sterility, 2001, 76 (3): 595.

[136] Naito M, Ogura N, Yamanashi T, et al. Prospective randomized controlled study on the validity and safety of an absorbable adhesion barrier (Interceed®) made of oxidized regenerated cellulose for laparoscopic colorectal surgery. Asian Journal of Endoscopic Surgery, 2017, 10 (1): 7.

[137] Nishimura K, Bieniarz A, Nakamura R M. Evaluation of oxidized regenerated cellulose for prevention of postoperative intraperitoneal adhesions. The Japanese Journal of Surgery, 1983, 13 (2): 159.

[138] Park K S, Lee K E, Kudo H, et al. Antiadhesive effect and safety of oxidized regenerated cellulose after thyroidectomy: a prospective, randomized controlled study. Journal of the Korean Surgical Society, 2013, 84 (6): 321.

[139] Reid R L, Hahn P M, Spence J E, et al. A randomized clinical trial of oxidized regenerated cellulose adhesion barrier (Interceed®, TC7) alone or in combination with heparin. Fertility and Sterility, 1997, 67 (1): 23.

[140] Wiseman D M, Kamp L F, Saferstein L, et al. Improving the efficacy of Interceed® barrier in the presence of blood

using thrombin, heparin or a blood insensitive barrier, modified interceed (nTC7). Progress in Clinical and Biological Research, 1993, 381: 205.

[141] Isik S, Ozturk S, Gurses S, et al. Prevention of restrictive adhesions in primary tendon repair by HA membrane: experimental research in chickens. British Journal of Plastic Surgery, 1999, 52 (5): 373-379.

[142] Jin S W, Ahn H B, Roh M S, et al. Efficacy of Seprafilm® graft with adhesiolysis in experimentally induced lid adhesion in rabbits. International Journal of Ophthalmology, 2013, 6 (1): 44.

[143] Bristow R E, Montz F J. Prevention of adhesion formation after radical oophorectomy using a sodium hyaluronate-carboxymethylcellulose (HACMC) barrier. Gynecologic Oncology, 2005, 99 (2): 301.

[144] Tsuji S, Takahashi K, Yomo H, et al. Effectiveness of antiadhesion barriers in preventing adhesion after myomectomy in patients with uterine leiomyoma. European Journal of Obstetrics & Gynecology and Reproductive Biology, 2005, 123 (2): 244.

[145] Metwally M, Cheong Y, Li T C. A review of techniques for adhesion prevention after gynaecological surgery. Current Opinion in Obstetrics & Gynecology, 2008, 20 (4): 345.

[146] Cheung J P, Tsang H H, Cheung J J, et al. Adjuvant therapy for the reduction of postoperative intra-abdominal adhesion formation. Asian Journal of Surgery, 2009, 32 (3): 180.

[147] 张晓宇, 陈剑秋. 粘停宁对粘连性肠梗阻松解术后预后的影响. 天津医科大学学报, 2009, 15 (1): 112.

[148] 陈昕, 朱维培. 粘克®可吸收医用膜预防妇科术后盆腔粘连的临床观察生物. 医学工程与临床, 2015, 19 (3): 285.

[149] 李仁芝, 宫艳玲, 余清凤. 可吸收医用膜应用于椎间盘手术的效果观察. 现代中西医结合杂志, 2010, 19 (6): 671.

[150] Liu S, Qin M J, Hu C M, et al. Tendon healing and antiadhesion properties of electrospun fibrous membranes containing bFGF loaded nanoparticles. Biomaterials, 2013, 34 (19): 4690.

[151] Liu S, Zhao J W, Ruan H J, et al. Antibacterial and anti-adhesion effects of the silver nanoparticles-loaded poly(L-lactide) fibrous membrane. Materials Science and Engineering: C, 2013, 33 (3): 1176.

[152] Jiang S C, Yan H D, Fan D P, et al. Multi-layer electrospun membrane mimicking tendon sheath for prevention of tendon adhesions. International Journal of Molecular Sciences, 2015, 16 (4): 6932.

[153] Song Z M, Shi B, Ding J X, et al. Prevention of postoperative tendon adhesion by biodegradable electrospun membrane of poly(lactide-co-glycolide). Chinese Journal of Polymer Science, 2015, 33 (4): 587.

[154] Zhang J, Liu H, Xu H, et al. Molecular weight-modulated electrospun poly(ε-caprolactone) membranes for postoperative adhesion prevention. RSC Advances, 2014, 4 (79): 41696.

[155] Yeo Y, Highley C B, Bellas E T, et al. In situ cross-linkable hyaluronic acid hydrogels prevent post-operative abdominal adhesions in a rabbit model. Biomaterials, 2006, 27 (27): 4698.

[156] Hu J C, Fan D J, Lin X T, et al. Safety and efficacy of sodium hyaluronate gel and chitosan in preventing postoperative peristomal adhesions after defunctioning enterostomy: a prospective randomized controlled trials. Medicine, 2015, 94 (51): e2354.

[157] Schonman R, Corona R, Bastidas A, et al. Intercoat gel (Oxiplex®): efficacy, safety, and tissue response in a laparoscopic mouse model. Journal of Minimally Invasive Gynecology, 2009, 16 (2): 188.

[158] Young P, Johns A, Templeman C, et al. Reduction of postoperative adhesions after laparoscopic gynecological surgery with Oxiplex/AP® gel: a pilot study. Fertility and Sterility, 2005, 84 (5): 1450.

[159] 姜栋, 于海清, 谭清爽, 等. 瑞术康防治 135 例鼻腔粘连效果观察. 山东大学耳鼻喉眼学报, 2010, 24 (3): 52.

[160] 马光辉, 苏志国. 高分子微球材料. 北京: 化学工业出版社, 2005.

[161] 白洁，何应. 喷雾干燥技术在蛋白、多肽类药物微球制备中的应用. 药学进展，2007，31（7）：298-302.

[162] Sandor M，Enscore D，Weston P，et al. Effect of protein molecular weight on release from micron-sized PLGA microspheres. Journal of Controlled Release，2001，76：297-311.

[163] Mi F L，Shyu S S，Lin Y M，et al. Chitin/PLGA blend microspheres as a biodegradable drug delivery system：a new delivery system for protein. Biomaterials，2003，24：5023-5036.

[164] 蒲曦鸣，康云清，陈爱政，等. 超临界 CO_2 抗溶剂法制备聚乳酸药物缓释微球. 功能材料，2007，38（4）：549-552.

[165] Langer R，Vacanti J P. Tissue engineering. Science，1993，260：920-926.

[166] 张晖. bFGF/PLGA 缓释微球对兔膝关节软骨不同面积缺损修复的实验研究. 成都：四川大学，2005.

[167] 察鹏飞. 人细胞外基质支架联合 bFGF-PLA 纳米微球缓释系统对人脂肪来源干细胞构建工程化脂肪组织的影响研究. 广州：南方医科大学，2012.

[168] Liu X H，Jin X B，Ma P X. Nanofibrous hollow microspheres self-assembled from star-shaped polymers as injectable cell carriers for knee repair. Nature Materials，2011，10：398-406.

[169] 李红梅，邱秀菊，王晓晨. 注射用聚乳酸微球和交联透明质酸混合凝胶及其制备方法：CN 104258470 A，2015-01-07.

[170] 刘建建，耿凤，杨莹莹，等. 一种注射用左旋聚乳酸填充剂及其制备方法：CN 105879124 A，2019-03-19.

[171] 邹琳. 一种用于皮肤填充剂的组合物及其制备方法：CN 106902387 A，2018-10-09.

[172] 王宪鹏，刘阳，杜旭，等. 一种注射用皮肤填充剂及其制备方法和用途：CN 105749359 A，2019-10-18.

[173] Mao J J，Moioli E K. Microsphere skin treatment：US 20150037382 A1，2010-11-30.

[174] Vladimir R，Marina R. Compositions of microspheres for wound healing：WO2000024378 A1，2000-05-04.

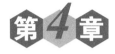

聚氨基酸的合成与功能化

4.1 引言

蛋白质和多肽是由不同种类的氨基酸按照一定的顺序脱水缩合而成的具有特定空间结构的生物大分子。蛋白质和多肽不仅是生命体细胞、组织和器官的重要组成部分，还可以催化有机体内的生物化学反应，调节免疫应答，以及参与细胞或器官间的分子运输等[1]。蛋白质及多肽的合成方法主要包括生物合成法和化学合成法。生物合成法是指利用基因工程技术将目标蛋白质或者多肽的基因序列经过体外重组后导入受体细胞，从而在细胞内表达外源蛋白或多肽。利用生物合成法可以制备各种具有明确氨基酸序列及特定空间结构的蛋白质或者多肽，然而其研究及生产成本较高，产物产量通常较低，因此这种方法获得的蛋白质或者多肽通常价格较为昂贵[1]。与生物合成法相比，化学方法合成蛋白质或者多肽可以大大降低生产成本并提高产量，已获得越来越多的关注和应用。1963 年，固相多肽合成法（SPPS）的出现使得化学合成具有明确氨基酸序列的多肽成为可能，极大地促进了多肽合成的发展，推动了多肽在生物化学、免疫学、医药和基因治疗等领域的应用。然而，该技术一般只能合成包含不超过 100 个氨基酸残基的多肽链，远低于大多数天然蛋白质所包含的氨基酸残基数量，且其合成过程费时费力，成本极高，难以实现规模化生产，无法满足研究或者大规模应用的需要。

另一种主要的聚氨基酸合成方法是 NCA 环状单体的开环聚合法。1906 年，德国化学家 Hermann Leuchs 首先报道合成了 NCA；1921 年，Wessely 和 Cutius 等首先利用醇、水和初级胺作为引发剂，引发 NCA 单体的开环聚合从而合成了具有较高分子量的多肽[2]。此后，利用 NCA 开环聚合合成聚氨基酸的研究越来越多，并且制备出了分子质量超过 100kDa 的聚氨基酸。与生物合成法及 SPPS 相比，NCA 开环聚合法合成的多肽不具备明确的聚合度以及复杂的氨基酸序列，但其制备过程相对简单，便于规模化生产，且合成的多肽具有与天然多肽相似的特征，如稳定的二级结构、生物可降解性及良好的生物相容性等。因此，NCA 开环聚合法的出现极大地促进了聚氨基酸材料在医学领域的发展和应用。鉴于此，下面将对通过 NCA 开环聚合法制备的聚（α-氨基酸）的二级结构、生物降解性能及生物相容性进行简要阐述。

蛋白质的二级结构是指其主肽链借助氨基酸残基之间的氢键作用，形成的有规则的折叠或卷曲的构象。虽然与天然蛋白质或者多肽相比，NCA 开环聚合获得的聚氨基酸的组成相对简单，但其借助分子间的氢键作用也可以形成特定的二级结构，因此可以作为模型用来研究蛋白质及多肽的结构和功能关系。常见的聚氨基酸二级结构主要有以下三种[3]。

（1）α 螺旋：聚氨基酸达到一定的聚合度（DP）可以形成 α 螺旋。对于聚谷氨酸，当 DP<10 时，形成 β 折叠；当 DP>10 时，形成 α 螺旋[4]。具有类似性质的聚氨基酸还有聚亮氨酸、聚正亮氨酸、聚（γ-谷氨酸酯）、聚（β-天冬氨酸酯）、聚苯丙氨酸、聚（N^ε-取代赖氨酸）、聚组氨酸、聚酪氨酸、聚色氨酸等。

（2）β 折叠：聚缬氨酸、聚丝氨酸、聚甘氨酸、聚苏氨酸、聚半胱氨酸和聚异亮氨酸等。

（3）无规卷曲：N-取代聚多肽通常形成无规卷曲结构，如聚（N-甲基甘氨酸），或者特殊螺旋结构，如聚（4-羟基脯氨酸）和聚脯氨酸等。

生物可降解性对于生物医用材料在人体内的应用安全性至关重要。聚氨基酸具有和天然蛋白质相同的由肽键连接而成的主链结构，理论上应具有与天然蛋白质相同的生物降解性能，可以被体外微生物或体内的蛋白酶所降解。研究表明，生物合成法制备的聚（γ-谷氨酸）和聚（ε-赖氨酸），以及化学合成法制备的聚天冬氨酸可以在不同条件下被微生物的蛋白酶所降解[5]。而 NCA 开环聚合法制备的聚（L-谷氨酸）在体内的降解主要在溶酶体中进行，且与聚天冬氨酸和聚（D-谷氨酸）相比，其更容易被溶酶体中的酶所降解，降解产物为 L-谷氨酸单体，因此，是一种理想的可降解生物材料[6]。而 L-谷氨酸与疏水氨基酸的共聚物或者侧基引入羟烷基胺的聚（L-谷氨酸）的生物可降解性则较低，降解产物主要是三肽或者四肽[7]。此外，据 Chen 课题组报道，聚（γ-苄基-L-谷氨酸酯）可以在体外胰蛋白酶（trypsin）的作用下被降解，72h 内的降解率（失重率）超过 23%[8]。Heise 等利用嗜热菌蛋白酶（thermolysin）和弹性蛋白酶（elastase）可选择性地降解谷氨酸和丙氨酸共聚物，并发现含有 50%疏水丙氨酸的共聚物比丙氨酸含量更低的共聚物有更高的酶可降解性[9]。

良好的生物相容性是指生物医用材料及其降解产物对于生命体细胞没有毒性，不会造成组织或者器官的损伤，或引起免疫反应。聚氨基酸具有与天然蛋白质和多肽相似的结构及性质，因此其细胞毒性较低，对组织及器官的损伤也较小。然而，外源的蛋白质和多肽也是常见的免疫原，因此聚氨基酸具有潜在的免疫原性。研究表明，只包含一种氨基酸的均聚物并不具备免疫原性，如纯的聚赖氨酸和聚谷氨酸；而包含两种氨基酸的无规共聚物则具有一定的免疫原性，如 GA、AL 或者 LA 共聚物[10, 11]；当组成共聚物的氨基酸单体增加到三种或三种以上时，共聚物则具有明显的免疫原性[12]。因此，通常认为包含两种以内氨基酸成分的聚氨基酸具有良好的生物相容性。

综上，聚氨基酸拥有与天然蛋白质及多肽相似的稳定结构，良好的生物可降解性能和生物相容性，使其在生物医用材料领域，如组织工程支架材料、药物载体、基因载体、免疫佐剂和生物诊断等，具有广泛的应用前景，从而备受科学家的青睐[13]。自 20 世纪 90 年代以来，NCA 的可控聚合及各类高效点击反应的相继出现，使对结构可控的和功能化的聚氨基酸的研究成为热点，进一步推动了聚氨基酸材料在生物医学领域的研究和应用。本章将系统介绍含氨基酸环状单体的合成及其开环聚合方法，并重点阐述聚氨基酸侧基功能化的相关研究进展。

4.2　NCA 单体的合成和开环聚合

4.2.1　NCA 单体的合成

NCA 最早由 Hermann Leuchs 在 1906 年合成，在合成聚氨基酸等化学反应中有着广泛的应用。其合成方法一般可以分为三种：Leuchs 法、Fuchs-Farthing 法（也称光气法）和无光气（phosgene-free）法。Leuchs 法是将氨基酸的 α-氨基由烷氧羰基保护起来，而后将其卤化，最终环化得到 NCA。Fuchs-Farthing 法则是将未经修饰的氨基酸在光气的作用下直接环化得到 NCA。无光气法是避免使用高毒性光气的一些新兴方法，如亚硝基化法等。迄今为止，Fuchs-Farthing 法作为一种成熟的方法在实验室中得到了较为广泛的应用。

1906 年，德国化学家 Hermann Leuchs 首次合成了 NCA，他所采用的方法即 Leuchs 法。该方法是首先将氨基酸的 α-氨基用烷氧羰基保护；随后其羧基经过卤化得到酰卤基团，酰卤基团进一步进攻烷氧羰基上的羰基，形成五元二氧杂环正离子中间体；最后卤素离子进攻侧链烷基形成对应的 NCA 和卤代烷烃副产物（图 4.1）[14]。在这一反应中，卤化剂的选择会对反应进程造成一定的影响。活性较高的五氯化磷（PCl_5）可以在低温下进行反应，但是其副产物三氯氧磷（$POCl_3$）会使 NCA 单体难以纯化。利用二氯亚砜（$SOCl_2$）作为卤化剂，反应的副产物是气体，不会影响 NCA 的重结晶，但是其较高的反应温度可能导致 NCA 分解。因此，目前 Leuchs 法最常采用的卤化剂是三溴化磷（PBr_3）。除此以外，此反应的决速步骤为卤素离子的亲核进攻，因此卤素离子的亲核性能以及氨基酸 α-氨基上烷氧羰基的侧链烷基的亲电性能也会在较大程度上影响该反应的进行。

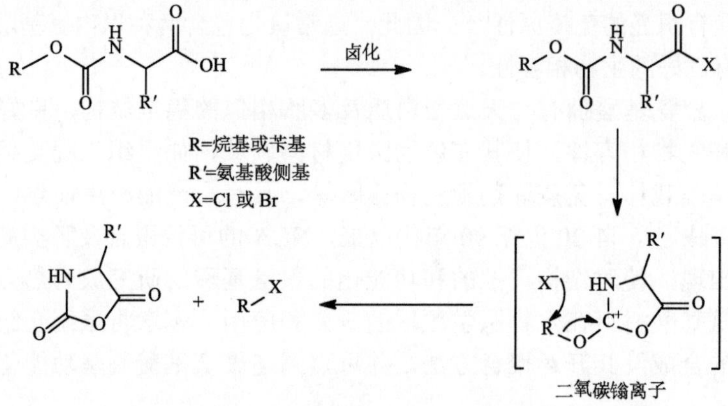
卤化
R=烷基或苄基
R′=氨基酸侧基
X=Cl 或 Br
二氧碳鎓离子

图 4.1 Leuchs 法合成 NCA 单体

Fuchs-Farthing 法是将 *α*-氨基和羧基未经修饰的氨基酸与光气反应直接环化得到 NCA 单体。该方法的反应过程是首先氨基酸的 *α*-氨基亲核进攻光气的羰基碳，得到 *N*-氯甲酰化氨基酸中间体，而后脱去 HCl 成环，获得 NCA 单体（图 4.2）。Fuchs-Farthing 法是目前最常用的合成 NCA 单体的方法之一，其中最常用的产生光气的试剂是三光气。

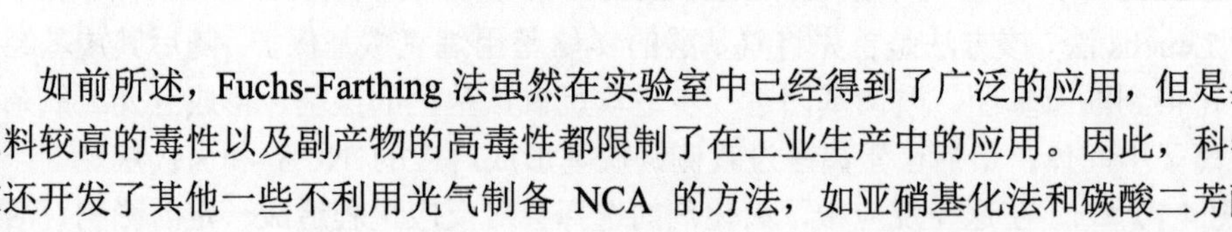
光气
− HCl
N-氯甲酰化氨基酸
− HCl
R=氨基酸侧基

图 4.2 Fuchs-Farthing 法合成 NCA 单体

如前所述，Fuchs-Farthing 法虽然在实验室中已经得到了广泛的应用，但是其原料较高的毒性以及副产物的高毒性都限制了在工业生产中的应用。因此，科学家还开发了其他一些不利用光气制备 NCA 的方法，如亚硝基化法和碳酸二芳酯法等。

亚硝基化法是在 1996 年由 Collet 等[15]提出，其原理是首先将氰酸钾与氨基酸反应使其氨基甲酰化，而后再使用亚硝酰氯或者一氧化氮和氧气的混合物处理使其成环，最后获得 NCA 单体（图 4.3）[16]。这一反应可能产生的亚硝化副产物较难除去，但除此以外的副产物，如水、氮气和氯化氢都比较好除去。

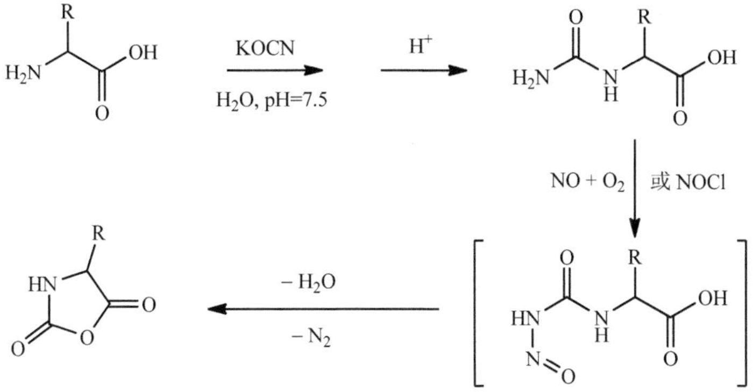

图 4.3 亚硝基化法制备 NCA 单体

碳酸二芳酯法是利用碳酸二芳酯使氨基酸成环生成 NCA 单体[17]。与光气相比，碳酸二芳酯的毒性较低。其成环原理与光气类似，首先氨基酸的 α-氨基亲核进攻碳酸二芳酯的羰基碳，得到 N-芳酚基甲酰化氨基酸中间体，而后再脱去一分子苯酚（ArOH）成环，得到 NCA 单体（图 4.4）。由于 NCA 在碱性条件下不稳定，因此只有苯酚 pK_a 足够小时才能成功获得 NCA 单体。这一方法较为简单且副产物苯酚可以通过重结晶除去，因此有着较好的工业生产前景。

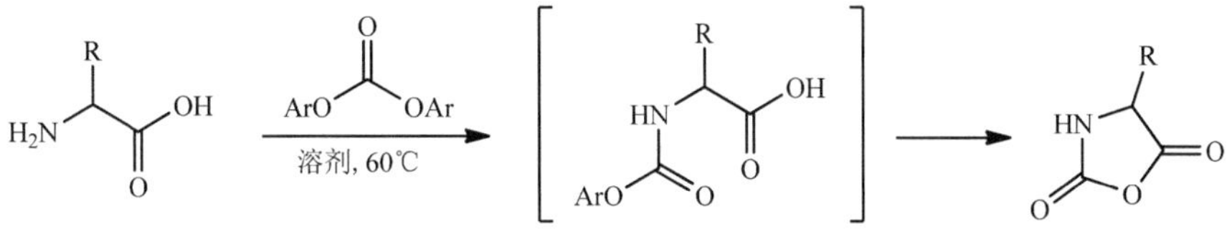

图 4.4 碳酸二芳酯法制备 NCA 单体

4.2.2 NCA 单体的开环聚合

与固相合成法和直接缩合法制备聚氨基酸相比，NCA 开环聚合法是较为简便且经济的聚氨基酸合成方法。NCA 单体五元环上存在两个亲核位点（3-N 和 4-C）以及两个亲电位点（2-CO 和 5-CO），可以在不同的条件下断键从而实现开环聚合。传统的 NCA 开环聚合多用氨基化合物和金属烷氧基化合物作为引发剂。直到 1997 年，Deming 发现了在过渡金属催化下 NCA 单体能够发生活性开环聚合[18]，从而实现了 NCA 单体的可控聚合和多嵌段聚氨基酸的制备。

传统的 NCA 开环聚合一般采用初级胺、二级胺、三级胺或者金属烷氧基化合物（metal alkoxides）作为引发剂。其开环聚合的机理一般可以分为两种：正常氨基开环聚合机理（normal amine mechanism，NAM）（图4.5）和单体活化开环聚合机理（activated monomer mechanism，AMM）（图4.6）[19]。

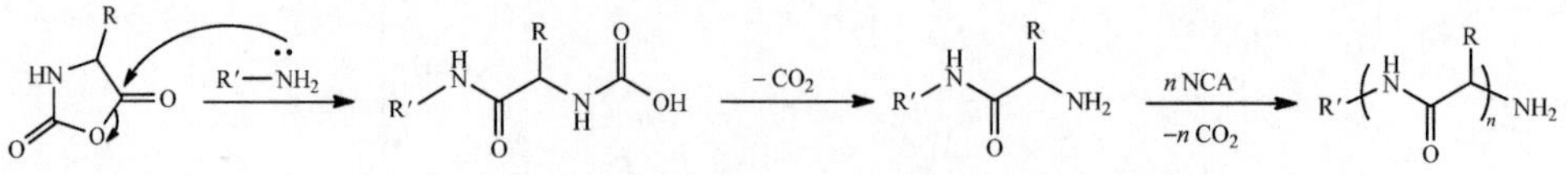

图 4.5　亲核性氨基引发 NCA 开环聚合机理（NAM）

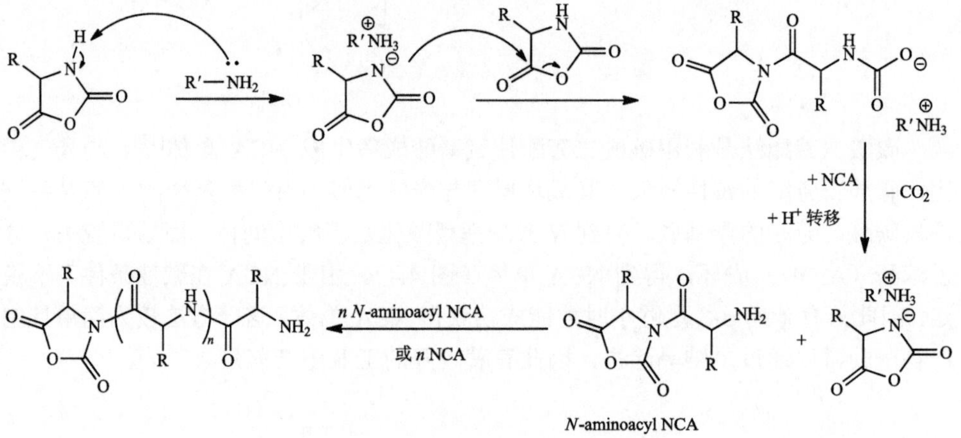

N-aminoacyl NCA

图 4.6　单体活化开环聚合机理（AMM）

N-aminoacyl 代表 *N*-氨酰

在 NAM 中，引发剂的氨基氮原子直接亲核进攻 NCA 的羰基碳，同时失羧。而在 AMM 中则是 NCA 单体氮上的质子转移到引发剂碱上，形成 NCA 阴离子，而后 NCA 阴离子亲核进攻 NCA 的羰基碳，失羧后形成的氮负离子再与另一单体分子进行质子转移。一般情况下，烷基初级胺 NCA 拥有较高的亲核性能，其作为引发剂的开环机理为 NAM。苯胺、水合肼和羟胺等初级胺作为引发剂时，亲核性和碱性均较弱，因此虽然开环聚合机理为 NAM，但是会由不完全引发导致得到的聚氨基酸分子量通常较低。而二级胺作为引发剂时，其开环机理有可能是 NAM 也有可能是 AMM。亲核性较强的二级胺，如二甲基胺、二乙基胺、吗啉、哌啶、*N*-甲基苯胺、*N*-甲基-*ω*-氨基酸亚胺、芳香基二级胺等，其 NCA 开环聚合机理为 NAM；而碱性较强且取代基较大的二级胺，如二正丙基胺、二异丙基胺、二环六亚甲基胺、*N*-甲基-*α*-甲基苄胺等，其 NCA 开环聚合机理为 AMM[20]。吡啶等三级胺以及金属烷氧基化合物对 NCA 的开环聚合机理一般都是 AMM。AMM 的聚合速率一般更快，但是由于其链增长速率高于引发速率，所以 AMM 生成的聚氨基酸的分子量及端基难以控制且分散度（$Đ$）较宽。在传统的 NCA 开环聚合中，这两种机理经常并存或者交替进行，导致这种方法合成的聚氨基酸分子量是不可控的。

目前，传统的 NCA 开环聚合中比较接近活性聚合的方法是使用烷基初级胺，如正丁胺、正己胺等作为引发剂。因为在这种情况下，初级胺的亲核性能使得聚合反应的引发速率大于链增长速率。但是这一方法的聚氨基酸产物一般都有一定程度的分散度（$1.2 < Đ < 1.6$），这是因为反应中存在许多影响因素，均会导致其在一定程度上偏离活性聚合。首先，这一体系聚合时会有如图 4.7 中所示的链终止反应，生成"死链"。氨基甲酸这一中间体也可能导致链终止反应，其在脱羧前可能与具有氨基末端的增长链形成盐，导致氨基甲酸无法释放 CO_2，聚合物末端无法再次形成活性氨基。使用 N, N-二甲基甲酰胺（DMF）等酸性溶剂以及降低体系压力可以分别降低氨基甲酸-氨基盐的形成概率和使得氨基甲酸更容易脱羧成为伯胺，可以在一定程度上缓解这一问题。

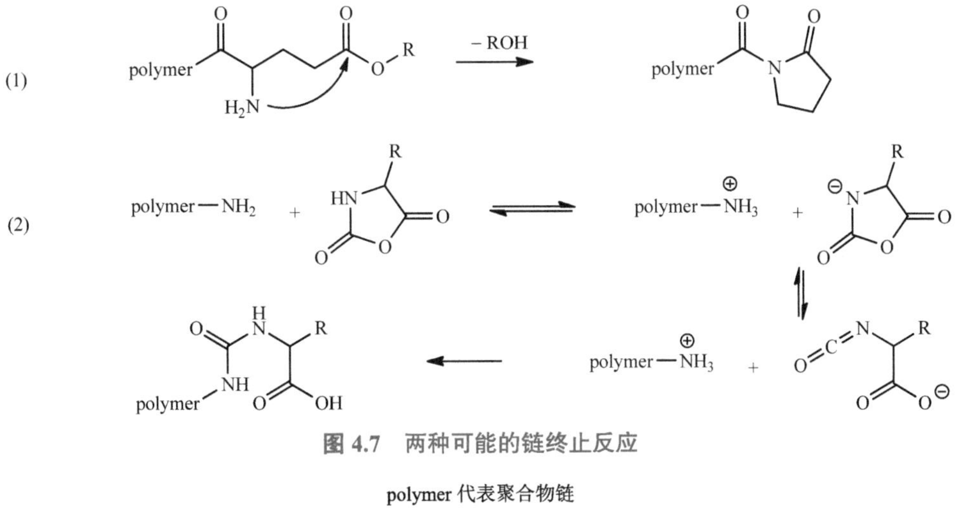

图 4.7　两种可能的链终止反应

polymer 代表聚合物链

此外，NCA 单体中的各种杂质，如酸、氨基酸的盐酸盐、异氰酸化合物、水等都会在 NCA 的聚合中产生一定的影响。同时，聚氨基酸本身的结构性质也会影响聚氨基酸的合成，例如，β 折叠结构的聚氨基酸一般只能形成低分子量（$M_n < 2000\mathrm{Da}$）的聚合物，因为其在溶剂中的溶解性较差且 β 折叠结构会导致其链终止，与之相反的是螺旋结构的聚氨基酸可以获得较高的分子量。在以上近活性聚合反应的基础上，科学家进一步发现改变 NCA 聚合的反应条件可以在一定程度上使得传统的 NCA 开环聚合更接近活性聚合。

Schlaad 等[21]在 2003 年提出将氨基盐酸盐代替烷基伯胺作为引发剂，并发现这一聚合体系在一定程度上具有活性特征，可以得到较窄分散度（$Đ < 1.03$）的聚氨基酸（图 4.8）。这是因为氨基盐酸盐可以可逆地生成烷基伯胺和氯化氢，这一可逆的过程保证了在聚合过程中，氨基末端大部分是以盐酸盐的形式存在，从而限制了 AMM 的链增长以及分子内的链转移、链终止等行为。这一机理与原子转移自由基聚合（ATRP）等活性自由基聚合反应的机理异曲同工。虽然目前此方法的聚氨基酸产物需要较高的反应温度且转化率较低，但是进一步优化氨基/氨基盐酸盐的平衡条件也许可以使其成为一种 NCA 单体活性开环聚合的方法。

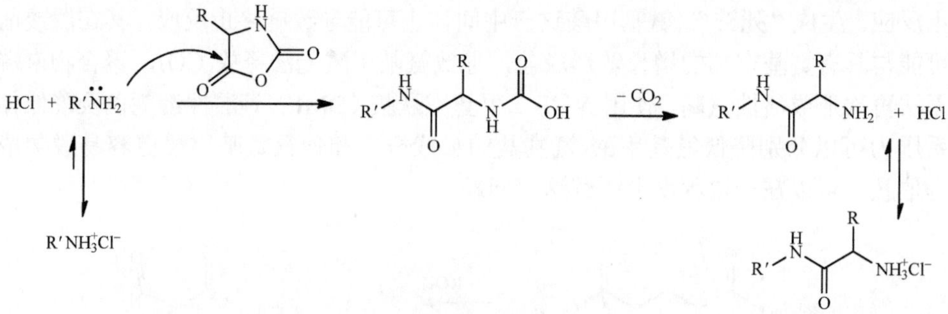

图 4.8　氨基盐酸盐引发 NCA 聚合

Hadjichristidis 等[22]在 2004 年提出了将高真空技术（high vacuum technique，HVT）应用于 NCA 开环聚合的方法。利用这种方法可以得到分子量分布较窄、高分子量且链长可控的聚氨基酸，而且成功保留了端氨基的活性，使得该方法能够用于制备结构可控的嵌段以及星形等结构较为复杂的聚氨基酸共聚物[23, 24]。这是因为在高真空的反应条件下，体系较为纯净，可以避免许多副反应的发生，而且 HVT 可以及时抽走 CO_2，从而降低了氨基甲酸脱羧释放 CO_2 这一平衡反应所导致的链终止对聚合的影响。

Messman 等[25]在 2009 年针对 1, 6-己二胺作为引发剂引发 *O*-苄基-L-酪氨酸 NCA（TyrNCA）聚合这一体系进行了更详细的研究分析，发现在高真空条件下，NCA 的开环聚合机理为 NAM，其链终止产物只有较少的 F_2（图 4.9）。而在手套箱中，其聚合机理有 NAM 和 AMM 两种，链终止产物有 AMM_2、AMM_3、F_1、F_2 和 U_2 等多种物质（图 4.9）。因此，这种借鉴阴离子聚合技术的 NCA 聚合方法有望成为常用的聚氨基酸合成方法。

除了以上两种 NCA 活性聚合方法外，Giani 等[26]在 2004 年提出了另一种更为简单的实现活性聚合的方法，即在 0℃下聚合 NCA。他们通过研究用正己胺作为引发剂引发 *ε*-三氟乙酰-L-赖氨酸 NCA（TFA-Lys NCA）开环聚合这一体系发现在 20℃下聚氨基酸产物的死链比例为 78%；而 0℃下死链的比例仅为 1%，这说明低温可以

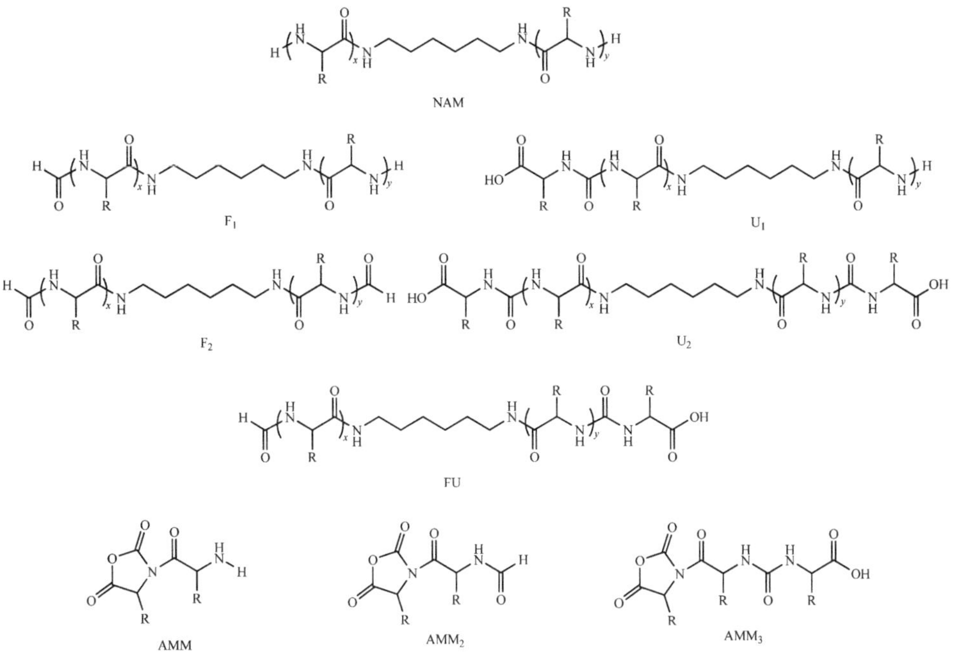

图 4.9　*O*-苄基-L-酪氨酸 NCA 在高真空和常规条件下可能的链终止产物

成功保留 99%的活性氨基末端。Heise 等[27, 28]进一步研究了这一低温活性聚合法的普适程度，发现在多种 NCA 的均聚嵌段共聚和接枝聚合中，常见的链转移和链终止反应几乎都没有发生，表现出明显的"活性"开环聚合特点。

　　Deming 等[29]在 1997 年首次将基于零价镍 Ni(0)的引发剂 bpyNi(COD)（bpy=2, 2′-联吡啶，COD=1, 5-环辛二烯）应用于 NCA 的开环聚合，并且得到了结构规整的聚氨基酸嵌段共聚物。随后，人们进一步研究发现基于零价 Co(0)的引发剂(PMe₃)₄Co 拥有更高的引发活性，且同样可使聚氨基酸拥有可控的分子量及较窄的分子量分布，同时聚合物的立体结构也得到了控制。利用这两种过渡金属复合物为引发剂的聚合机理如图 4.10 所示[29-31]：首先过渡金属引发剂与 NCA 单体氧化加成形成五元环的中间体，该中间体再与一分子的 NCA 反应形成一种六元环结构的胺-烷基环金属配合物（amido-alkyl metallacycles）中间体；该中间体分子进一步与 NCA 反应时，会重构出一种五元环结构的胺-酰胺环金属（amido-amidate metallacycles）复合物，并从氨基上迁移一个氢原子至原先被金属氧化加成的链末端，从而释放链末端，形成具有链增长活性的五元环胺-酰胺金属复合结构末端；该五元环胺-酰胺金属复合结构末端通过其无取代氨基侧亲核进攻 C-5 羧基打开 NCA 环，并释放一分子 CO_2，再经由一个氢原子的迁移重构五元环的胺-酰胺金属复合链增长末端，实现对 NCA 单体的开环聚合[32]。这种聚合机理因为在链末端一直保持了金属的螯合物结构，氨基的亲核性及碱性较低，从而降低了常见的链终止反应概率，保证了活性聚合的进行。但是，这一方法得到的聚氨基酸端基基本是非功能化的，其碳链末端结构依赖于首个氧化加成的 NCA 结构。

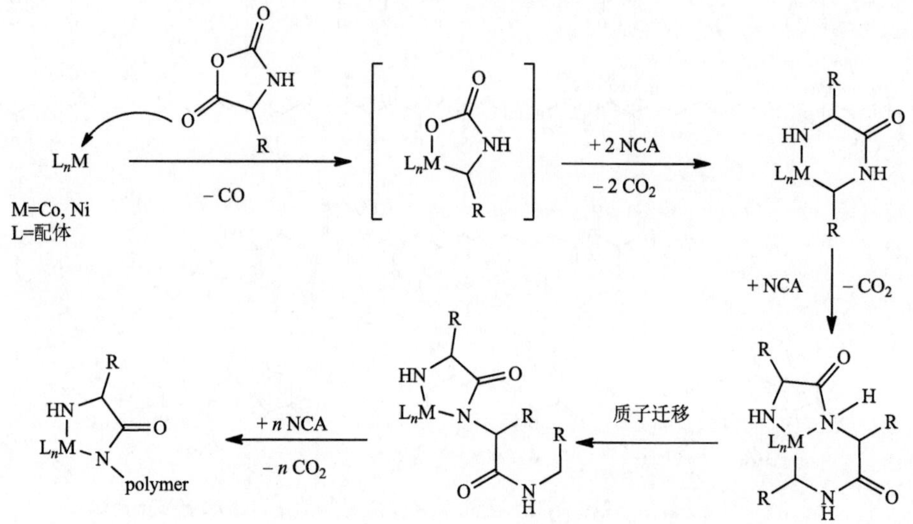

图 4.10　过渡金属 Ni(0)和 Co(0)复合物引发 NCA 开环聚合机理

为了弥补这一缺点，Deming 等[33]进一步制备了基于镍的末端功能化氨基酰胺金属杂环复合物作为引发剂（图 4.11），由此得到了末端烯丙基化以及 PEG 化的功能化聚氨基酸。而基于钯（Pd[0]）[34]、钌（Ru[0]）[35]和铱（Ir[0]）[35]等过渡金属的引发剂由于活性不够或是难以控制聚合物分子量等原因未能成功实现 NCA 的活性开环聚合。

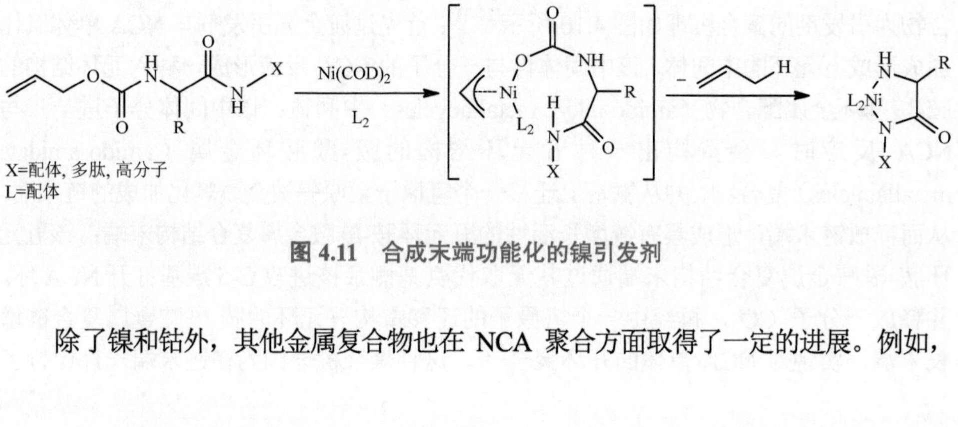

图 4.11　合成末端功能化的镍引发剂

除了镍和钴外，其他金属复合物也在 NCA 聚合方面取得了一定的进展。例如，

Lin 等[36]在 2008 年成功制备了用于 NCA 活性聚合的含铂（Pt[0]）引发剂（图 4.12）。

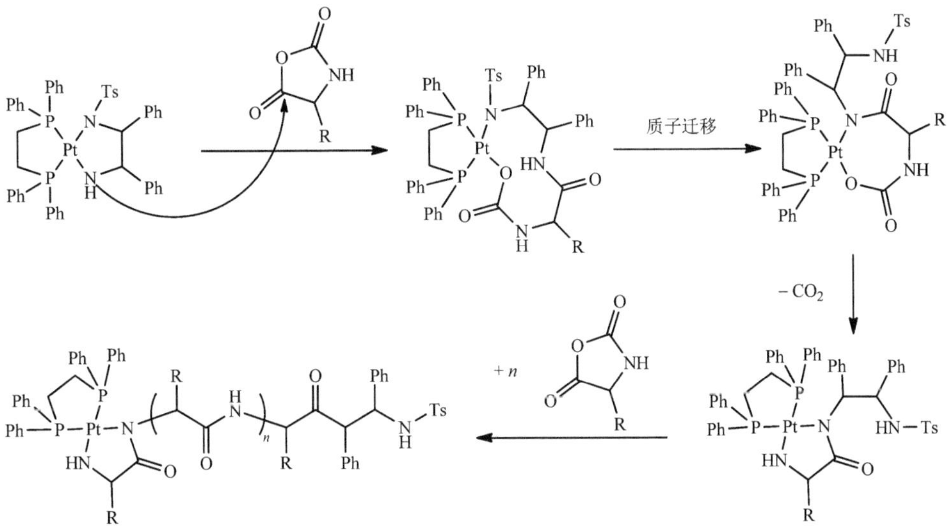

图 4.12 Pt[0] 复合物引发 Z-Lys-NCA 的活性开环聚合

此外，Jhurry 等[37]在 2003 年利用席夫碱铝也成功地引发了 NCA 的开环聚合，其聚合原理是：首先席夫碱使得 NCA 插入到 Al 和烷氧基中间并开环，形成酯键末端，其氨基末端继续引发 NCA 开环聚合，其开环聚合机理与 NAM 类似（图 4.13）。

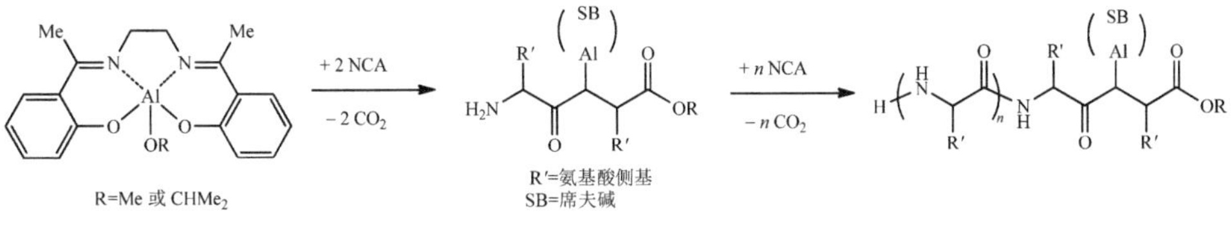

图 4.13 席夫碱铝引发 NCA 开环聚合

2007 年，Cheng 等[38]在筛选各种氨基引发剂时，发现六甲基二硅氮烷（HMDS）开环聚合 γ-苄基-L-谷氨酸酯-N-羧基内酸酐（Bn-Glu-NCA）时，聚氨基酸的分子量及其分布都能得到有效控制（图 4.14）。这促使他们进一步研究 HMDS 引发 NCA 单体开环聚合的新机理。作为一种二级胺，HMDS 与其他的二级胺不同，它对 NCA 的开环聚合，既不遵从 NAM，也不符合 AMM。在此基础上，他们进一步发展了多种有机硅胺类引发剂用来引发 NCA 单体开环聚合（图 4.14）[39]。

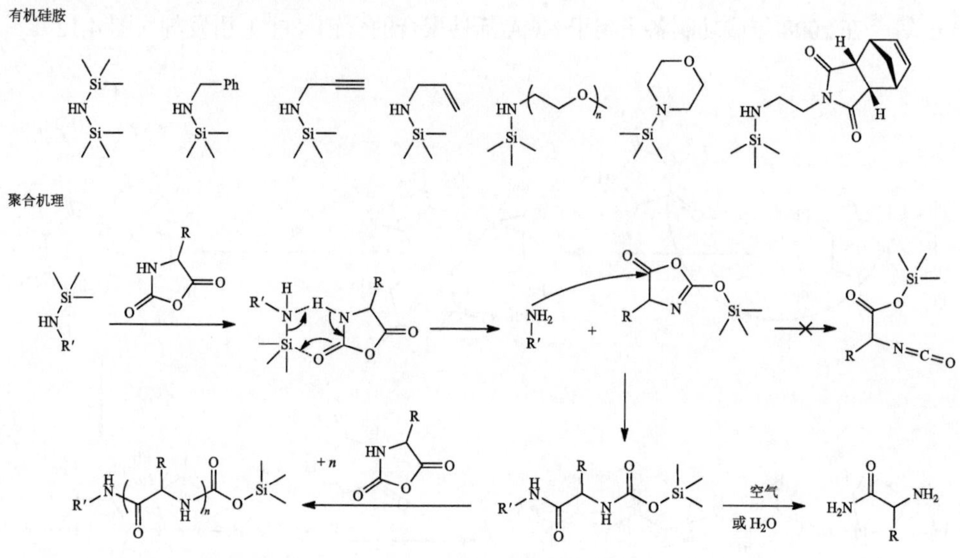

有机硅胺

聚合机理

图 4.14　一些用于 NCA 开环聚合的有机硅胺类化合物及其引发聚合机理

此外，吕华等[40]还进一步发展了苯硫酚三甲基硅烷（PhS-TMS）作为 NCA 可控开环聚合的新型引发剂（图 4.15）。与氨基相比，巯基具有更强的亲核性，再加上 S—Si 键的活泼性，使得链引发速率极大提高，从而更有利于实现活性聚合，并且对多种侧链的 NCA 单体都表现出较好的分子量控制。

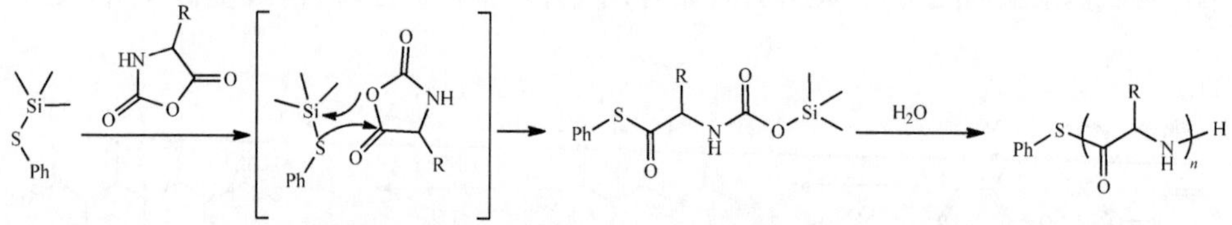

图 4.15　PhS-TMS 引发 NCA 单体开环聚合机理

4.3　NTA 单体的合成和开环聚合

4.3.1　NTA 单体的合成

α-氨基酸-*N*-硫代羧酸酐（NTA），包括 *N*-取代甘氨酸-*N*-硫代羧酸酐（NNTAs）作为 NCAs 和 *N*-取代甘氨酸-*N*-羧基内酸酐（NNCAs）的硫代类似物，是一类较为稳定的环状单体，具有耐受水分和热量，且不需要在合成中使用光气及其衍生物等优点。虽然，NTA 化合物在 1950 年就已经被合成出来[41]，但它们通常用于

逐步聚合合成寡肽。由于其低反应活性，它们的聚合研究在 2014 年之前鲜有报道。最近几年的研究发现，由伯胺和稀土硼氢化物组成的引发剂能在极性和非极性溶剂中引发 NTA 的可控开环聚合。

　　Ling 等[42]在 2018 年对 NTA 单体的合成方法进行了总结归纳，将合成的方法分成了七大类（图 4.16）：①N-烷氧基硫代羰基氨基酸的环化合成法是由 Aubert 课题组在 1950 年发现的，它是首先将乙基或羧乙基的黄原酸酯与氨基酸反应得到 N-烷氧基硫代羰基氨基酸，再在 PCl₃ 或 PBr₃ 作用下环化得到 NTA 单体[41]；②氨基酸硫代氨基甲酸酯的环化合成法是由 Hirschmann 课题组发展的，它首先是将氨基酸与 COS 在碱的作用下生成氨基酸硫代氨基甲酸酯盐，再在 PCl₅ 的作用下环化得到 NTA 单体[43]；③氨基硫代甲酸硫代氨基酯的环化合成法也是 Hirschmann 课题组发展的，它是首先将硫代氨基酸与 COS 在碱的作用下生成氨基硫代甲酸硫代氨基酯盐，再在 Woodward K 的作用下环化得到 NTA 单体[43]；④氨基硫代酸的环化合成法则是由 Hirschmann 课题组参考传统的 Fuchs-Farthing 法，将硫代氨基酸与光气作用，直接环化得到 NTA 单体[43]；⑤N-甲氧基硫代羰基亮氨酸酰胺的环化合成法也是由 Hirschmann 课题组提出，它将 N-甲氧基硫代羰基亮氨酸酰胺在硝基甲烷溶剂中与 HCl 反应得到 NTA 单体[43]；⑥N-二硫代羰基烷氧基羰基氨基酸缩聚合成法是 Kato 课题组在研究 N-二硫代羰基烷氧基羰基氨基酸缩聚的过程中分离出来的副产物[44]；⑦L-天冬氨酸酐盐酸盐合成法是由 Vinick 课题组设计的，其反应过程是将天冬氨酸的盐酸盐以乙酸乙酯作溶剂，在−78℃条件下与 COS 反应，再加入等量的三乙胺反应，最后加入盐酸猝灭得到 NTA 单体[45]。这些方法可以直接使用含未受保护氨基、羧基或酚羟基的氨基酸合成 Arg-NTA、His-NTA、Glu-NTA、Asp-NTA、Try-NTA 和 DOPA-NTA 等。这在传统的 NCA 合成法中是很少被报道的。而 NTA 单体对亲核基团的稳定性可以促使人们开发出更多具有活性基团的新型 NTA 单体。

4.3.2　NTA 单体的开环聚合

　　与传统的 NCA 单体相比，NTA 单体虽然具有较低的反应活性，但 NTA 单体仍然可以由亲核试剂引发开环聚合获得聚氨基酸。在 1950 年，Aubert 课题组第一次成功地将 Gly-NTA 单体开环聚合。他们发现，当 Gly-NTA 的水溶液被加热或长时间静置时，溶液中会产生不溶性的沉淀物——聚甘氨酸[41]。然而，NTA 聚合的主要缺点是会产生具有令人不快的气味且有毒的气体 COS。不过，后续的研究表明，COS 可以被氢氧化钠或氢氧化钙等无机碱的水溶液很好地吸收。因此，在实验室条件下，可以非常安全地处理 NTA 聚合产生的副产物。

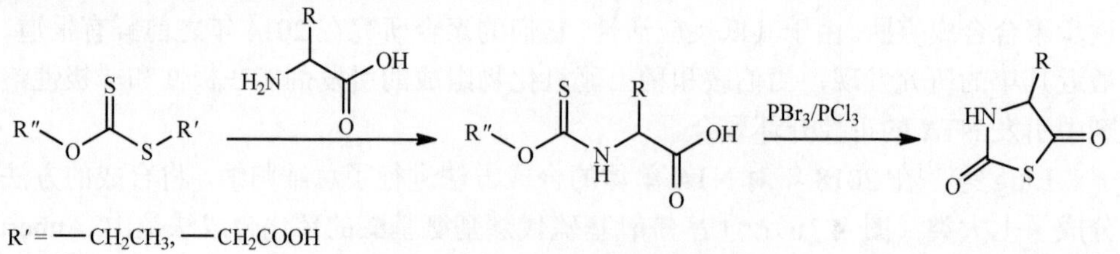

(a) N-烷氧基硫代羰基氨基酸的环化合成法

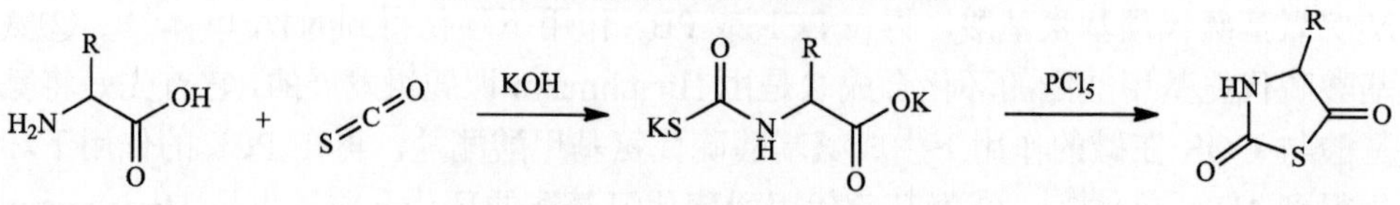

(b) 氨基酸硫代氨基甲酸酯的环化合成法

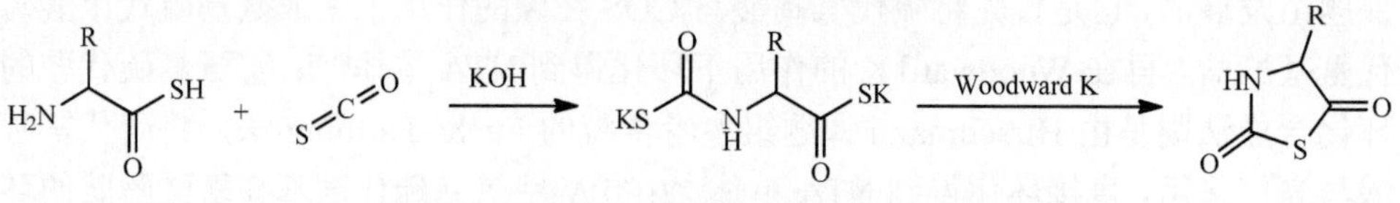

(c) 氨基硫代甲酸硫代氨基酯的环化合成法

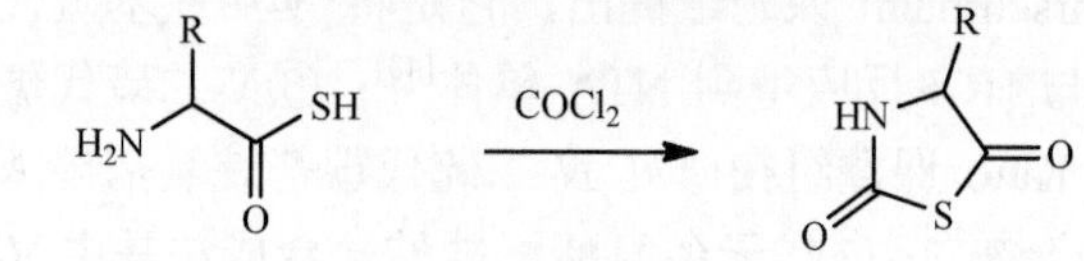

(d) 氨基硫代酸的环化合成法

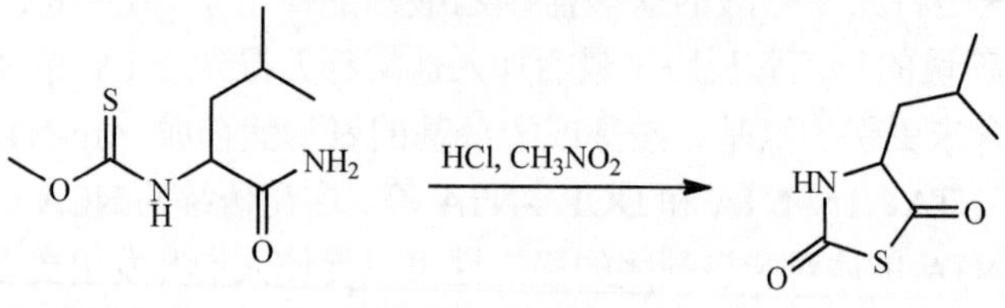

(e) N-甲氧基硫代羰基亮氨酸酰胺的环化合成法

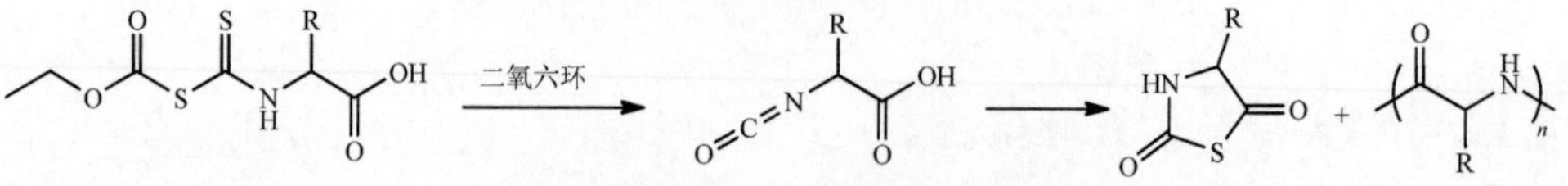

(f) N-二硫代羰基烷氧基羰基氨基酸缩聚合成法

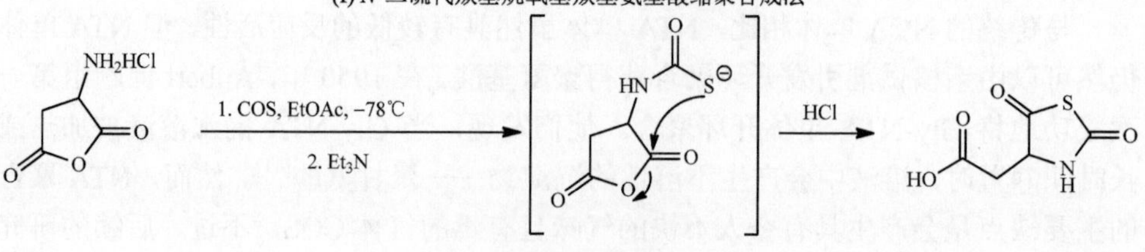

(g) L-天冬氨酸酐盐酸盐合成法

图 4.16　7 种 NTA 单体的合成方法

尽管基质辅助激光解吸电离飞行时间质谱仪（MALDI-TOF-MS）研究表明，NTA 开环聚合经历了类似 NAM 的机理，并且所获得的聚合物链都具有活性的氨基末端（图 4.17）；然而，NTA 聚合经常表现出聚合链终止多于单体开环聚合的现象。这是因为 NTA 的低反应性导致链增长缓慢，聚合物链倾向于通过氢键或其他反应在溶液中形成沉淀，最终因活性链末端被"掩埋"导致链终止，这个过程类似于 NCA 聚合中众所周知的物理死亡。因此，一般认为利用伯胺引发 NTA 开环聚合不能够用于制备高分子量的聚氨基酸。

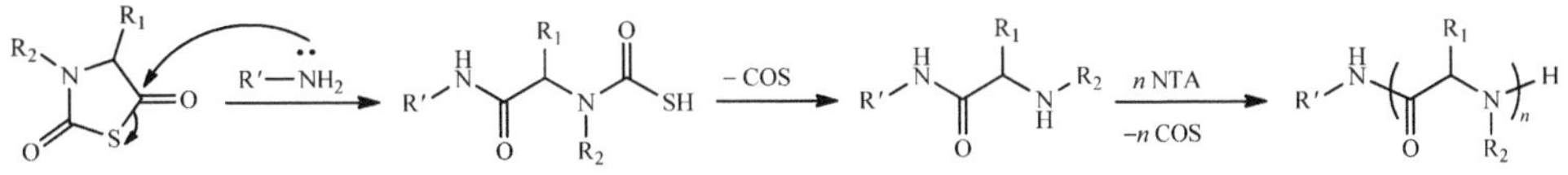

图 4.17 伯胺引发 NTA 单体的开环聚合

最近，Ling 课题组通过改变聚合温度成功解决了上述问题。他们在 60℃下，以四氢呋喃（THF）作为溶剂，使用正丁胺成功实现了 Tyr-NTA 和 DOPA-NTA 的受控开环聚合，得到高产率和可预测分子量的聚氨基酸[46]。MALDI-TOF-MS 研究显示该聚合过程遵循 NAM 机理。进一步，通过顺序投入 Sar-NTA 和 DOPA-NTA 单体，可以合成具有不同链长的嵌段共聚物聚肌氨酸-b-PDOPA（PSar-b-PDOPA）（图 4.18），再次表明伯胺引发的 NTA 开环聚合具有良好可控性。

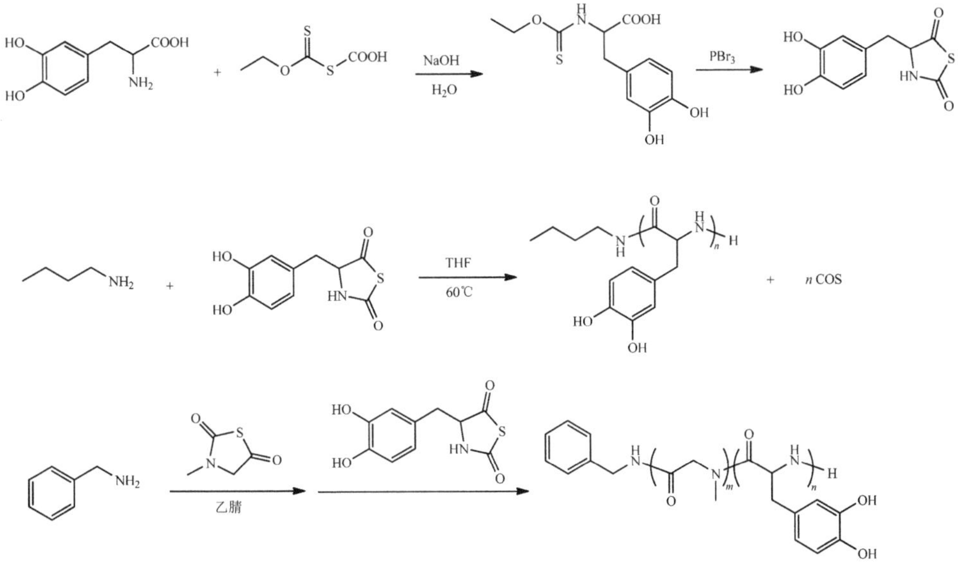

图 4.18 聚肌氨酸-b-PDOPA 嵌段共聚物的合成

4.4 聚氨基酸的侧基功能化

事实上，无论是天然氨基酸还是化学修饰后的氨基酸单体，在聚合之后其骨架结构都是一样的。这样的话，侧链的结构、组成及其排列方式将最终决定聚氨基酸的理化性质，如亲疏水性、极性、电荷种类与密度、特殊的生物活性等。由此可见，制备侧基功能化的聚氨基酸将大大拓宽这类材料的应用领域，满足不同的生物医学应用需求。本节将从化学合成的角度系统地介绍目前常用的几种聚氨基酸侧基功能化的策略。

4.4.1 传统的"保护-脱保护-化学键合"法

一般，在天然蛋白质上进行化学修饰，即对其赖氨酸残基的氨基、精氨酸残基的胍基、谷氨酸/天冬氨酸残基的羧基、半胱氨酸残基的巯基、丝氨酸残基的羟基以及组氨酸残基的咪唑基等进行化学修饰。类似地，较为经典的功能化聚氨基酸的制备方法是首先将含有保护基团的 NCA 单体聚合，再将保护基团脱去最终得到含有反应活性侧基的聚氨基酸，最后将目标分子与之键合得到相应的侧基功能化聚氨基酸材料（即"保护-脱保护-化学键合"法，见图 4.19）[47]。特别地，聚谷氨酸、聚天冬氨酸和聚赖氨酸由于其合成和纯化步骤较为简单，是最为常用的含可反应基团的聚氨基酸材料。其中，聚谷氨酸/天冬氨酸的制备可分为四步：①利用苄基保护远端的羧基；②在三光气作用下合成相应的 NCA 单体；③用初级胺、过渡金属复合物或者硅氮烷引发 NCA 单体的开环聚合，获得侧基含保护基团的聚氨基

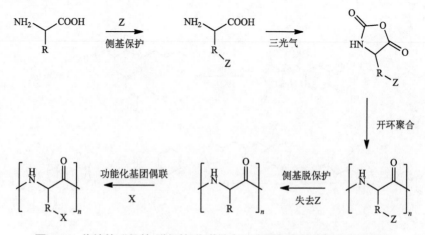

图 4.19　传统的"保护-脱保护-化学键合"法制备侧基功能化聚氨基酸

酸；④利用强酸如 HBr，或者钯碳催化剂（加氢气）脱除苄基保护基得到最终产物。类似地，聚赖氨酸的制备过程和上述步骤相近，只是所用的保护基团不同，如叔丁氧羰基（Boc）、三氟乙酰基（TFA）、9-芴甲氧羰基（Fmoc）等[48]。

利用上述方法得到的含有羧基或氨基侧基的聚氨基酸材料，可以进一步对其侧基进行修饰，获得更多的功能化聚氨基酸材料。例如，利用 3-氨基苯硼酸分子与聚谷氨酸键合，得到葡萄糖敏感的胰岛素载药胶束[49]；利用肉桂醇与聚谷氨酸键合，在紫外光作用下得到具有光交联结构的纳米凝胶[50]；利用顺铂作为交联剂得到核交联的聚乙二醇-聚谷氨酸纳米颗粒[51]；采用一系列含不同取代基的马来酸酐修饰聚赖氨酸侧基得到不同 pH 敏感度的载药纳米胶束[52]；将末端氨基化的聚（N-异丙基丙烯酰胺）与聚谷氨酸反应，得到温度和 pH 双重响应的接枝共聚物[53]；利用羟乙基丙烯酸甲酯与聚谷氨酸侧链羧基键合，再与 N-异丙基丙烯酰胺共聚生成温度和 pH 双重响应的水凝胶[54]；或者用末端氨基化的聚（N-异丙基丙烯酰胺）直接引发谷氨酸苄酯 NCA 开环聚合，侧基部分脱保护后得到温度和 pH 双重响应且 pH 响应范围可调节的共聚物[55]；利用末端氨基化的聚（N-异丙基丙烯酰胺）直接引发苄氧羰基保护的赖氨酸 NCA 开环聚合，侧基脱保护后得到温度和 pH 双重响应的嵌段共聚物[56]；等等。

这种侧基功能化方法虽然可以用于制备包括多糖、小分子药、多肽，甚至聚合物修饰的聚氨基酸，但其缺点也十分明显，如制备保护的 NCA 以及后续脱保护过程较为烦琐；键合反应需要加入的催化剂既增加了成本也增加了纯化终产物的难度；聚合物侧基的化学键合效率难以达到百分之百[57]。

4.4.2　侧基交换反应用于聚氨基酸的侧基功能化

侧基交换反应用于聚氨基酸侧基功能化的方法一般针对聚谷氨酸酯和聚天冬氨酸酯类聚合物。这两种侧基为羧基的氨基酸在制备 NCA 之前往往采用苄基进行保护，聚合后得到相应的聚（γ-苄基-L-谷氨酸酯）（PBLG）和聚天冬氨酸苄酯，它们很容易与带有氨基或者羟基的目标分子发生氨解或酯交换反应，从而直接得到侧基功能化的聚氨基酸产物，避免了侧基脱保护和化学键合的过程。

氨解是指在含有氨基的化合物作用下，PBLG/聚天冬氨酸苄酯的苄醇（或者其他醇类保护基）被氨基化合物氨解生成含酰胺键新侧基的过程。

Kataoka 等[58]研究发现聚（β-苄基-L-天冬氨酸酯）（PBLA）在 DMF 溶剂中可以通过形成一种琥珀酰亚胺中间体，并进一步通过氨基开环转化为 α, β 不同构象的主链，实现定量、快速的氨解反应（图 4.20）；而在二氯甲烷溶剂中发生氨解时其光学构象基本保持不变（>95%），但是反应速率会大大降低。基于此种简单定量的氨解方法，Kataoka 课题组在聚天冬氨酸侧链上引入 N,N-二异丙基乙二胺、1,2-乙二胺、1,5-戊二胺、N-(3-氨丙基)吗啉等各种功能分子，能够分别得到 pH 和温度双重响应聚合物[58,59]、阳离子基因载体[60]、半透过性聚合物囊泡[61]等各类功能化聚氨基酸材料。

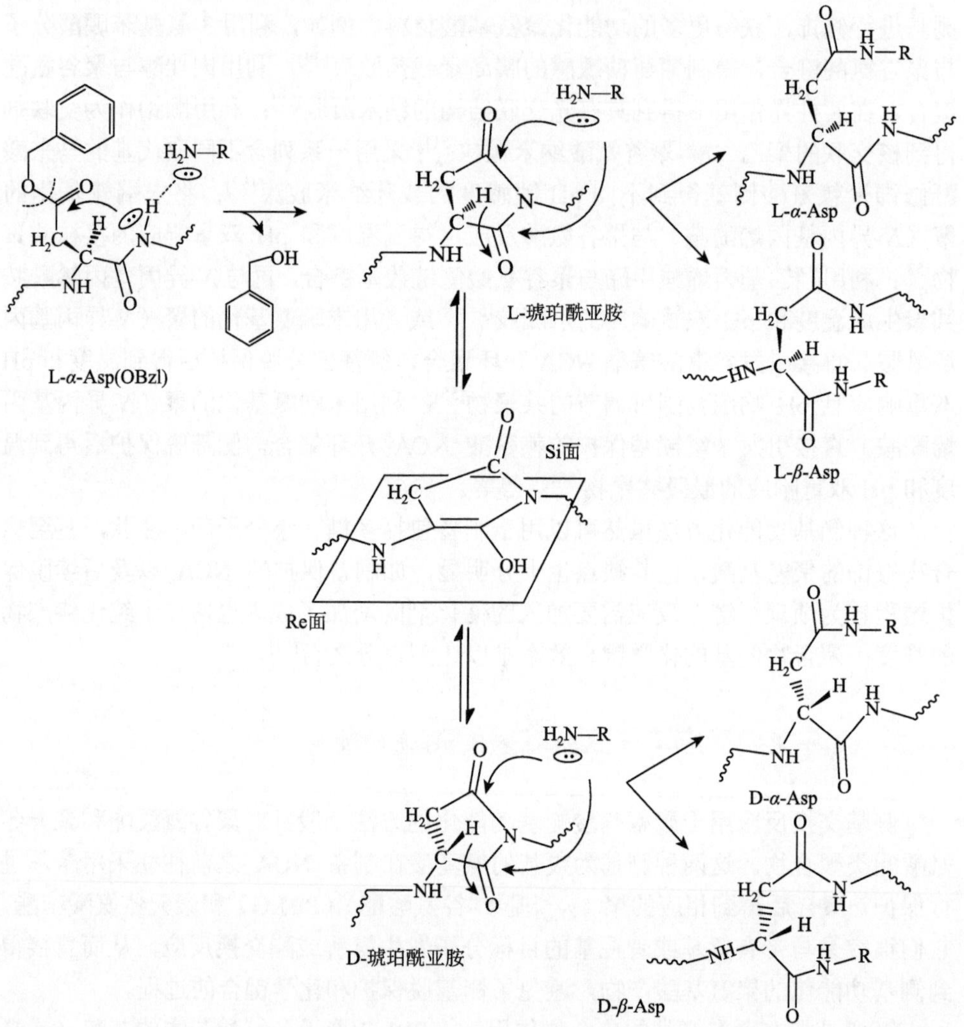

图 4.20　PBLA 的氨解机理

与 PBLA 的定量氨解不同，PBLG 在氨解过程中其主链酰胺键容易发生断链[62]，这大大限制了其实际应用。Schacht 课题组[63]系统研究了在不同温度和加入不同量的催化剂 2-羟基吡啶（起到催化酯键氨解的作用）的条件下，乙醇胺对 PBLG 的氨解过程。结果表明，无论是室温还是在 40℃的情况下，在加入

5 倍当量的催化剂后，氨解的速度大大提高（达到 50%的转化率，所需反应时间也从 4d 缩短到 8h），并且可以很大程度上抑制聚谷氨酸主链的断裂，这为通过氨解得到功能化的聚谷氨酸材料提供了可能。

酯交换与氨解的区别在于取代原有聚谷氨酸/天冬氨酸酯类保护基的不是胺类分子，而是功能化的醇类分子。例如，Huang 等通过用一系列功能化的醇类小分子对 PBLG 进行侧基酯交换反应，得到了包括氯、叠氮、炔基、双键等各种侧基功能化的聚谷氨酸材料（图 4.21）[64]。通过调节醇的投料当量、温度和反应时间，可以得到取代率从 12.1%～55.8%不等的功能化聚谷氨酸材料。并且，研究发现加入一定量的苄醇，可以有效地抑制主链的断链行为。不过这种方法得不到侧链完全功能化的产物，其应用有一定的局限性。

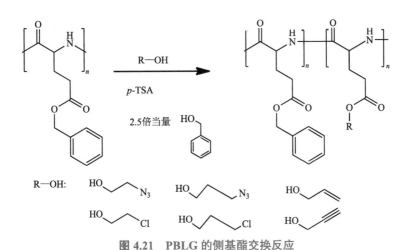

图 4.21　PBLG 的侧基酯交换反应

4.4.3　含功能基团 NCA 单体的合成及其聚合物

相比于上述两种聚氨基酸侧链功能化的方法，直接合成具有目标功能化侧基的 NCA 单体，再进一步开环聚合可以直接得到最终具有侧链功能化的聚氨基酸（少数情况下，如含糖侧基的聚氨基酸需要一步脱保护过程才能得到最终产物）。这种方法避免了氨解或酯交换过程中主链断裂的可能，同时也大大提高了侧基功能化修饰的程度（可达 100%）。

在聚氨基酸侧基上引入寡聚的乙二醇链段可以赋予材料温度敏感、抗污和自组装等性能。Deming 等合成了一种二甘醇（EG）修饰的赖氨酸 NCA 单体——N^{ε}-2-[2-(2-甲氧基乙氧基)乙氧基]乙酰-N^{α}-Z-L-lysine-NCA（EG$_2$-Lys NCA）[图 4.22（a）]，并进一步开环聚合得到相应的功能化聚赖氨酸 Poly(EG$_2$-Lys)[65]。这是一种非离子的、水溶性的聚氨基酸，其在溶液中是完全的 α 螺旋构象，不受极端 pH（2～12）

和高浓度盐（3mol/L 氯化钠、1mol/L 尿素或 1mol/L 盐酸胍）的影响；在高温（85℃）下仍然具有一定的构象并且具有耐蛋白酶降解性能。随后在 2004 年，Deming 等将聚（L-亮氨酸）（PLeu）链段引入到 Poly(EG$_2$-Lys)中得到嵌段聚合物 Poly(EG$_2$-Lys)-*b*-PLeu[66]。该嵌段共聚物具有自组装形成囊泡的能力，其粒径和组装结构可以通过改变嵌段的有序构象来调节，与病毒衣壳蛋白的组装行为非常相似。而将 L-亮氨酸用外消旋亮氨酸代替得到的 Poly(EG$_2$-Lys)- *b*-P(D, L-Leu)，则同时拥有异常刚性的亲水嵌段与无序的疏水嵌段，可以组装成非常稳定的聚氨基酸纳米胶束[67]。在此基础上，Klok 等利用表面引发开环聚合 EG$_3$-Lys NCA 和 EG$_8$-Lys NCA 单体［图 4.22（b）］，得到了在 pH 4～9 范围内具有稳定 α 螺旋结构的寡聚乙二醇功能化的聚赖氨酸分子刷，并且表现出显著的抗非特异性蛋白吸附的能力[68]。值得注意的是，Deming 等将赖氨酸骨架换成丝氨酸或者半胱氨酸，得到了 Poly(*O*-EG$_2$-L-serine)和 Poly(*S*-EG$_2$-L-cysteine)［图 4.22（c）］，结果发现只有 Poly(*O*-EG$_2$-L-serine)具有很好的水溶性，它在水相中采取无规卷曲构象（无论 pH、温度、缓冲溶液如何改变），而在加入甲醇、乙腈等有机溶剂或者在固态时可以明显观察到 β 折叠构象[69]。此外，Li 课题组合成了一系列侧基修饰了寡聚乙二醇的聚谷氨酸材料——Poly(EG$_{1,2,3}$-L-Glu)［图 4.22（d）］，它们在水相中表现出温度敏感性；而且通过改变所用氨基酸的旋光构象（D 替换 L 型）、共聚采用不同 NCA 单体或者调控侧基 EG 链的长度和比例，均可以对材料的最低临界溶解温度（LCST）实现可控调节[70]。

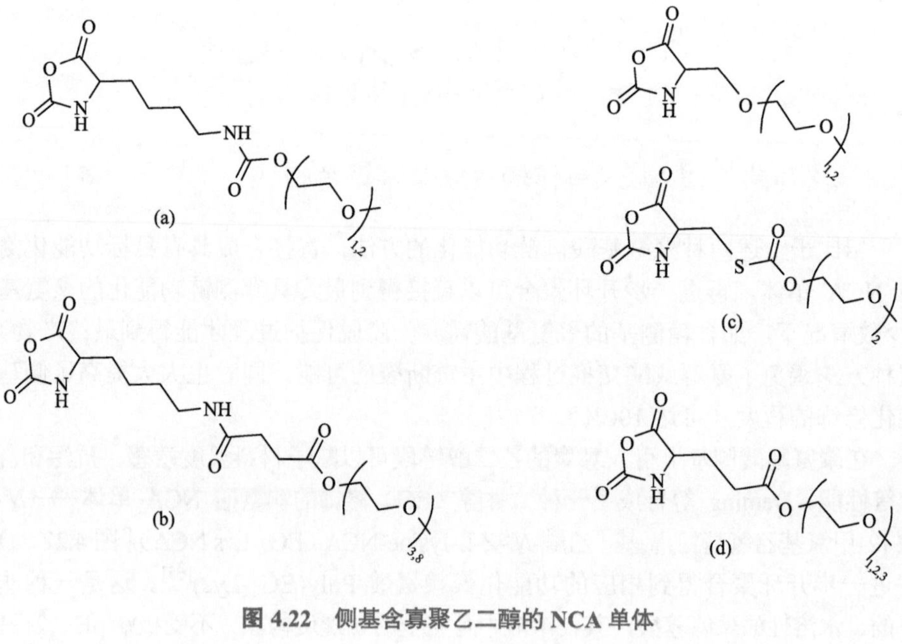

图 4.22　侧基含寡聚乙二醇的 NCA 单体

    模拟天然糖蛋白合成含糖侧基的聚氨基酸一直是研究的热门方向。虽然,丝氨酸侧基修饰糖分子的 NCA 早在 20 世纪 60 年代就已成功制备,但是由于糖分子引入的大的空间位阻以及糖残基和 NCA 环之间的氢键作用影响,合成聚合度较高的含糖聚氨基酸一直难以实现。后来尝试新的合成方法虽然得到了多种含糖侧基的 NCA,但是又由于纯化过程存在种种问题,真正意义上的开环聚合合成含糖聚氨基酸一直难以实现[71]。直到 2010 年,Deming 等使用葡萄糖、半乳糖、甘露糖修饰赖氨酸侧基,经过五步反应得到了糖基化的 L-lysine NCA [图 4.23 (a)],这种通过 C—C 单键连接糖基,酰胺键连接赖氨酸 NCA 的单体保证了其稳定性和生化活性不被破坏,再进一步引发上述 NCA 单体的活性开环聚合可以得到高分子量并且分子量分布较好的糖基化聚氨基酸(糖基化程度可以达到 100%)[72]。随后在 2012 年,Deming 等又将修饰了双键的半乳糖、葡萄糖残基通过点击化学反应键合到半胱氨酸的巯基上,进一步合成糖基化的 Cys-NCA [图 4.23 (b)],开环聚合得到一种水溶性的,具有 α 螺旋构象的糖基化聚氨基酸[73]。有趣的是,当 H_2O_2 存在时,这种含糖聚氨基酸侧链上的 S 原子可以被氧化为砜,进而增加了其空间位阻作用,使得材料的二级结构从 α 螺旋转变为无规卷曲。此外,Gupta 等提出了一种只需要三步反应合成糖基化 Lys-NCA 的策略[74]。他们使用 N^ε-Boc-N^α-Z-lysine 苄酯作为原料,在氯金酸催化下,与炔丙基-1, 2-葡萄糖/甘露糖原酸酯反应生成以氨基甲酸酯连接的葡萄糖-赖氨酸(glucose-lysine)衍生物,脱保护之后即可合成相应的含糖 NCA 单体[图 4.23(c)]。所得 NCA 单体在正己胺或 N_3-PEG-NH_2 引发下得到侧链糖基化的聚氨基酸均聚物及共聚物。

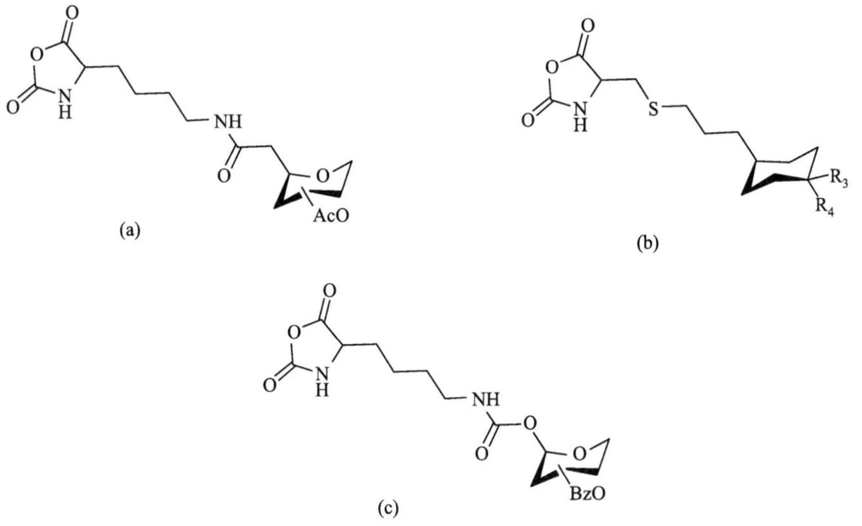

图 4.23　侧基含糖的功能化 NCA 单体

(a) 甘露糖、半乳糖、葡萄糖残基; (b) 半乳糖、葡萄糖残基; (c) 甘露糖、葡萄糖残基

除了上述含糖基 NCA 单体之外，许多含有光学活性或光反应性的基团，如偶氮苯基、肉桂基、2-硝基苄基以及各种发色团的 NCA 单体 [图 4.24（a）～（f）] 及其相应的侧基功能化聚氨基酸，也被制备和应用于各种领域。例如，引入刚性的偶氮苯基团可以赋予聚氨基酸更稳定的空间结构，同时凭借其在紫外/可见光作用下的顺反异构特点可以调节聚氨基酸的二级结构（如从螺旋到无规卷曲等），进而改变材料的宏观性能（如膜通透性等）[图 4.24（a）～（c）][75-78]。侧链引入肉桂基的聚氨基酸可以在紫外光照射下形成二聚体进而发生交联，以此制备具有稳定核交联结构的纳米载药胶束 [图 4.24（d）][79]。含有 2-硝基苄基修饰的聚半胱氨酸-聚乙二醇嵌段聚合物可以组装成为载药纳米颗粒，并且可以通过 365nm 紫外光照射脱除 2-硝基苄基保护基团，以此达到药物控制释放的目的 [图 4.24（e）][80]。Sisido 等合成了一种含发色团的 NCA 单体 [图 4.24（f）]，并研究了该聚合物在一维螺旋结构下的光谱性质[81, 82]。

除上述三大类功能化 NCA 外，人们还报道了多种含其他功能基团的 NCA 单体 [图 4.24（g）～（i）]。例如，Amblard 等将特定序列的短肽修饰到谷氨酸侧基，并合成相应的 NCA [图 4.24（g）]，进而聚合得到以聚谷氨酸为主链，特定功能短肽为侧基的刷型聚氨基酸[83]。Deming 等合成了侧基为邻苯二酚结构的 NCA 单体 [图 4.24（h）]，与赖氨酸 NCA 共聚得到的嵌段聚合物表现出贻贝仿生的生物胶功能，能够高效黏附多种材料[84]。Ohkawa 等制备了含有磷酸根侧基的聚丝氨酸与聚苏氨酸 [图 4.24（i）]，进而研究其对碳酸钙晶体生长过程和形貌的影响，用来模拟生物矿化过程[85]。Chen 等则通过制备胱胺酸 NCA 单体，进一步利用带氨基末端的聚乙二醇（mPEG-NH$_2$）作为引发剂，引发胱胺酸-NCA 和苯丙氨酸-NCA 共聚一步得到还原响应性的核交联纳米凝胶。该纳米凝胶能够有效担载阿霉素，是一类高效、低毒的纳米药物载体[86, 87]。

4.4.4 侧基含可反应基团的 NCA 单体的合成及其聚合后修饰

虽然利用上述侧基功能化的 NCA 可以避免传统聚氨基酸侧基修饰方法中的保护-脱保护过程，也避免了侧基修饰的不完全性，但是这种方法合成 NCA 单体往往步骤较多，其纯化过程复杂且有时存在难以实现可控聚合的难题。因此，科学家进一步合成了侧基携带可反应基团的 NCA 单体，这样可以避免烦琐的功能化单体制备过程，而且得到的聚合物可以通过高效的侧基修饰反应获得功能化的聚氨基酸材料，是一种更具普适性的聚氨基酸侧基功能化方法。

这种侧基含可反应基团的聚氨基酸功能化方法的发展得益于由 Sharpless 等提出的点击化学反应的发展[88]。从 21 世纪初开始，点击化学反应由于具有高效性、高选择性、条件温和且耐受其他基团干扰等特点，在药物合成、生物键合和高分子

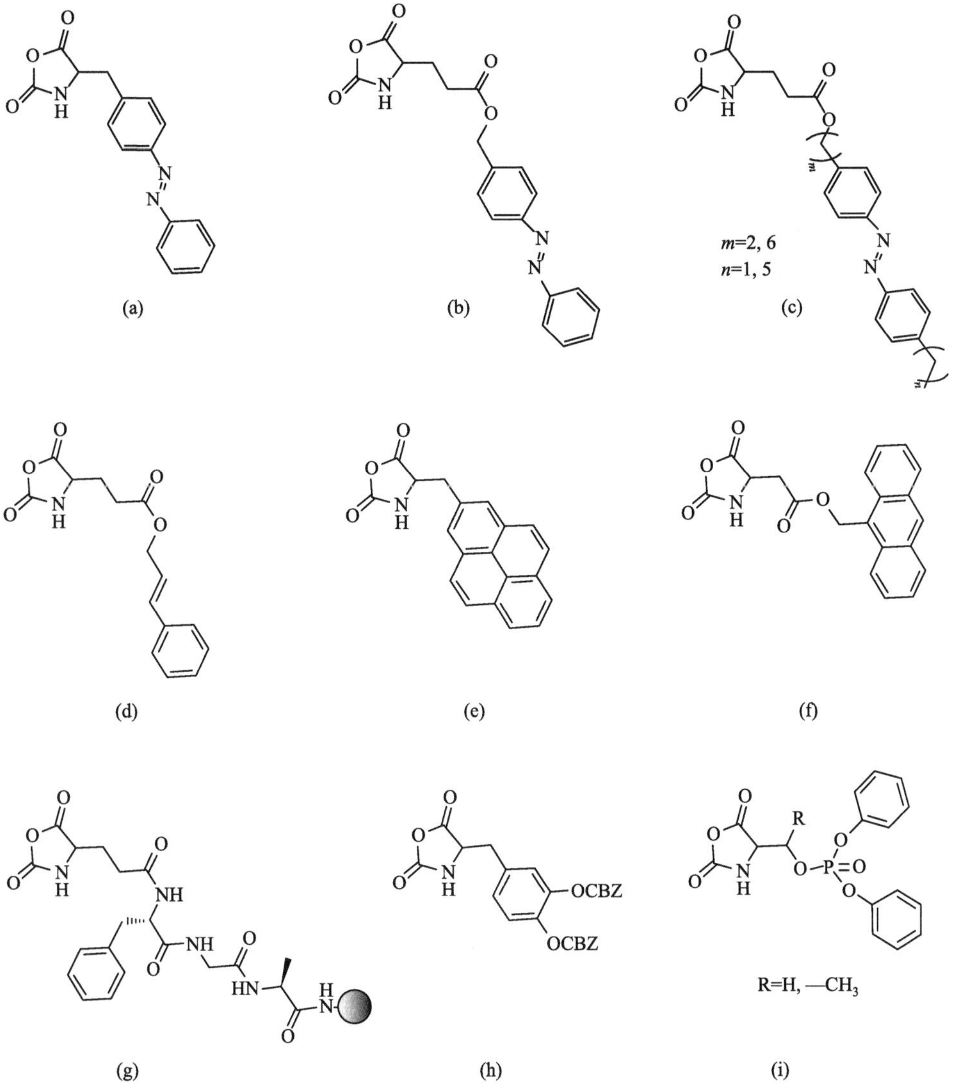

图 4.24　各类含有光学性质基团及其他基团的 NCA 单体

合成等领域都获得了广泛的应用。鉴于此，近些年来，许多具有点击化学反应能力的功能化聚氨基酸被相继开发和应用，这其中麻省理工学院（MIT）的 Hammond 课题组和中科院长春应化所的陈学思课题组几乎同时开展了相关开创性的研究工作。在 2009 年，Hammond 等[89]以及 Chen 等[90]分别合成了 γ-炔丙基-L-谷氨酸酯-NCA。其中，Hammond 课题组将不同长度的叠氮化 PEG 通过一价铜催化的叠氮-炔基点击化学反应键合到对应的炔基功能化的聚谷氨酸

（PPLG）上，实现了 96%以上的 PEG 接枝率。这是首次高分子侧链接枝率达到 90%以上，其原因是 PPLG 的刚性螺旋结构使得所有的炔基都伸展暴露在聚合物骨架之外，使其能够更高效地键合 PEG 链段。而 Chen 课题组则将不同的叠氮化单糖分子，通过叠氮-炔基点击化学反应高效地修饰到炔基功能化的 PPLG 上，制备了一系列水溶性且呈现 α 螺旋构象的糖聚肽高分子［图 4.25（a）］，并通过改变侧链糖基组成实现了糖聚肽高分子与凝集素蛋白作用力的调控[90]。此后，Chen 课题组进一步发展了这种通过点击化学反应可修饰的聚氨基酸材料，并将其应用于制备智能的高分子材料和纳米药物载体。例如，Chen 等将带有叠氮基团的、含不同长度寡聚 PEG 修饰的甲基丙烯酸酯类共聚物链段通过点击化学反应键合到 PPLG 侧基［图 4.25（b）］，所得接枝共聚物的温敏性受到甲基丙烯酸酯类共聚物中寡聚乙二醇（OEG）链长的影响[91]。此外，选择合适的侧链结构，该接枝共聚物还可以在水溶液中组装成纳米胶束，可用作阿霉素药物的传输载体，并显示出温度和 pH 双重敏感的药物释放性能。此外，Chen 等还将一系列不同结构的三级胺分子通过点击化学反应键合到 PPLG 侧链上，研究了侧链三级胺的取代基以及其"linker"种类与聚合物材料的 pH、温度响应性能之间的关系［图 4.25（c）］。结果表明，随着取代基疏水性的增加，聚合物的 pH 转变点逐渐降低；而适当疏水程度的取代基和支化度高的"linker"，其对应的聚合物温敏性质更为明显[92]。与此同时，Hammond 等也将含有伯胺、仲胺、叔胺等不同结构的叠氮化合物键合到 PPLG 上，制备了 pH 敏感且具有可逆自组装行为的聚氨基酸胶束，并将其用于核酸递送[93]。此后，Hammond 等又将修饰了不同长度烷基链（$C_1 \sim C_{12}$）的季铵盐结构键合到 PPLG 侧链上，所得聚合物则表现出不同程度的广谱抗菌活性，有望应用于医疗器件的表面涂层[94]。此外，Chen 等还将叠氮化的小分子药物通过点击化学反应键合到 PPLG 侧链上，制备具有肿瘤细胞内微环境响应性的抗肿瘤高分子前药。例如，在 2016 年，他们使用叠氮化的含酰肼键的阿霉素和双端叠氮化的乙二硫醚同时与 mPEG-b-PPLG 嵌段共聚物发生键合反应，一步制备了 pH 与谷胱甘肽（GSH）双重响应的交联前药纳米凝胶［图 4.25（d）］[95]。体内试验结果表明，这种可控释放阿霉素的纳米凝胶比游离阿霉素对肿瘤的治疗效果更好并且降低了阿霉素药物的毒副作用。2018 年，该课题组使用叠氮化的二硝基苯磺酰胺小分子键合到 mPEG-b-PPLG 嵌段共聚物上，首次得到可释放 SO_2 的高分子前药［图 4.25（e）］。该高分子前药能够有效担载阿霉素药物，形成载药胶束。所得载药胶束在细胞内 GSH 的作用下，能够同时释放出阿霉素药物和 SO_2。其中，SO_2 分子能够提高细胞内的活性氧（ROS）浓度并降低 GSH 浓度，可以有效逆转肿瘤细胞的耐药性，并对耐药性肿瘤细胞显示出高效的增殖抑制作用[96]。

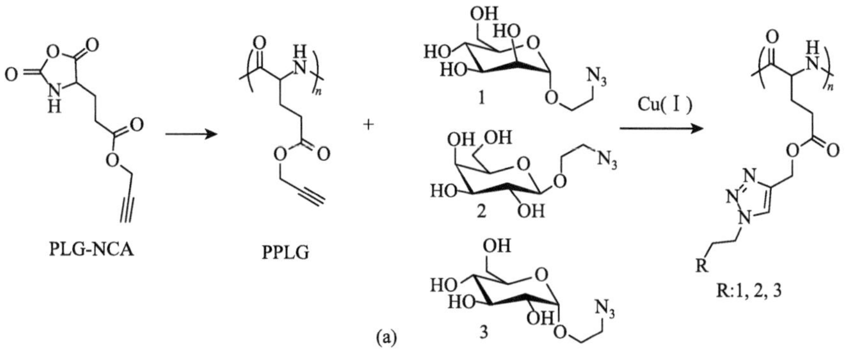
PLG-NCA
PPLG
Cu(Ⅰ)
R:1, 2, 3

(a)

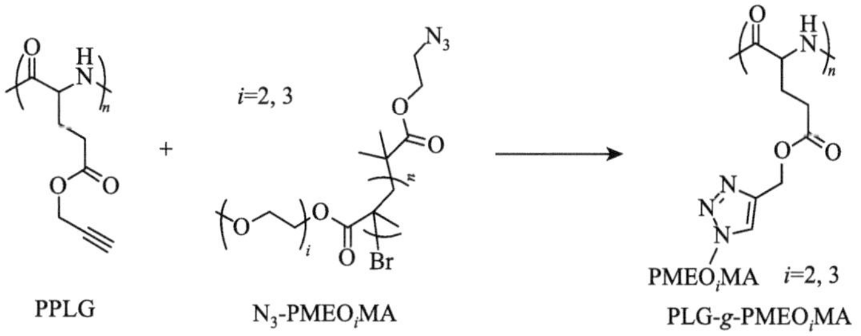
PPLG
i=2, 3
N3-PMEOiMA
PMEOiMA i=2, 3
PLG-g-PMEOiMA

(b)

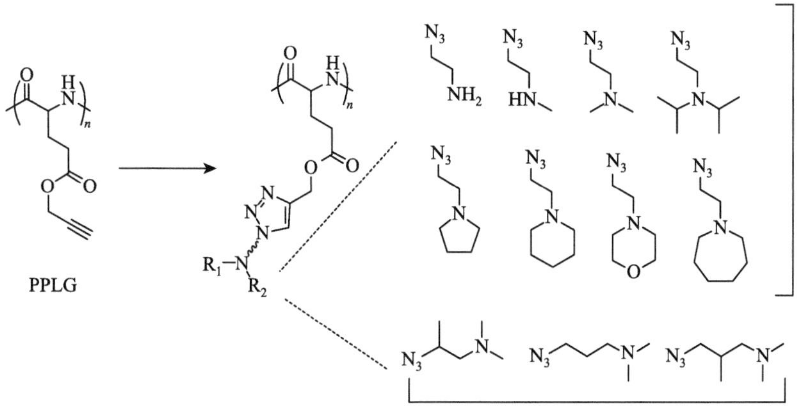
PPLG

(c)

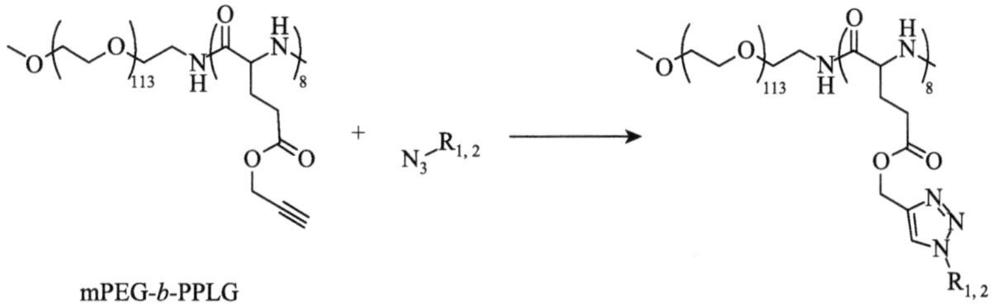
mPEG-b-PPLG

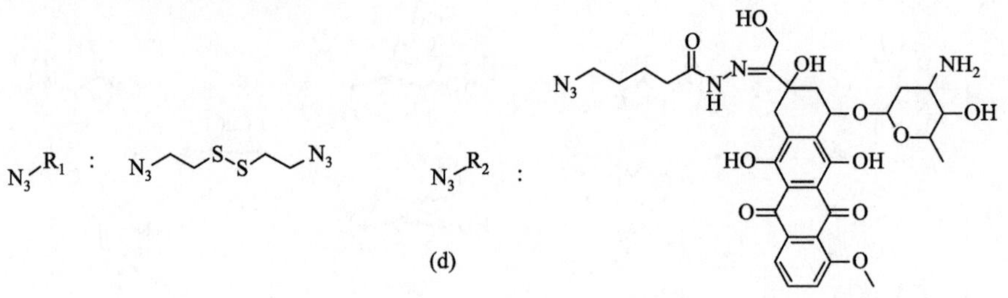

(d)

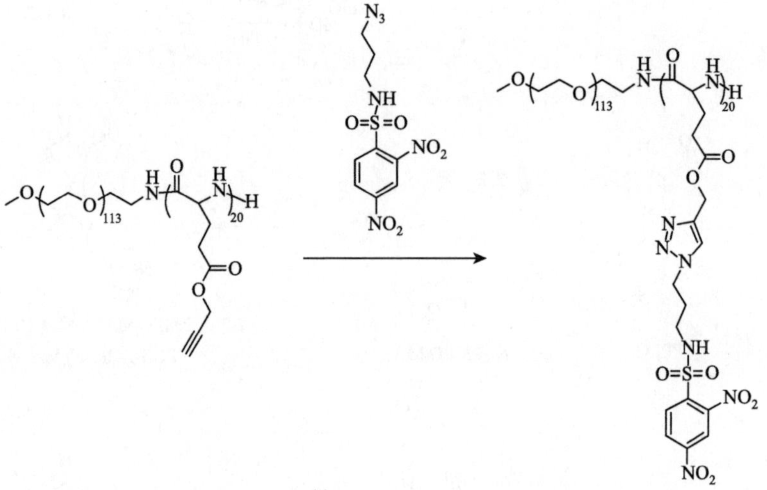

(e)

图 4.25 聚（γ-炔丙基-L-谷氨酸酯）的合成及其反应后点击化学修饰

除了上述的 PPLG 材料外，科学家还陆续开发了多种侧链含可进行 Cu(Ⅰ)-催化点击化学反应的炔基或叠氮基功能化的聚氨基酸材料。例如，Zhang 等报道了一种 γ-氯丙基-L-谷氨酸酯-NCA［图 4.26（a）］，聚合后得到的聚氨基酸侧基末端的氯原子可以在叠氮化钠的作用下转化为叠氮基团，得到含叠氮基团侧基的聚氨基酸。该聚合物可以进一步通过 Cu(Ⅰ)-催化点击化学反应键合含有炔基的糖分子，还能够定量地修饰含有炔基的 PEG-b-PLA 链段，制备具有稳定 α 螺旋构象骨架的刷状聚合物[97]。

Heise 等则合成了非天然的氨基酸——炔丙基甘氨酸的 NCA 单体[图 4.26(b)]，其开环聚合后得到的炔基功能化聚氨基酸，可通过点击化学反应高效连接叠氮化半乳糖分子得到糖基化的聚氨基酸；所得糖基化的聚氨基酸还具有特异识别凝集素蛋白的功能[98]。2013 年，Deming 等进一步报道了一种叠氮功能化的赖氨酸和鸟氨酸衍生物的 NCA 单体［图 4.26（c）］，其开环聚合后得到的侧基叠氮功能化的聚氨基酸，可进一步和炔基功能化的小分子通过点击化学反应高效键合，获得侧基功能化的聚氨基酸材料[99]。

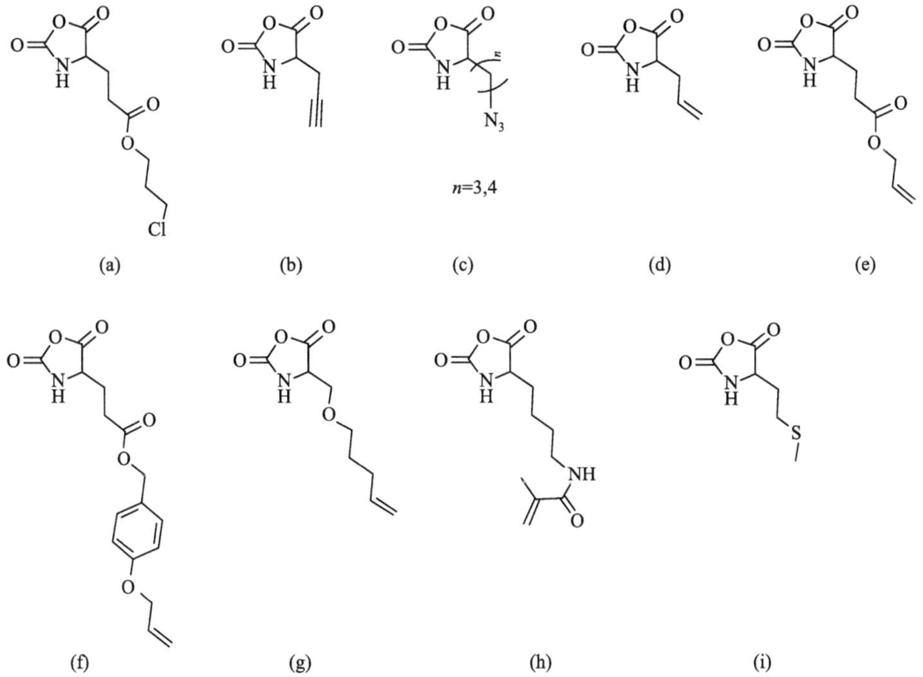

图 4.26　含有可进行点击化学反应侧基的 NCA 单体

　　除了基于叠氮-炔基的点击化学反应外，巯基-烯（thiol-ene）的点击化学反应也非常高效，同时该反应还不需要使用金属催化剂，能够避免因金属催化剂的残留带来的毒副作用。Schlaad 等率先合成了烯丙基甘氨酸的 NCA 单体[图 4.26（d）]，并通过伯胺引发聚合得到侧基双键功能化的聚氨基酸材料；进一步在偶氮二异丁腈（AIBN）作用下以自由基介导的 thiol-ene 反应机理将巯基丙酸甲酯和含巯基的葡萄糖分子键合到聚氨基酸的侧链上，获得侧基功能化的聚氨基酸材料[100]。Zhang 等则合成了 γ-烯丙基-L-谷氨酸酯-NCA 单体［图 4.26（e）］，并将其与 γ-氯丙基-L-谷氨酸酯-NCA 分步共聚得到嵌段共聚物；随后再用叠氮化钠修饰得到叠氮和双键双功能化的聚谷氨酸嵌段共聚物材料。所得材料能够与含有炔基的甘露糖和巯基丙酸进行分步点击化学反应，得到水溶性且具有 α 螺旋构象的聚氨基酸材料[101]。2011 年，Cheng 等也制备了一种烯丙基-O-苄基谷氨酸酯-NCA 单体［图 4.26（f）］，其开环聚合得到的双键功能化的聚氨基酸可以和巯基乙胺通过点击化学反应键合，得到在水溶液中具有高度 α 螺旋构象（81%）且 α 螺旋构象不受 pH、盐浓度和温度等条件影响的聚氨基酸材料[102]。随后，该课题组又合成了戊烯基修饰的丝氨酸-NCA 单体［图 4.26（g）］，聚合后得到的双键功能化聚丝氨酸又通过点击化学反应键合巯基乙胺，最终得到具有 β 折叠构象的阳离子聚氨基酸材料；

该材料在许多细胞系中表现出类似穿膜肽的穿透细胞膜性能，并且具有较低的细胞毒性[103]。2015 年，Chen 等采用甲基丙烯酰氯修饰 Boc-赖氨酸，进而制备了双键功能化的赖氨酸 NCA 单体［图 4.26（h）］，该单体在开环聚合之后得到侧链含有甲基丙烯酰胺结构的聚氨基酸材料，可以再与含巯基化合物进行点击化学反应得到各种侧基功能化的聚氨基酸材料[104]。此外，Yang 等还将巯基丙酸通过 thiol-yne 点击化学反应键合到 PPLG 的侧基上，得到侧链含有高密度羧基的两亲性聚氨基酸材料，该材料可以组装为囊泡并可用于调控碳酸钙的生物矿化过程[105]。除此之外，在 2012 年，Deming 等还报道合成了 L-甲硫氨酸-NCA 单体［图 4.26（i）］及其相应的聚合物，并且发现所得聚合物的甲基硫醚侧基可以与各种烷基化试剂高效反应，表现类似于点击化学反应的特点，进而可以获得多种侧链功能化的聚氨基酸材料[106]。

除了上述那些含可以进行点击化学反应基团的 NCA 单体及聚合物之外，还有多种含其他类型可反应基团的 NCA 及其聚合物也被报道。例如，Deming 等合成了烯丙氧羰基-氨基酰胺基团修饰的赖氨酸 NCA（allyloxycarbonyl- aminoamide- L-lysine NCA）单体［图 4.27（a）］，通过同时使用两种催化剂——(PMe₃)₄Co 和 dmpeNi(COD)，实现了一锅法串联制备圆柱形刷状聚氨基酸材料，无须中间分离与纯化[107]。其具体反应过程为：首先，在(PMe₃)₄Co 引发上述 NCA 聚合时，烯丙氧羰基-氨基酰胺基团保持惰性；接着，所得的聚氨基酸在 dmpeNi(COD) 作用下侧基原位激活，引发另一种 NCA 单体（γ-苄基-L-谷氨酸酯-NCA）聚合得到高密度的圆柱形聚氨基酸分子刷。Chen 等则合成了一种 γ-氯乙基-L-谷氨酸酯-NCA 单体［图 4.27（b）］，其聚合后得到的含氯乙基侧基的聚谷氨酸酯，可以进一步引发甲基丙烯酸酯类单体的 ATRP，得到梳形的温敏性聚氨基酸材料[108]。2013 年，Zhong 等制备了乙烯基砜取代的半胱氨酸 NCA 单体［图 4.27（c）］，并将其和 γ-苄基-L-谷氨酸酯-NCA 等单体共聚得到分子量分布较好的共聚物。进一步，利用乙烯基砜侧基与巯基乙醇、巯基乙胺、半胱氨酸、巯基修饰的半乳糖等发生迈克尔（Michael）加成反应，可以用来制备糖聚肽高分子、智能聚氨基酸涂层，以及构建原位交联聚氨基酸水凝胶等[109]。此外，Cheng 等合成了 γ-(4-乙烯基-苄基)-L-谷氨酸酯-NCA 单体［图 4.27（d）］，并通过六甲基二硅氮烷引发开环聚合得到相应的侧基功能化聚氨基酸材料[110]。随后，他们分别通过臭氧、乙醛、四氧化锇、N-甲基吗啉-N-氧化物等对聚合物进行处理，可以高效地将侧基末端——乙烯基转化为羟基、醛基、羧基等侧基功能化的聚氨基酸材料。另外，他们还通过紫外光照射引发侧基乙烯基交联形成有机凝胶。这些聚合后修饰的策略为聚氨基酸材料的侧基功能化提供了很好的新思路。最近，Cheng 等还合成了 γ-氯己基-L-谷氨酸酯-NCA 单体［图 4.27（e）］，聚合之后侧链上的氯原子可以和甲基苯并咪唑反应成盐，得到的阳离子聚氨基酸材料表现出优异的抗菌活性[111]。随后，他们又合成了天然的酪氨酸 NCA 单体 [图 4.27（f）]，聚合后得到的酪氨酸侧基可以在磷酰氯作用下修饰上磷酸基团。这种侧基磷酸化的聚酪氨酸表现出对磷酸酶高度灵敏的响应性，可以用于制备酶响应性高分子材料[112]。

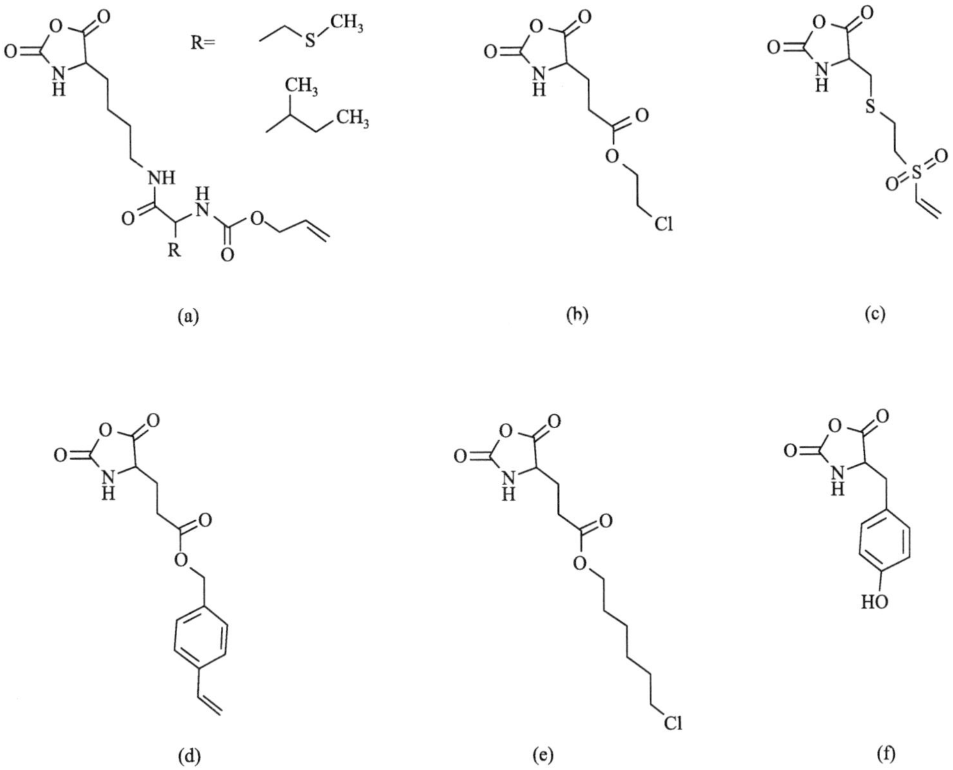

(a)　(b)　(c)

(d)　(e)　(f)

图 4.27　其他含可反应侧基的 NCA 单体

4.5　总结与展望

　　从 1906 年第一次合成 NCA 单体算起，聚氨基酸的化学合成研究已有一百多年的历史。最初，化学合成聚氨基酸方法的开发是为了寻求新的化学途径去实现人工合成蛋白质或多肽。然而，时至今日，虽然通过传统聚合的方法还不能够实现这个目标，但是近 20 年来聚氨基酸材料在新单体制备、可控开环聚合和侧基功能化等方面都取得了长足的进步，从而使其成为一种具有良好生物相容性和生物可降解性能的高分子材料，并被广泛应用于组织工程、药物/基因递送、抗菌材料等生物医学领域。尽管如此，聚氨基酸合成和功能化领域仍然存在诸多挑战。从模拟天然蛋白质的角度，化学合成的聚氨基酸需要在以下几个方面取得突破：

①寻求高效的聚合方法，获得聚合度大于 **1000** 的超高分子量聚氨基酸；②开发序列可控聚氨基酸的合成方法，获得具有精密化学结构和可控序列结构的聚氨基酸材料；③努力实现聚氨基酸材料多级自组装，获得具有高级折叠结构的聚氨基酸材料；等等。从生物医学应用角度，化学合成的聚氨基酸具有以下挑战：①获得具有生物活性甚至药理活性的聚氨基酸材料；②获得更多的具有生物体内环境刺激响应性能且刺激响应性能可调的高分子材料；③开发更多新结构的聚氨基酸材料以满足不同的生物医学应用需求；等等。最后，随着有机化学、高分子化学和生物化学等多学科的发展，我们相信必将有更多的聚氨基酸合成和功能化方法涌现，从而大大促进聚氨基酸在生物医学领域的应用。

参 考 文 献

[1] Leader B，Baca Q J，Golan D E. Protein therapeutics：a summary and pharmacological classification. Nature Reviews Drug Discovery，2008，7：21-39.

[2] Kricheldorf H R. Polypeptides and 100 years of chemistry of alpha-amino acid *N*-carboxyanhydrides. Angewandte Chemie International Edition，2006，45：5752-5784.

[3] 肖春生. 侧基功能化聚谷氨酸的合成及其生物医学应用. 长春：中国科学院长春应用化学研究所，2011.

[4] Rinaudo M，Domard A. Circular dichroism studies on alpha-L-glutamic acid oligomers in solution. Journal of the American Chemical Society，1976，98：6360-6364.

[5] Obst M，Steinbuchel A. Microbial degradation of poly(amino acid)s. Biomacromolecules，2004，5：1166-1176.

[6] Nair L S，Laurencin C T. Biodegradable polymers as biomaterials. Progress in Polymer Science，2007，32：762-798.

[7] Li C. Poly(L-glutamic acid)：anticancer drug conjugates. Advanced Drug Delivery Reviews，2002，54：695-713.

[8] Tian H Y，Deng C，Lin H，et al. Biodegradable cationic PEG-PEI-PBLG hyperbranched block copolymer：synthesis and micelle characterization. Biomaterials，2005，26：4209-4217.

[9] Habraken G J，Peeters M，Thornton P D，et al. Selective enzymatic degradation of self-assembled particles from amphiphilic block copolymers obtained by the combination of *N*-carboxyanhydride and nitroxide-mediated polymerization. Biomacromolecules，2011，12：3761-3769.

[10] Maurer P H. Attempts to produce antibodies to a preparation of polyglutamic acid. Proceedings of the Society for Experimental Biology and Medicine，1957，96：394-396.

[11] Maurer P H，Subrahmanyam D，Katchalski E，et al. Antigenicity of polypeptides(poly alpha amino acids). The Journal of Immunology，1959，83：193-197.

[12] Benacerraf B，Ojeda A，Maurer P H. Studies on artificial antigens：Ⅱ The antigenicity in guinea pigs of arsanilic acid conjugates of copolymers of D- or L-alpha-amino acids. Journal of Experimental Medcine，1963，118：945-952.

[13] Deming T J. Synthetic polypeptides for biomedical applications. Progress in Polymer Science，2007，32：858-875.

[14] Leuchs H. Ueber die glycin-carbonsäure. Berichte Der Deutschen Chemischen Gesellschaft，1906，39：857-861.

[15] Collet H，Bied C，Mion L，et al. A new simple and quantitative synthesis of *α*-aminoacid-*N*- carboxyanhydrides (oxazolidines-2, 5-dione). Tetrahedron Letters，1996，37：9043-9046.

[16] Lagrille O，Danger G，Boiteau L，et al. Process improvement in amino acid *N*-carboxyanhydride synthesis by

N-carbamoyl amino acid nitrosation. Amino Acids，2009，36：341-347.

[17] Fujita Y，Koga K，Kim H K，et al. Phosgene-free synthesis of *N*-carboxyanhydrides of α-amino acids based on bisarylcarbonates as starting compounds. Journal of Polymer Science Part A：Polymer Chemistry，2007，45：5365-5370.

[18] Deming T J. Facile synthesis of block copolypeptides of defined architecture. Nature，1997，390：386-389.

[19] Hadjichristidis N，Iatrou H，Pitsikalis M，et al. Synthesis of well-defined polypeptide-based materials via the ring-opening polymerization of alpha-amino acid *N*-carboxyanhydrides. Chemical Reviews，2009，109：5528-5578.

[20] Kralingen L V. Controlled polymerization of amino acid derivatives：doctoral dissertation. Stellenbosch：University of Stellenbosch，2008.

[21] Dimitrov I，Schlaad H. Synthesis of nearly monodisperse polystyrene-polypeptide block copolymers via polymerisation of *N*-carboxyanhydrides. Chemical Communications，2003，23：2944-2945.

[22] Aliferis T，Iatrou H，Hadjichristidis N. Living polypeptides. Biomacromolecules，2004，5：1653-1656.

[23] Aliferis T，Iatrou H，Hadjichristidis N. Well-defined linear multiblock and branched polypeptides by linking chemistry. Journal of Polymer Science Part A：Polymer Chemistry，2005，43：4670-4673.

[24] Karatzas A，Iatrou H，Hadjichristidis N，et al. Complex macromolecular chimeras. Biomacromolecules，2008，9：2072-2080.

[25] Pickel D L，Politakos N，Avgeropoulos A，et al. A mechanistic study of α-(amino acid)-*N*-carboxyanhydride polymerization：comparing initiation and termination events in high-vacuum and traditional polymerization techniques. Macromolecules，2009，42：7781-7788.

[26] Vayaboury W，Giani O，Cottet H，et al. Living polymerization of α-amino acid *N*-carboxyanhydrides（NCA）upon decreasing the reaction temperature. Macromolecular Rapid Communications，2004，25：1221-1224.

[27] Habraken G J M，Peeters M，Dietz C H J T，et al. How controlled and versatile is *N*-carboxy anhydride (NCA) polymerization at 0℃？ Effect of temperature on homo-，block- and graft (*co*) polymerization. Polymer Chemistry，2010，1：514-524.

[28] Habraken G J M，Wilsens K H R M，Koning C E，et al. Optimization of *N*-carboxyanhydride（NCA）polymerization by variation of reaction temperature and pressure. Polymer Chemistry，2011，2：1322-1330.

[29] Deming T J. Facile synthesis of block copolypeptides of defined architecture. Nature，1997，390：386-389.

[30] Deming T J. Cobalt and iron initiators for the controlled polymerization of α-amino acid-*N*-carboxyanhydrides. Macromolecules，1999，32：4500-4502.

[31] Deming T J. Amino acid derived nickelacycles：intermediates in nickel-mediated polypeptide synthesis. Journal of the American Chemical Society，1998，120：4240-4241.

[32] Deming T J，Curtin S A. Chain initiation efficiency in cobalt- and nickel-mediated polypeptide synthesis. Journal of the American Chemical Society，2000，122：5710-5717.

[33] Curtin S A，Deming T J. Initiators for end-group functionalized polypeptides via tandem addition reactions. Journal of the American Chemical Society，1999，121：236-237.

[34] Goodwin A A，Bu X，Deming T J. Reactions of α-amino acid-*N*-carboxyanhydrides（NCAs）with organometallic palladium(0) and platinum(0) compounds：structure of a metallated NCA product and its role in polypeptide synthesis. Journal of Organometallic Chemistry，1999，589：111-114.

[35] Seidel W S，Deming T J. Use of chiral ruthenium and iridium amido-sulfonamidate complexes for controlled，enantioselective polypeptide synthesis. Macromolecules，2003，36：969-972.

[36] Peng Y L，Lai S L，Lin C C. Preparation of polypeptide via living polymerization of Z-Lys-NCA initiated by platinum complexes. Macromolecules，2008，41：3455-3459.

[37] Bhaw-Luximon A，Jhurry D，Belleney J，et al. Polymerization of γ-methylglutamate N-carboxyanhydride using Al-Schiff's base complexes as initiators. Macromolecules，2003，36：977-982.

[38] Lu H，Cheng J J. Hexamethyldisilazane-mediated controlled polymerization of α-amino acid N-carboxyanhydrides. Journal of the American Chemical Society，2007，129：14114-14115.

[39] Cheng J，Deming T J. Synthesis of polypeptides by ring-opening polymerization of α-amino acid N-carboxyanhydrides//Deming T. Peptide-Based Materials. Heidelberg：Springer Berlin，2012：1-26.

[40] 张冲，吕华. 蛋白质-聚氨基酸偶联物的高效合成与应用. 高分子学报，2018，1：21-31.

[41] Aubert P，Knott E B. Synthesis of thiazolid-2：5-dione. Nature，1950，166：1039-1040.

[42] Tao X，Li M H，Ling J. α-Amino acid N-thiocarboxyanhydrides：a novel synthetic approach toward poly(α-amino acid) s. European Polymer Journal，2018，109：26-42.

[43] Hirschmann R，Dewey R S，Schoenewaldt E F，et al. Synthesis of peptides in aqueous medium. Ⅶ. Preparation and use of 2, 5-thiazolidinediones in peptide synthesis. Journal of Organic Chemistry，1971，36：49-59.

[44] Higashimura T，Kato H，Suzuoki K，et al. Condensation polymerization of N-dithiocarbonyl alkoxycarbonyl-amino acids. Part Ⅰ. Synthesis and condensation polymerization of N-dithiocarbonyl ethoxycarbonyl-amino acids. Die Makromolekulare Chemie，1966，90：243-253.

[45] Vinick F J，Jung S. Concerning the preparation of optically pure N-(thiocarboxy)-L-aspartic anhydride. The Journal of Organic Chemistry，1982，47：2199-2201.

[46] Miao Y D，Xie F N，Cen J Y，et al. Fe^{3+}@polyDOPA-b-polysarcosine，a T_1-weighted MRI contrast agent via controlled NTA polymerization. ACS Macro Letters，2018，7：693-698.

[47] Deng C，Cheng R，Meng F H，et al. Functional polypeptide and hybrid materials：precision synthesis via α-amino acid N-carboxyanhydride polymerization and emerging biomedical applications. Progress in Polymer Science，2014，39：330-364：

[48] Hernández J R，Klok H A. Synthesis and ring-opening（Co）polymerization of L-lysine N-carboxyanhydrides containing labile side-chain protective groups. Journal of Polymer Science Part A：Polymer Chemistry，2003，41：1167-1187.

[49] Zhao L，Ding J X，Xiao C S，et al. Glucose-sensitive polypeptide micelles for self-regulated insulin release at physiological pH. Journal of Materials Chemistry，2012，22：12319-12328.

[50] Ding J X，Zhuang X L，Xiao C S，et al. Preparation of photo-cross-linked pH-responsive polypeptide nanogels as potential carriers for controlled drug delivery. Journal of Materials Chemistry，2012，21：11383-11391.

[51] Yu H Y，Tang Z H，Zhang D W，et al. Pharmacokinetics，biodistribution and in vivo efficacy of cisplatin loaded poly(L-glutamic acid)-g-methoxy poly(ethylene glycol) complex nanoparticles for tumor therapy. Journal of Controlled Release，2015，205：85-97.

[52] Chen J J，Ding J X，Zhang Y，et al. Polyion complex micelles with gradient pH-sensitivity for adjustable intracellular drug delivery. Polymer Chemistry，2015，6：397-405.

[53] He C L，Zhao C W，Guo X H，et al. Novel temperature- and pH-responsive graft copolymers composed of poly (L-glutamic acid)and poly(N-isopropylacrylamide). Journal of Polymer Science Part A：Polymer Chemistry，2008，46：4140-4150.

[54] Zhao C W，Zhuang X L，He P，et al. Synthesis of biodegradable thermo- and pH-responsive hydrogels for controlled drug release. Polymer，2009，50：4308-4316.

[55] He C L，Zhao C W，Chen X S，et al. Novel pH- and temperature-responsive block copolymers with tunable pH-responsive range. Macromolecular Rapid Communications，2008，29：490-497.

[56] Zhao C W, Zhuang X L, He C L, et al. Synthesis of novel thermo- and pH-responsive poly(L-lysine)-based copolymer and its micellization in water. Macromolecular Rapid Communications, 2008, 29: 1810-1816.

[57] Deming T J. Synthesis of side-chain modified polypeptides. Chemical Reviews, 2016, 116: 786-808.

[58] Nakanishi M, Park J S, Jang W D, et al. Study of the quantitative aminolysis reaction of poly(β-benzyl L-aspartate)(PBLA) as a platform polymer for functionality materials. Reactive and Functional Polymers, 2007, 67: 1361-1372.

[59] Nishiyama N, Kanayama N, Jang W D, et al. PEGylated gene nanocarriers based on block catiomers bearing ethylenediamine repeating units directed to remarkable enhancement of photochemical transfection. Journal of Controlled Release, 2006, 115: 208-215.

[60] Miyata K, Oba M, Nakanishi M, et al. Polyplexes from poly(aspartamide) bearing 1, 2-diaminoethane side chains induce pH-selective, endosomal membrane destabilization with amplified transfection and negligible cytotoxicity. Journal of the American Chemical Society, 2008, 130: 16287-16294.

[61] Koide A, Kishimura A, Osada K, et al. Semipermeable polymer vesicle (PICsome) self-assembled in aqueous medium from a pair of oppositely charged block copolymers: physiologically stable micro-/nanocontainers of water-soluble macromolecules. Journal of the American Chemical Society, 2006, 128: 5988-5989.

[62] Marre A D, Schacht E. Preparation of 4-nitrophenyl carbonate esters of poly-[^5N-(2-hydroxyethyl)- L-glutamine] and coupling with bioactive agents. Die Makromolekulare Chemie: Macromolecular Chemistry and Physics, 1992, 193: 3023-3030.

[63] Marre A D, Soyez H, Schacht E, et al. Improved method for the preparation of poly[N^δ-(2-hydroxyethyl)-L-glutamine] by aminolysis of poly(γ-benzyl-L-glutamate). Polymer, 1994, 35: 2443-2446.

[64] Guo J S, Huang Y B, Jing X B, et al. Synthesis and characterization of functional poly(γ-benzyl-L-glutamate) (PBLG) as a hydrophobic precursor. Polymer, 2009, 50: 2847-2855.

[65] Yu M, Nowak A P, Deming T J. Methylated mono- and diethyleneglycol functionalized polylysines: nonionic, α-helical, water-soluble polypeptides. Journal of the American Chemical Society, 1999, 121: 12210-12211.

[66] Bellomo E G, Wyrsta M D, Pakstis L, et al. Stimuli-responsive polypeptide vesicles by conformation-specific assembly. Nature Materials, 2004, 3: 244-248.

[67] Hanson J A, Li Z, Deming T J. Nonionic block copolypeptide micelles containing a hydrophobic racemic-leucine core. Macromolecules, 2010, 43: 6268-6269.

[68] Wang J, Gibson M I, Barbey R, et al. Nonfouling polypeptide brushes via surface-initiated polymerization of N^ε-oligo(ethylene glycol)succinate-L-lysine N-carboxyanhydride. Macromolecular Rapid Communications, 2009, 30: 845-850.

[69] Hwang J, Deming T J. Methylated mono- and di(ethylene glycol)-functionalized β-sheet forming polypeptides. Biomacromolecules, 2001, 2: 17-21.

[70] Chen C Y, Wang Z H, Li Z B. Thermoresponsive polypeptides from pegylated poly-L-glutamates. Biomacromolecules, 2011, 12: 2859-2863.

[71] 肖春生, 丁建勋, 贺超良, 等. 糖聚肽高分子的合成、自组装及生物医学应用. 高分子学报, 2018, (1): 45-55.

[72] Kramer J R, Deming T J. Glycopolypeptides via living polymerization of glycosylated-L-lysine N-carboxyanhydrides. Journal of the American Chemical Society, 2010, 132: 15068-15071.

[73] Kramer J R, Deming T J. Glycopolypeptides with a redox-triggered helix-to-coil transition. Journal of the American Chemical Society, 2012, 134: 4112-4115.

[74] Pati D, Shaikh A Y, Hotha S, et al. Synthesis of glycopolypeptides by the ring opening polymerization of O-glycosylated-α-amino acid N-carboxyanhydride (NCA). Polymer Chemistry, 2011, 2: 805.

[75] Goodman A，Kossoy A. Conformational aspects of polypeptide structure. Azoaromatic side-chain effects. Journal of the American Chemical Society，1966，88：5010-5015.

[76] Hallensleben M L，Menzel H. Photoresponsive polymers Ⅳ. Conformational changes of polypeptides upon irradiation. British Polymer Journal，1990，23：199-204.

[77] Menzel H，Weichart B，Hallensleben M L. Langmuir-blodgett-films of photochromic polyglutamates. Polymer Bulletin，1992，27：637-644.

[78] Aoyama M，Watanabe J，Inoue S. Photoregulation of permeability across a membrane from a graft copolymer containing a photoresponsive polypeptide branch. Journal of the American Chemical Society，1990，112：5542-5545.

[79] Yan L S，Yang L X，He H Y，et al. Photo-cross-linked mPEG-poly(γ-cinnamyl-L-glutamate) micelles as stable drug carriers. Polymer Chemistry，2012，3：1300-1307.

[80] Liu G，Dong C M. Photoresponsive poly(S-(o-nitrobenzyl)-L-cysteine)-b-PEO from a L-cysteine N-carboxyanhydride monomer：synthesis，self-assembly，and phototriggered drug release. Biomacromolecules，2012，13：1573-1583.

[81] Sisido M，Okamoto A，Egusa S，et al. One-dimensional aromatic crystals in solution Ⅵ. Synthesis and spectroscopic characterization of poly(β-9-anthrylmethyl L-aspartate). Polymer Journal，1985，17：1253-1261.

[82] Sisido M，Imanishi Y. One-dimensional aromatic crystals in solution. 5. Empirical energy and theoretical circular dichroism calculations on helical poly(L-1-pyrenylalanine). Macromolecules，1985，18：890-894.

[83] Enomoto H，Nottelet B，Halifa S A，et al. Synthesis of peptide-grafted comb polypeptides via polymerisation of NCA-peptides. Chemical Communications，2013，49：409-411.

[84] Yu M，Deming T J. Synthetic polypeptide mimics of marine adhesives. Macromolecules，1998，31：4739-4745.

[85] Hayashi S，Ohkawa K，Yamamoto H. Random and sequential copolypeptides containing O-phospho-L-threonine and L-aspartic acid：roles in $CaCO_3$ biomineralization. Macromolecular Bioscience，2006，6：228-240.

[86] Ding J X，Shi F H，Xiao C S，et al. One-step preparation of reduction-responsive poly(ethylene glycol)-poly(amino acid)s nanogels as efficient intracellular drug delivery platforms. Polymer Chemistry，2011，2：2857-2864.

[87] Shi F H，Ding J X，Xiao C S，et al. Intracellular microenvironment responsive PEGylated polypeptide nanogels with ionizable cores for efficient doxorubicin loading and triggered release. Journal of Materials Chemistry，2012，22：14168-14179.

[88] Kolb H C，Finn M，Sharpless K B. Click chemistry：diverse chemical function from a few good reactions. Angewandte Chemie International Edition，2001，40：2004-2021.

[89] Engler A C，Lee H I，Hammond P T. Highly efficient grafting onto a polypeptide backbone using click chemistry. Angewandte Chemie International Edition，2009，48：9334-9338.

[90] Xiao C，Zhao C，He P，et al. Facile synthesis of glycopolypeptides by combination of ring-opening polymerization of an alkyne-substituted N-carboxyanhydride and click glycosylation. Macromolecular Rapid Communications，2010，31：991-997.

[91] Ding J X，Zhao L，Li D，et al. Thermo-responsive hairy-rod polypeptides for smart antitumor drug delivery. Polymer Chemistry，2013，4：3345-3356.

[92] Xiao C S，Cheng Y L，Zhang Y，et al. Side chain impacts on pH- and thermo-responsiveness of tertiary amine functionalized polypeptides. Journal of Polymer Science Part A：Polymer Chemistry，2014，52：671-679.

[93] Engler A C，Bonner D K，Buss H G，et al. The synthetic tuning of clickable pH responsive cationic polypeptides

and block copolypeptides. Soft Matter, 2011, 7: 5627-5637.

[94] Engler A C, Shukla A, Puranam S, et al. Effects of side group functionality and molecular weight on the activity of synthetic antimicrobial polypeptides. Biomacromolecules, 2011, 12: 1666-1674.

[95] Zhang Y, Ding J X, Li M Q, et al. One-step click chemistry-synthesized cross-linked prodrug nanogel for highly selective intracellular drug delivery and upregulated antitumor efficacy. ACS Applied Materials & Interfaces, 2016, 8: 10673-10682.

[96] Shen W, Liu W G, Yang H L, et al. A glutathione-responsive sulfur dioxide polymer prodrug as a nanocarrier for combating drug-resistance in cancer chemotherapy. Biomaterials, 2018, 178: 706-719.

[97] Tang H Y, Li Y C, Lahasky S H, et al. Core-shell molecular bottlebrushes with helical polypeptide backbone: synthesis, characterization, and solution conformations. Macromolecules, 2011, 44: 1491-1499.

[98] Huang J, Habraken G, Audouin F, et al. Hydrolytically stable bioactive synthetic glycopeptide homo-and copolymers by combination of NCA polymerization and click reaction. Macromolecules, 2010, 43: 6050-6057.

[99] Rhodes A J, Deming T J. Soluble, clickable polypeptides from azide-containing N-carboxyanhydride monomers. ACS Macro Letters, 2013, 2: 351-354.

[100] Sun J, Schlaad H. Thiol-ene clickable polypeptides. Macromolecules, 2010, 43: 4445-4448.

[101] Tang H Y, Zhang D H. Multi-functionalization of helical block copoly(α-peptide)s by orthogonal chemistry. Polymer Chemistry, 2011, 2: 1542-1551.

[102] Zhang Y F, Lu H, Lin Y, et al. Water-soluble polypeptides with elongated, charged side chains adopt ultra-stable helical conformations. Macromolecules, 2011, 44: 6641-6644.

[103] Tang H Y, Yin L C, Lu H, et al. Water-soluble poly(L-serine)s with elongated and charged side-chains: synthesis, conformations, and cell-penetrating properties. Biomacromolecules, 2012, 13: 2609-2615.

[104] Xu Q H, He C L, Xiao C S, et al. ε-methacryloyl-L-lysine based polypeptides and their thiol-ene click functionalization. Polymer Chemistry, 2015, 6: 1758-1767.

[105] Huang Y G, Zeng Y H, Yang J W, et al. Facile functionalization of polypeptides by thiol-yne photochemistry for biomimetic materials synthesis. Chemical Communications, 2011, 47: 7509-7511.

[106] Kramer J R, Deming T J. Preparation of multifunctional and multireactive polypeptides via methionine alkylation. Biomacromolecules, 2012, 13: 1719-1723.

[107] Rhodes A J, Deming T J. Tandem catalysis for the preparation of cylindrical polypeptide brushes. Journal of the American Chemical Society, 2012, 134: 19463-19467.

[108] Ding J X, Xiao C S, Tang Z H, et al. Highly efficient grafting from an α-helical polypeptide backbone by atom transfer radical polymerization. Macromolecular Bioscience, 2011, 11: 192-198.

[109] Zhou J R, Chen P P, Deng C, et al. A simple and versatile synthetic strategy to functional polypeptides via vinyl sulfone-substituted L-cysteine N-carboxyanhydride. Macromolecules, 2013, 46: 6723-6730.

[110] Lu H, Bai Y G, Wang J, et al. Ring-opening polymerization of gamma-(4-vinylbenzyl)-(L)-glutamate N-carboxyanhydride for the synthesis of functional polypeptides. Macromolecules, 2011, 44: 6237-6240.

[111] Xiong M H, Mansbach M W, Song R A, et al. Helical antimicrobial polypeptides with radial amphiphilicity. Proceedings of the National Academy of Sciences of the United States of America, 2015, 112: 13155-13160.

[112] Xiong M H, Han Z Y, Song Z Y, et al. Bacteria-assisted activation of antimicrobial polypeptides by a random-coil to helix transition. Angewandte Chemie International Edition, 2017, 56: 10826-10829.

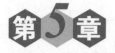

可注射性聚氨基酸水凝胶

5.1 温度敏感性聚氨基酸水凝胶

高分子水凝胶是一类能够结合大量水分的亲水性或双亲性高分子交联网络[1]。在目前生物医学应用研究中，一类能够通过注射器输送到体内，并在体内生理条件下原位自发形成的水凝胶（又称可注射性水凝胶），由于具有微创植入方式、操作简便、凝胶形状与体内环境匹配性良好等特点而颇受关注。可注射性水凝胶按照交联网络的种类来区分，一般可分为物理交联水凝胶与共价交联水凝胶。其中，物理交联水凝胶网络是高分子链之间通过疏水相互作用、物理缠结、氢键、主-客体相互作用、静电相互作用等物理相互作用形成；而共价交联水凝胶网络则是通过在高分子链之间形成共价化学键构成。一般而言，物理交联水凝胶形成条件温和、操作简单，并具有良好生物相容性，但是凝胶力学强度与稳定性较弱。共价交联水凝胶由于在水凝胶形成过程中涉及新的化学反应及新的共价键形成，因此为了满足这类水凝胶的生物相容性要求，目前研究中通常采用几类反应条件比较温和的水凝胶制备方法，如点击化学交联水凝胶、酶催化交联水凝胶等。共价交联水凝胶通常具有较高的力学强度，以及较好的体外和体内稳定性。

在物理交联水凝胶中，通过环境温度变化来实现水凝胶自发形成的一类水凝胶（称为温度敏感性水凝胶）是一类重要的刺激响应性水凝胶材料。该材料在较低温度条件下为低黏度的高分子水溶液，而当温度升高（如从室温升高至体温）时能快速发生溶胶-凝胶相转变而形成水凝胶。由于该类材料具有温和的刺激响应条件和操作简单易行等特点，是目前研究最多的一类环境响应性高分子水凝胶材料，其在生物医学领域的潜在应用受到了广泛的关注[2,3]。其中，一类典型的生物可降解聚（DL-丙交酯-*co*-乙交酯)-聚乙二醇-聚（DL-丙交酯*-co*-乙交酯）（PLGA-PEG-PLGA）三嵌段共聚物水凝胶在局部药物缓释与再生医学方面的应用已被广泛研究[4]。

　　作为一类天然单体来源且具有独特二级结构的合成仿生高分子材料，合成聚氨基酸近年来逐渐引起研究人员的兴趣。Deming 等采用两种氨基酸单体合成了双亲性两嵌段共聚肽，并制备两嵌段共聚肽自组装水凝胶[5]。此外，通过将疏水性聚氨基酸链段与特定亲水性高分子构建的双亲性嵌段共聚，也能得到不同的温度敏感性水凝胶[6-8]。这类水凝胶材料通常以 PEG 作为亲水链段，以疏水性的聚氨基酸 [如聚丙氨酸、聚（丙氨酸-co-苯丙氨酸）等] 作为疏水链段构建[9-11]。Jeong 等提出：在温度变化时，PEG 的水合能力改变及聚氨基酸链段的二级结构（尤其是 β 折叠）的变化是影响该类水凝胶形成的关键因素。当温度升高时，材料的亲水链段部分脱水，同时聚氨基酸链段 β 折叠构象增加，导致分子间氢键作用增强，从而形成水凝胶。由于这类材料具有良好的生物可降解性和生物相容性，所以在生物医学领域，如组织工程支架材料、药物/基因载体等方面，具有良好的应用前景[12]。

5.1.1　聚乙二醇-聚（γ-烷基-L-谷氨酸酯）水凝胶

　　温度敏感性水凝胶的凝胶形成温度对于材料的实际应用十分关键，在体温附近（如略低于体温）成胶有利于水凝胶的体内应用。影响材料溶胶-凝胶转变温度的因素很多，通常研究较多的方面包括聚合物的组成、亲疏水链段比例、拓扑结构、聚合物浓度、盐浓度等。此外，对聚合物的端基修饰也能对其溶胶-凝胶转变温度产生显著影响。Jeong 等发现聚乙二醇-b-聚丙二醇-b-聚乙二醇（PA-PLX-PA）的端基疏水性影响聚合物的二级结构，进而影响其溶胶-凝胶转变温度。随着端基疏水性的增强，PA-PLX-PA 的二级结构逐渐由无规卷曲向 β 折叠构象转变，而溶胶-凝胶转变温度逐渐降低[13]。

　　Cheng 等研究了聚氨基酸侧链基团对于材料溶胶-凝胶转变温度的影响。该课题组通过氨基修饰的聚乙二醇单甲醚（mPEG）引发 γ-烷基-L-谷氨酸酯-N-羧酸酐（ALG-NCA）开环聚合，制备了一种聚乙二醇-聚（γ-烷基-L-谷氨酸酯）（PEG-PALG）两嵌段共聚物，包括 PEG-聚（γ-甲基-L-谷氨酸酯）（PEG-PMLG）、PEG-聚（γ-乙基-L-谷氨酸酯）（PEG-PELG）、PEG-聚（γ-丙基-L-谷氨酸酯）（PEG-PPrLG）、PEG-聚（γ-丁基-L-谷氨酸酯）（PEG-PBuLG）。通过流变仪测试，侧链分别为甲基或乙基的 PEG-PMLG 或 PEG-PELG 的水溶液随着温度升高会发生明显的溶胶-凝胶转变（图 5.1）[14]。研究表明，该溶胶-凝胶转变过程是由于温度升高过程中，PEG 链段部分脱水及聚氨基酸链段 β 折叠构象增加而形成胶束聚集网络，进而形成水凝胶。取代基为甲基和乙基时，聚合物含有更多的 β 折叠成分，因而表现出更低的溶胶-凝胶转变温度（表 5.1）。相比于甲基，侧链乙基修饰的聚氨基酸链段具有更强的疏水性，因而进一步促进水凝胶的形成。

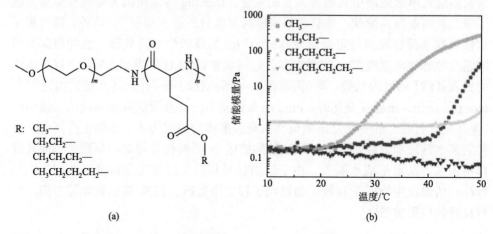

图 5.1　聚乙二醇-聚（γ-烷基-L-谷氨酸酯）结构（a）及其水溶液[6.0%（质量分数）]的温度-储能模量的变化曲线（b）[14]

表 5.1　聚乙二醇-聚（γ-烷基-L-谷氨酸酯）的二级结构分析[14]

化合物	α 螺旋/%	β 折叠/%	无规卷曲/%	其他/%
PEG-PMLG	5	88	3	4
PEG-PELG	10	85	2	3
PEG-PPrLG	26	70	1	3
PEG-PBuLG	30	63	2	5

动物体内成胶实验表明，PEG-PELG 水溶液在注射到体内后快速转变形成水凝胶。同时体外细胞实验及体内组织学分析表明，该水凝胶材料具有良好的体外细胞相容性与体内组织相容性。在蛋白酶 K 存在的条件下，PEG-PELG 水凝胶可以逐步降解。

5.1.2　聚（γ-乙基-L-谷氨酸酯）-聚乙二醇-聚（γ-乙基-L-谷氨酸酯）水凝胶

目前，癌症已成为人类健康和生命的最大威胁之一。癌症的治疗通常包括手术切除、化疗、放疗、免疫治疗等手段。紫杉醇（paclitaxel，PTX）是目前临床治疗多种癌症的化疗药物，其作用机理是抑制细胞的有丝分裂，使癌细胞复制受阻而凋亡[15-17]。然而，紫杉醇的水溶性差，极大地降低了其治疗效率。临床上使用的紫杉醇的制剂（即 Taxol），是通过加入聚氧乙烯蓖麻油和乙醇，从而提高紫杉醇的溶解度，进而提高药物利用率。但是，大量聚氧乙烯蓖麻油的引入会造成对机体的毒性，如导致患者产生过敏等反应[18, 19]。

为了降低聚氧乙烯蓖麻油带来的毒性，同时提高紫杉醇的治疗效率，科研人员相继开发了多种载体用于紫杉醇的有效传输，包括高分子键合药[20]、胶束[21]、纳米颗粒[22]、脂质体[23]等。这些载体材料能有效对紫杉醇进行增溶，同时可以减少药物在血液循环中的泄漏，并通过"增强渗透及滞留效应"（enhanced permeability and retention effect，EPR 效应）来增强纳米载体在肿瘤部位的累积，达到提高治疗效率和减少药物的机体毒性的目的[24]。然而，这些载体的临床实际应用仍面临诸多挑战，尤其是药物在肿瘤部位的累积率仍低、药物全身毒副作用仍较大等方面。

温度敏感性水凝胶作为一种可注射性水凝胶材料，在局部药物缓释和肿瘤治疗领域受到了广泛的关注。例如，药物可以在低于体温时和聚合物溶液充分混合，而将聚合物/药物混合溶液通过注射器注射到体内后，随着温度升高至体温，聚合物溶液在体内注射位点产生相转变，形成包载抗肿瘤药物的水凝胶药物储库系统。这种水凝胶药物储库系统能在直接肿瘤部位持续释放药物，可显著提高药物在肿瘤组织的浓度，且无须通过血液循环，因而大大降低了药物的全身毒副作用。

Cheng 等制备了一种 PELG-PEG-PELG 双亲性三嵌段共聚物温度敏感水凝胶[25]。PELG-PEG-PELG 在水中可以组装成粒径为 30nm 左右的胶束，随着溶液温度的升高，胶束逐渐形成聚集结构，同时聚氨基酸链段中的 β 折叠构象增加，进一步促进胶束之间聚集，最终导致溶胶-凝胶转变的发生。而且，该溶胶-凝胶转变温度随着疏水性聚氨基酸链段的增长而降低，同时随着亲水性 PEG 链段的增长而升高。因此，通过设计合适的亲疏水链段长度与比例，可以有效调节凝胶化转变的温度。PELG-PEG-PELG 具有良好的体外细胞相容性，PELG-PEG-PELG 水凝胶在 PBS 溶液中具有良好的稳定性，而在弹性蛋白酶存在的条件下，其降解速度显著增加，这是聚氨基酸链段的肽键在酶的作用下降解造成的。将该水凝胶注射到大鼠皮下后，可在 3 周内降解完全，且没有引起周围组织的长期炎症反应，表现出良好的体内组织相容性。采用双亲性的 PELG-PEG-PELG 与疏水性药物紫杉醇混合，有利于药物的良好分散，并在生理条件下获得载药水凝胶。体外研究表明，载有紫杉醇的水凝胶可以实现紫杉醇稳定持续释放 3 周以上。通过将担载紫杉醇的水凝胶注射到裸鼠皮下接种的人肝癌肿瘤模型附近，经过一次注射即表现出对肿瘤的 3 周持续抑制，而且没有对裸鼠造成显著的毒副作用（图 5.2）。

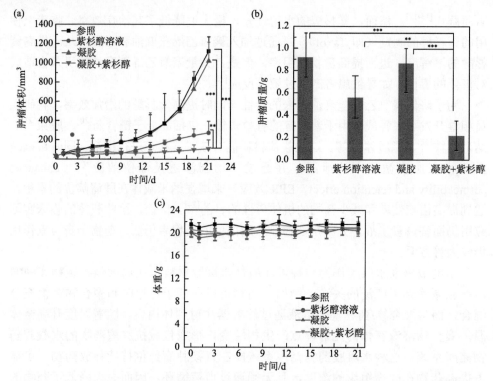

图 5.2　参照（生理盐水）组、凝胶组、紫杉醇制剂（Taxol）组和包裹紫杉醇的凝胶组对异体种植肝癌（HepG2）肿瘤模型的裸鼠治疗过程中的肿瘤体积（a）和裸鼠体重（c）随时间的变化曲线及治疗结束后的肿瘤质量（b）[25]

表示 $P<0.01$；*表示 $P<0.001$

5.1.3　生物功能化聚乙二醇-聚（γ-炔丙基-L-谷氨酸酯）水凝胶

目前研究较多的温度敏感性合成高分子水凝胶通常具有双亲性的结构，尤其是由亲水链段和疏水链段组成的嵌段聚合物。其中亲水链段通常是 PEG，而疏水链段主要由生物可降解合成高分子构成，包括 PLA、PLGA、PCL、聚（β-羟丁酸）、聚（己内酯-乳酸）（PCLA）、聚 β-胺酯、聚酰胺-胺（PAMAM）、聚氨基酸等[26]。由于 PEG 具有抗蛋白质吸附作用，而合成高分子自身通常缺乏生物活性功能，因此，为了拓展聚氨基酸水凝胶的生物医学应用，通过氨基酸单元侧链对水凝胶进行生物活性修饰是一种有效途径。

Cheng 等首先制备了 PEG-PPLG 两嵌段共聚物，进一步利用叠氮-炔基点击化学反应将生物活性分子半乳糖和生物素定量修饰到聚氨基酸链段上（图 5.3）。半乳糖（galactose，Gal）是一种广泛存在于自然界中的水溶性单糖，可以与某些蛋白质,如细胞外基质中的纤维连接蛋白结合,从而增强细胞的黏附[27, 28]。而生物素(biotin)是一种生长促进剂,多种细胞表面都存在其受体[29, 30]。因此,采用半乳糖或生物素对聚氨基酸水凝胶进行修饰,是调节该水凝胶细胞黏附性能的一种途径[31]。

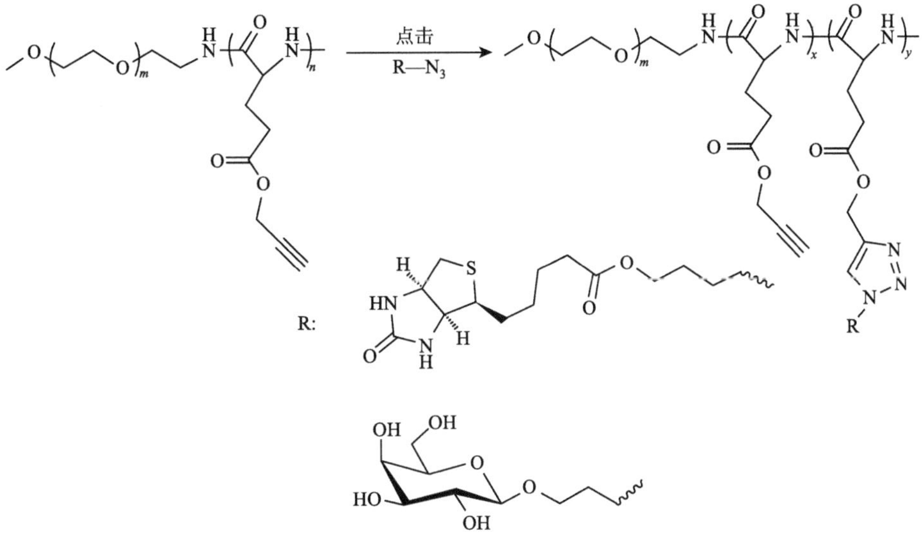

图 5.3　半乳糖修饰的 PEG-PPLG(P-Gal)及生物素修饰的 PEG-PPLG(P-Biotin)
的合成路线[31]

PEG-PPLG、P-Gal 及 P-Biotin 的水溶液均具有温度敏感溶胶-凝胶相转变性能。以上三种聚合物具有良好的体外细胞相容性,而它们所形成的水凝胶在大鼠体内逐步发生降解,并具有良好的组织相容性。然而,可能是半乳糖和生物素的亲水性差异,造成了这两种分子修饰的水凝胶在细胞黏附性能方面差别明显。经亲水性半乳糖修饰后,水凝胶表面的细胞黏附显著增强。然而,疏水性相对较强的生物分子生物素可能容易被包裹于 PEG-PPLG 所形成的双亲性胶束内部,使得其对水凝胶的表面细胞黏附性能影响相对较小(图 5.4)。

5.1.4　活性氧与温度双重响应聚乙二醇-聚(L-甲硫氨酸)水凝胶

生物体内的 ROS 主要包括氧离子、过氧化物和含氧自由基等,它们广泛存在于生物体组织中,在细胞的信号传导过程中发挥着重要作用[32-35]。细胞内的 ROS 主要产生于细胞线粒体中,由于其含有核外未配对电子,因而具有很强的化学反应活性[36]。在正常的新陈代谢中,ROS 不断产生、转移和消耗,正常情况下,ROS

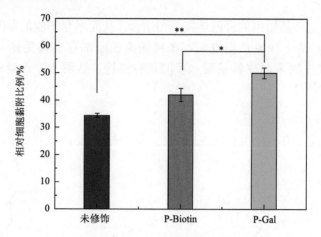

图 5.4　L929 细胞在不同凝胶表面的黏附情况[31]

*表示 $P<0.05$；**表示 $P<0.01$

的产生和消除维持着动态平衡。在适当的浓度下，ROS 对于细胞的生长、迁移和凋亡，以及生物体抵抗外来病原体入侵都有着重要作用。然而，当 ROS 的浓度过高，不能被细胞内的抗氧化剂（如超氧化物歧化酶、过氧化氢酶、谷胱甘肽等）所中和时，则会产生氧化压力，进而破坏细胞内的代谢平衡并对细胞内组分（包括生物膜上的脂类、蛋白质和 DNA 等）造成不可逆转的损伤[37-39]。人体局部的慢性氧化压力与多种疾病的病理过程相关，包括动脉粥样硬化、神经退行性疾病、关节炎、糖尿病、癌症等[35]。利用病变部位所形成的这种区别于周围正常组织的独特氧化微环境，可以用于疾病检测、诊断及治疗的相关信号分子[40-42]。

对于氧化环境具有响应性的材料逐渐成为近年来的研究热点，这类材料能在 ROS 浓度过高的氧化环境下产生结构及物理化学性质的变化，因而其在过量 ROS 的检测与清除，药物/基因的环境响应性释放，以及氧化压力下的细胞保护等方面具有潜在的应用价值[43-45]。L-甲硫氨酸（L-Met）是人体必需氨基酸之一，也是人体内重要抗氧化成分之一，能保护蛋白质中一些重要位点如半胱氨酸等不受 ROS 的破坏。在与 ROS 作用后，L-Met 侧链的硫醚基团被氧化成亚砜或砜，使得该氨基酸的侧基亲疏水性发生显著变化。L-Met 通过肽键连接而成的聚（L-甲硫氨酸）不仅具有良好的抗氧化性能，还兼具良好的生物相容性和生物可降解性。

Xu 等采用氨基化 mPEG 引发 L-甲硫氨酸-NCA (Met-NCA)开环聚合，制备了聚乙二醇-聚（L-甲硫氨酸）（PEG-PMet）两嵌段共聚物材料[46]。在适当的聚合物浓度下，PEG-PMet 水溶液随着温度升高会发生溶胶-凝胶相转变而形成水凝胶（图 5.5）。该嵌段共聚物的溶胶-凝胶转变温度可以根据聚（L-甲硫氨酸）链段长度来调节。

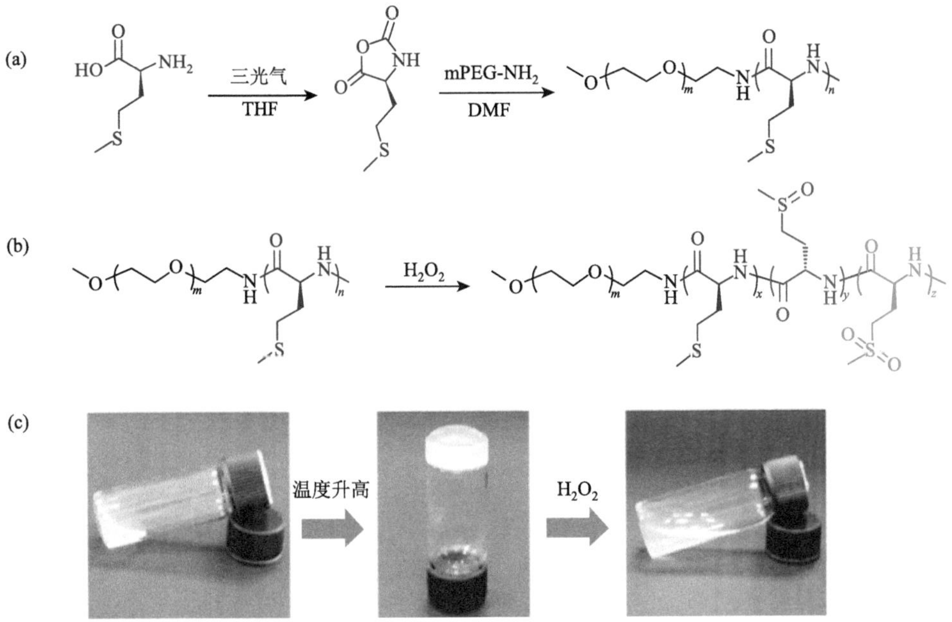

图 5.5　（a）PEG-PMet 的合成路线；（b）PEG-PMet 经 H₂O₂ 氧化后的产物化学结构；
（c）温度响应溶胶-凝胶转变及水凝胶在 H₂O₂ 存在条件下的快速降解[46]

　　由于共聚物中 L-甲硫氨酸残基的 ROS 反应活性，PEG-PMet 水凝胶表现出明显的氧化响应性。在 ROS 环境下，PMet 的硫醚侧链基团被氧化生成亚砜或砜，使得 PMet 链段由疏水性转变为亲水性，聚合物二级结构也发生显著变化，并加速了水凝胶的降解（图 5.5）。在氧化环境下的水凝胶加速降解过程可以导致包载在其中的模型药物分子加速释放。另外，在氧化压力环境下，PEG-PMet 水凝胶可以有效消耗环境中的 ROS，从而对水凝胶所覆盖的细胞起到良好的保护作用（图 5.6）。重要的是，经过活化的 RAW 264.7 巨噬细胞产生的 ROS 同样可以促进水凝胶表面的溶蚀，表明该水凝胶对生理相关条件下产生的 ROS 能够产生响应。该水凝胶也表现出良好的体外细胞相容性和体内组织相容性，水凝胶注射到大鼠皮下之后，在 6 周内可以完全降解，表明该材料具有良好的生物可降解性能。

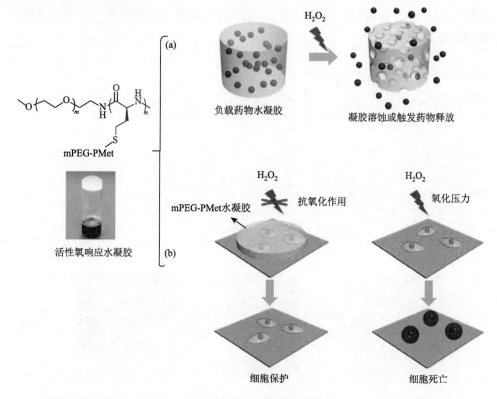

图 5.6 氧化响应 PEG-PMet 水凝胶的氧化响应药物释放，以及在氧化压力环境下对细胞的保护作用示意图[46]

5.2 化学偶联反应交联聚氨基酸水凝胶

通过稳定共价键交联的水凝胶通常具有良好的稳定性、持久性和力学性质。但是，共价交联水凝胶在制备过程中通常需要引入引发剂，因此具有潜在生物毒性。同时，对于专一性较差的化学反应，底物还可能与药物、蛋白质甚至细胞之间发生副反应。

近些年，由于其较高的反应活性、选择性和反应条件温和等特点，点击化学成为制备化学交联水凝胶的一种强有力的工具。点击化学生物正交性的特点使所获得的水凝胶与负载的细胞、蛋白质或药物分子间具有高度的相容性。特别地，无催化剂（如无铜）条件下"点击"反应的发展使得水凝胶的制备不需要有毒的催化剂，如环张力驱动的炔基-叠氮环加成反应、第尔斯-阿尔德（Diels-Alder）反应、成肟反应等。

5.2.1　席夫碱交联聚乙二醇/聚（L-赖氨酸）水凝胶

基于胺和醛/酮缩合的可逆席夫碱生成反应，具有效率高、无须金属催化剂及只产生无害的水分子副产物等特点，已在生物医学领域研究中获得广泛应用[47-50]。基于席夫碱交联的可注射性水凝胶通常具有可调节的凝胶化动力学、生物可降解性和自我修复功能[51, 52]。

Wu 等制备了醛基封端的四臂聚乙二醇（PFA），并以之作为交联剂与四臂聚乙二醇-b-聚（L-赖氨酸）（PPLL）水溶液在生理条件下混合，通过醛基与聚（L-赖氨酸）侧链氨基之间反应生成席夫碱共价键而获得了可注射性水凝胶（图 5.7）[53, 54]。

PFA/PPLL 水凝胶通过醛基和氨基之间形成席夫碱交联键，呈无色透明状。其凝胶化时间受到原料中醛基/氨基摩尔比的影响。例如，他们测试了醛基/氨基摩尔比分别为 1∶3、2∶3、3∶3 时的凝胶化时间。在室温下，水凝胶的成胶时间为 180～60s。随着醛基含量的增加，凝胶化时间缩短。通过 SEM 研究表明，醛基/氨基等摩尔制备的 PFA/PPLL 水凝胶冻干样品的内部结构为连通的多孔结构，孔的尺寸大小为 10～120μm。PFA/PPLL 水凝胶的力学强度和体外降解也与原料中醛基/氨基摩尔比密切相关。随着含醛基的 PFA 浓度升高，水凝胶力学强度逐渐增强，而具有等摩尔比（3∶3）的水凝胶表现出最高的力学强度。同时，醛基/氨基等摩尔比制备的 PFA/PPLL 降解速度较慢，稳定性较好。例如，在降解实验第 14 天时，醛基/氨基投料摩尔比为 3∶3 的水凝胶质量损失率为 28%，醛基/氨基投料摩尔比为 1∶3 的水凝胶在 2 天内完全降解，表明原料中醛基/氨基等摩尔比有利于水凝胶形成更为稳定的交联网络。另外，该席夫碱交联的水凝胶降解也受到 pH 的影响，随着环境 pH 由 7.4 降低至 6.0，水凝胶降解加速。采用 PFA/PPLL 水凝胶同时包载二甲双胍（ME）和 5-氟尿嘧啶（5-FU），体外药物释放结果表明，ME 和 5-FU 的释放均显示出 pH 依赖性。当 pH 从中性（7.4）下降至弱酸性（6.0）时，ME 和 5-FU 的释放速率增加。其原因可能是由于席夫碱交联键在酸性条件下稳定性降低，水凝胶网络结构降解加速，从而药物释放速率增加。ME 具有抑制肿瘤细胞生长和转移的作用，其作用机理包括诱导细胞凋亡与细胞周期阻滞[55-59]。而 5-FU 是目前广泛使用的抗肿瘤化疗药物之一，它能造成肿瘤细胞周期 G_1 期阻滞，并诱导依赖 p53 信号通路的细胞凋亡[60-62]。体外细胞毒性实验结果表明，PFA/PPLL 水凝胶自身具有良好的细胞相容性，而同时担载 ME 和 5-FU 的 PFA/PPLL 水凝胶对 C26 结肠癌细胞具有明显的抑制作用。尽管水凝胶载体的缓释作用使得 ME 和 5-FU 两种药物的肿瘤细胞抑制效率略低于两种游离药物溶液，但是通过协同指数（CI）方法判断，通过水凝胶同步释放 ME 和 5-FU 两种药物对

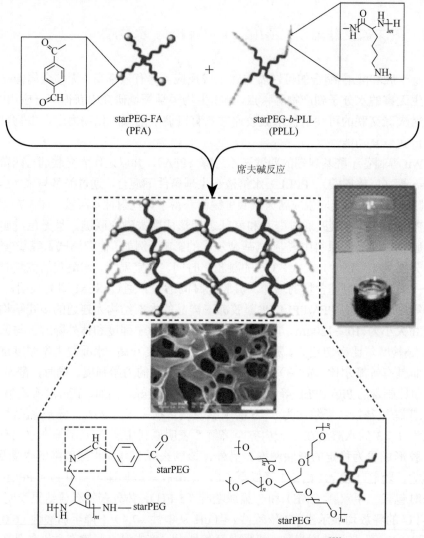

图 5.7　PFA/PPLL 水凝胶合成示意图及三维结构[53]

star 代表四臂星形；比例尺为 100μm

于肿瘤细胞的抑制比游离药物溶液具有更为显著的协同作用。细胞周期分析结果表明，同时包载 ME 和 5-FU 的水凝胶能够显著诱导细胞周期 G_1 期阻滞，促进肿瘤细胞凋亡或坏死。该结果表明，ME 可以增强化疗药物 5-FU 对 C26 细胞的细胞毒性效应，也进一步证实了水凝胶担载 ME/5-FU 具有显著的协同抗肿瘤效应。

通过皮下接种 C26 肿瘤的 BALB/c 小鼠模型实验，在 21d 的治疗时间内，单独或同时包载 ME 和 5-FU 的水凝胶均能有效地抑制肿瘤生长，而同时包载

ME 和 5-FU 的水凝胶表现出最强的体内肿瘤抑制疗效，其肿瘤抑制率达到 95.1%（图 5.8）。该结果进一步证明联合缓释 ME 和 5-FU 的水凝胶体系具有显著的协同抗肿瘤作用。此外，在治疗期间，游离 ME 和 5-FU 混合药物溶液治疗的小鼠体重显著降低，而单独或同时包载 ME 和 5-FU 的水凝胶治疗没有引起动物的体重降低，表明通过水凝胶缓释能有效降低药物的毒副作用。

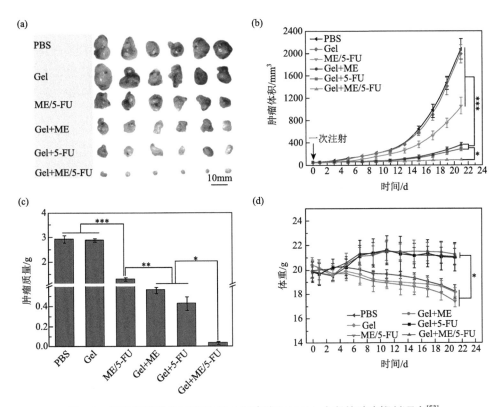

图 5.8　载药凝胶对皮下接种 C26 细胞的 BALB/c 小鼠的肿瘤抑制研究[53]

（a）治疗 21d 后小鼠实体瘤的照片；（b）肿瘤体积随时间的相对变化，箭头所指为瘤旁皮下给药时间；（c）实验结束时各组的肿瘤质量；（d）不同的药物治疗后小鼠的体重变化。数据显示为平均值±s.d（$n=6$）。*表示 $P<0.05$，**表示 $P<0.01$，***表示 $P<0.001$

通过进一步 H&E 染色与 TUNEL 分析表明，单独包载 ME 或 5-FU 的水凝胶造成了肿瘤组织一定的凋亡和坏死，而同时包载 ME 和 5-FU 的水凝胶导致了更大的肿瘤凋亡和坏死区域，该结果也证明了载药水凝胶体系的局部缓释治疗对于小鼠体内肿瘤生长的抑制作用是来源于肿瘤组织的凋亡和坏死。*Caspase 3* 是细胞凋亡过程中的主要效应因子，是细胞凋亡的关键执行者[63,64]。实时定量聚合酶链式反应分析进一步证实，与其他实验组相比，同时包载 ME 和 5-FU 的水凝胶治

疗组出现了最多的 *Caspase 3* 阳性信号，再次验证了更多细胞凋亡的发生。此外，Ki-67 是一个与细胞增殖密切相关的核蛋白[65]。分析表明，在所有实验组中，同时包载 ME 和 5-FU 水凝胶治疗组的肿瘤切片中出现最少的阳性细胞染色，从而表明该治疗组的肿瘤细胞增殖最少。他们进一步对肿瘤细胞 p53 调控的凋亡通路作用机理进行了研究，分析了各实验组肿瘤组织中几种关键的凋亡调节基因（包括 *Bax*、*Bcl-2*、*Caspase 9* 和 *Caspase 3*）的表达情况。与对照组及其他实验组相比，包载 ME 和 5-FU 的水凝胶治疗组的肿瘤细胞中促凋亡相关基因 *Bax*、*Caspase 9* 和 *Caspase 3* 相对表达量均显著升高，而抗凋亡基因 *Bcl-2* 相对表达量显著降低。由此证明，通过联合担载 ME 和 5-FU 的水凝胶联合治疗方法，能够通过上调细胞凋亡基因和下调抗凋亡基因的共同作用，产生对结肠癌细胞的协同治疗效果。

5.2.2 Diels-Alder 交联聚（L-谷氨酸）水凝胶

Diels-Alder 反应是二烯与亲二烯体之间发生的[4+2]环加成反应，具有较高的选择性，不需要催化剂的参与，是制备共价交联水凝胶的手段之一。另外，能够对体内生物活性分子产生快速响应的水凝胶材料在体外细胞培养及再生医学领域具有重要的应用价值。例如，以生物分子响应水凝胶作为细胞或组织生长的支架，可以通过环境中的特定生物分子来调控水凝胶支架的实时可控降解，从而实现对细胞生长微环境的动态调控，进而调节细胞增殖、分化、迁移等行为[66]。GSH 是存在于体内的含巯基三肽分子，在细胞新陈代谢过程中起着重要作用。通过二硫键共价交联的水凝胶网络通常对于含巯基分子产生响应，由于二硫键在环境中存在 GSH 的条件下能自发断裂，从而造成凝胶网络内部孔径、力学强度等物理性质的显著变化[67, 68]。

Zhang 等通过 1-(3-二甲氨基丙基)-3-乙基碳二亚胺盐酸盐/*N*-羟基琥珀酰亚胺（EDC/NHS）条件下的酰胺化反应制备由二硫键连接的降冰片烯（Norb）接枝聚（L-谷氨酸）（PLG-SS-Norb），不同取代度的聚合物通过改变投料比而获得[69]。将 PLG-SS-Norb 和四嗪基团功能化的四臂聚乙二醇（PEG-T）的 PBS 溶液混合之后，由于降冰片烯与四嗪之间在生理条件的 PBS 溶液中发生快速的 Diels-Alder 反应，可导致聚合物的交联网络形成，在几分钟内得到稳定的 PLG-SS-Norb/PEG-T 水凝胶（图 5.9）。由于该交联反应过程中产生氮气副产物，因此可在所获得的水凝胶中观察到微小气泡[70]。流变仪测试结果表明，将 PLG-SS-Norb 与 PEG-T 两种聚合物溶液混合，混合溶液的弹性模量（G'）快速增加，并在几分钟之后趋于稳定。水凝胶的力学强度随着凝胶中聚合物含量、四嗪/降冰片烯基团摩尔比和 PLG-SS-Norb 取代度的变化而改变。一般而言，随着聚合物总质量分数的升高，水凝胶的 G' 增大，当聚合物总质量分数从 3%升高到 5% 时，G' 可由 1.2kPa 增大到 5.2kPa。当聚合物含量不变时，水凝胶的 G' 受到四嗪/降冰片烯基团摩尔比的显著影响。当 PLG-SS-Norb 中降冰片烯取代度固定，则可以通过改变 PLG-SS-Norb/PEG-T 的质量比来调节四嗪/降冰片烯基团摩尔比。例如，当降冰片烯取代度固定为 6%，在 PLG-SS-Norb/PEG-T 质量比接近 1：1 时，G' 最高，为 3.3kPa，而当 PLG-SS-Norb/PEG-T 质量比为 3：2 或 1：2 时，水凝胶的 G' 均明显降低，约为 1kPa。另外，当 PLG-SS-Norb/PEG-T 质量比保持不变，PLG-SS-Norb 中降冰片烯取代度从 6%（P1）增加至 13%（P3）时，由于凝胶交联密度的增加，水凝胶的力学强度也随之升高。

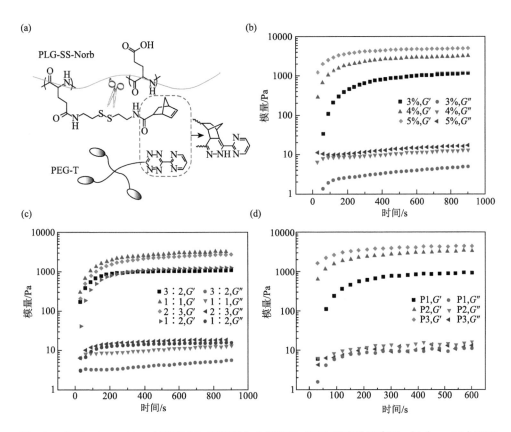

图 5.9　（a）Diels-Alder 交联聚（L-谷氨酸）水凝胶及 GSH 响应性示意图；（b）～（d）不同聚合物总质量分数、聚合物质量比和 PLG-SS-Norb 取代度的水凝胶弹性模量 G' 和损耗模量 G'' 随时间的变化[69]

　　PLG-SS-Norb/PEG-T 水凝胶在 GSH 存在的条件下，交联网络中的 GSH 响应二硫键断裂，造成交联网络逐步降解，进而改变水凝胶的物理化学性质和降解性能。他们将 PLG-SS-Norb/PEG-T 水凝胶放置于不同 GSH 浓度的介质中，研究了 GSH 对于水凝胶降解行为的影响。在 PBS 溶液（GSH=0mol/L）中，该水凝胶逐步吸水溶胀，在实验时间范围内水凝胶质量持续增加。然而，在含有 0.8 mol/L GSH 的 PBS 溶液中，水凝胶则表现出明显不同的溶胀行为，水凝胶在起始阶段略微溶胀，之后其质量呈现快速下降的变化趋势，最终因整个交联网络完全破坏而造成水凝胶崩解，该结果证明了 GSH 的存在显著加快了水凝胶的降解。其原因在于 GSH 与交联网络中的二硫键之间发生巯基-二硫交换反应，造成交联网络中的聚合物链断裂，因而促进水凝胶降解。此外，水凝胶网络中的 PLG 链段可以在蛋白酶（如弹性蛋白酶）的作用下发生降解。在蛋白酶存在时，水凝胶的聚氨基酸主链在酶的作用下不断降解而造成水凝胶网络交联密度降低，因而造成水凝胶在初始阶段不断溶胀，水凝胶体积增大、质量增加。然而，到了降解后期，聚氨基酸主链断裂致使整个凝胶网络被破坏，水凝胶整体发生崩解。经过 GSH 处理后，由于二硫键交联网络的逐步破坏，水凝胶的力学强度也会表现出明显的变化。例如，该水凝胶经含有 0.8mol/L GSH 的 PBS 溶液浸泡 12h 后，力学强度显著降低，G' 由 3.3kPa 降低到 0.51kPa。相反，在不含 GSH 的 PBS 溶液中，水凝胶的 G' 则无显著变化，仅因水凝胶吸水溶胀而稍有降低，在浸泡 12h 后仍能保持在 3.0kPa。由于降冰片烯与四嗪之间的 Diels-Alder 交联反应能在生理条件下的水溶液中较快进行，无须添加任何额外的催化剂，因而所获得的水凝胶具有良好的生物相容性。首先通过 MTT 实验证明了 PLG-SS-Norb 和 PEG-T 两种聚合物分子的细胞相容性。在聚合物浓度达到 1g/L 时，细胞存活率接近 90%。进一步地，通过在水凝胶交联过程中原位负载 L929 细胞的方法评价了水凝胶形成过程及形成之后的体外细胞相容性。通过活/死细胞染色分析表明，包裹在水凝胶中的细胞能保持高存活率，证明了该 Diels-Alder "点击" 交联方法及所获得的水凝胶具有良好的细胞相容性。

他们进一步采用 SD 大鼠为动物模型，评价了该水凝胶在大鼠背部皮下的降解过程及组织相容性（图 5.10）。将 PLG-SS-Norb 和 PEG-T 溶液混合并注射到大鼠皮下 30min 后，即可观察到水凝胶在大鼠体内形成。值得关注的是，交联网络中含二硫键的 PLG-SS-Norb/PEG-T 水凝胶的体内降解速度要比不含二硫键的类似结构水凝胶明显加快，交联网络含二硫键的水凝胶在大鼠皮下 6d 内就完全降解，而不含二硫键的水凝胶在相同时间内体积没有发生明显变化。该结果也说明 PLG-SS-Norb/PEG-T 水凝胶能对体内皮下生理浓度的 GSH 等含巯基的生物活性分子产生响应，在体内 GSH 作用下，降解速度显著增加。另外，对水凝胶周围组织的 H&E 染色分析结果表明，该水凝胶具有良好的组织相容性。

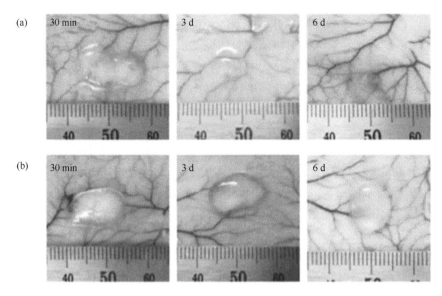

图 5.10　PLG-SS-Norb/PEG-T 水凝胶（a）和 PLG-Norb/PEG-T 水凝胶（b）在大鼠皮下的降解情况[69]

5.3　酶催化交联聚（L-谷氨酸）水凝胶

5.3.1　聚（L-谷氨酸）-*g*-酪胺/聚乙二醇交联水凝胶

　　酶催化反应具有专一、高效、反应条件温和的特征[71]，基于酶催化反应形成的共价交联水凝胶受到了广泛研究。酶催化交联水凝胶采用天然的酶作为催化剂，无须使用有机溶剂，具有良好的生物相容性，同时便于包载药物、细胞和生物活性分子，不会对细胞造成损伤，且不会引起药物及生物活性分子的失活。酶催化交联水凝胶的反应速率可以较好地控制，如可通过改变酶浓度进行有效调控，可控的反应速率能够有效地防止水凝胶前驱体溶液的过早扩散。酶催化交联水凝胶适用于原位注射，便于在复杂形状的创伤缺损部位进行移植，有利于支架材料与创伤部位良好匹配。此外，通过这种微创植入方式，能有效避免手术植入带来的二次创伤。因此，该类水凝胶在局部药物释放、体外 3D 细胞培养及原位组织缺损修复等方面具有独特的应用前景[71]。

　　近年来，酶催化交联水凝胶在组织工程方面的应用潜力受到了较多关注。Toh 等报道了一种酪胺修饰透明质酸的酶催化交联水凝胶（HA-Tyr）[72]。该水凝胶的压缩强度等物理性质可以通过改变 H_2O_2 的浓度进行调控。采用不同强度的该水凝胶包裹兔 BMSCs 进行体外培养，21d 之后，分别对包裹细胞的水凝胶复合物进行组织学染色分析及 I 型胶原和 II 型胶原的免疫组化染色分析，并研究了软骨特异性细胞外基质及软骨组织的形成。实验结果显示，采用较低强度的 HA-Tyr 水凝胶负载的 BMSCs 能形成聚集体，并向软骨细胞分化，同时促进透明软骨特异性细胞外基质的生成。而当水凝胶强度较高时，所负载的 BMSCs 呈现纤维细胞的表型，导致纤维组织或纤维软骨的形成。该研究说明，作为细胞培养支架的水凝胶，微环境对于调控 BMSCs 的分化和促进特定功能组织的形成具有重要意义[72]。

目前报道的酶催化交联水凝胶主要基于天然的多糖和蛋白质，如葡聚糖、透明质酸、壳聚糖、藻酸盐、纤维素及明胶等[71-75]。例如，Park 等制备了明胶-聚乙二醇-酪胺水凝胶，具有良好的生物活性，在水凝胶内部进行 3D 细胞培养，能够有效控制细胞行为[73, 74, 76, 77]。Kawakami 等研究了基于羧甲基纤维素-酪胺的酶催化交联水凝胶，该水凝胶能有效支撑 L929 小鼠成纤维细胞在其表面黏附与增殖[76]。尽管基于天然材料的酶催化交联水凝胶具有良好的生物相容性和细胞亲和性，但这类材料通常存在的缺点包括力学强度较低、降解速度快，并且存在带来病原体的风险。相比而言，基于合成聚合物的酶催化交联水凝胶的报道还比较少。采用 NCA 开环聚合制备的聚氨基酸，拥有与天然蛋白质及多肽类似的组成和二级结构[78-80]，具有优良的生物降解性能和生物相容性。此外，合成聚氨基酸制备方法简单，可获得较高分子量的产物，并便于进行进一步功能化修饰。因此，近年来基于合成聚氨基酸的生物医用高分子材料受到越来越多的研究[12, 81-83]。其中通过不同的交联方式制备的合成聚氨基酸水凝胶也被开发出来，例如，通过将苯酚基团引入聚氨基酸侧链，在酶催化作用下获得了一类酶交联聚氨基酸水凝胶。

Ren 等将酪胺（TA）和 PEG 接枝到 PLG 侧链，在辣根过氧化物酶（HRP）和 H_2O_2 的作用下，制备了聚（L-谷氨酸）-*g*-酪胺/聚乙二醇（PLG-*g*-TA/PEG）酶交联水凝胶（图 5.11）[84, 85]。这种水凝胶形成条件温和、凝胶化时间可控，且水凝胶的理化性能（如机械强度、微孔结构、溶胀率等）能够通过改变 HRP、H_2O_2 及聚合物的浓度进行有效调节。

PLG-*g*-TA/PEG 水凝胶物理化学性质的良好可调控性，为该材料在作为 3D 细胞培养支架及组织工程方面的应用提供了有利条件。较低浓度的 H_2O_2 制备的水凝胶具有较大的微观孔径尺寸，因而便于营养物质的渗透和细胞代谢产物的扩散，并能为细胞生长提供较大的空间。因此，较低浓度的 H_2O_2 制备的 PLG-*g*-TA/PEG 水凝胶更有利于促进细胞增殖[86, 87]。体外细胞实验表明，该水凝胶表现出良好的细胞相容性。将水凝胶的前驱体溶液注射到大鼠皮下后，水凝胶能够在大鼠皮下逐渐降解，连续观察 14 周后水凝胶降解完全。另外，该水凝胶在降解过程中虽然在初期会引起一定的炎性细胞聚集，但随着凝胶降解，炎性反应逐渐减弱，且不会引起组织的病变，具有良好的组织相容性（图 5.12）[84]。

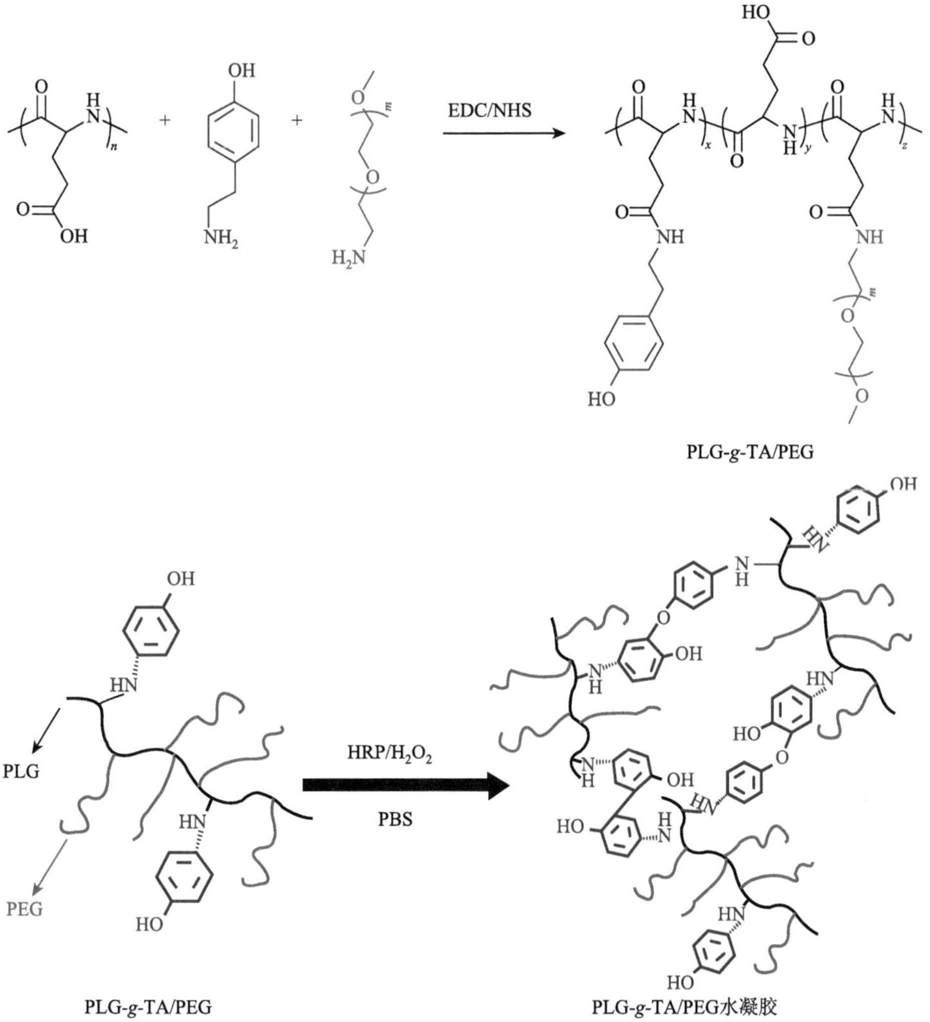

图 5.11　PLG-*g*-TA/PEG 酶催化交联水凝胶的形成过程[84]

5.3.2　聚（L-谷氨酸）酶交联水凝胶支架对细胞行为的影响

理想的支架材料在组织工程中扮演着重要的角色，其作为人工细胞外基质，为细胞生长提供力学支撑及营养物质交换通道，并进一步引导和促进新生组织的形成，可为功能组织的修复与再生发挥重要作用。目前常用于组织工程支架材料研究的主要有天然高分子材料及其衍生物、合成可降解高分子材料、生物陶瓷材料，以及它们的复合材料[88, 89]。基于天然高分子或合成高分子的可注射性水凝胶与天然软组织细胞外基质具有相似性，使得这类材料在作为 3D

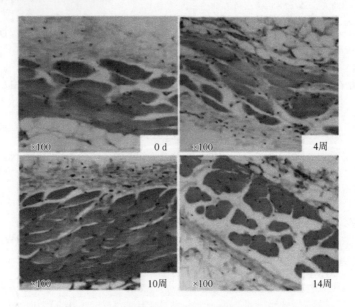

图 5.12　PLG-*g*-TA/PEG 水凝胶周围皮肤组织的 H&E 染色照片[84]

细胞培养及组织工程支架方面具有突出优势。一种新型的三维支架材料用作软骨组织修复也受到广泛关注。例如，通过将包载细胞和生物活性因子的水凝胶注射到体内缺损部位，该水凝胶体系与周围组织协调构建的仿生微环境，诱导细胞的生长、分化及迁移，促进组织修复和再生[90]。细胞通过与周围微环境的多重相互作用，能够将微环境的物理信号通过机械力传导转变为生物化学信号[91-93]，而且水凝胶的物理化学性质（如强度、孔径、表面形貌、降解等）都能对细胞的存活、铺展、迁移、增殖及分化等行为产生显著影响[94-98]。而可注射性水凝胶的微创植入手段、操作简便、细胞及生物活性因子便于分散等特点使得该材料在多种组织工程应用研究中体现出优势[90, 99-101]。

　　Ren 等通过在聚（L-谷氨酸）侧链接枝酪胺分子，制备了聚（L-谷氨酸）-*g*-酪胺（PLG-*g*-TA）。酪胺分子在生理环境并在 HRP/H_2O_2 的作用下发生分子间自交联反应，获得了一种 PLG-*g*-TA 酶催化交联水凝胶（图 5.13）[102]。这种 PLG 酶催化交联水凝胶的物理化学性质，如强度、微孔结构及降解性能等能够通过改变聚合物浓度进行有效调节。通过改变聚（L-谷氨酸）网络在水凝胶中的含量（如 2%、4%、6%），获得了不同机械强度和孔径的水凝胶材料。例如，2%聚合物含量的水凝胶（简称 2%凝胶）机械强度为 4.2kPa，而 4%凝胶的机械强度则可达 15.3kPa。此外，2%凝胶具有较大的微观孔结构。

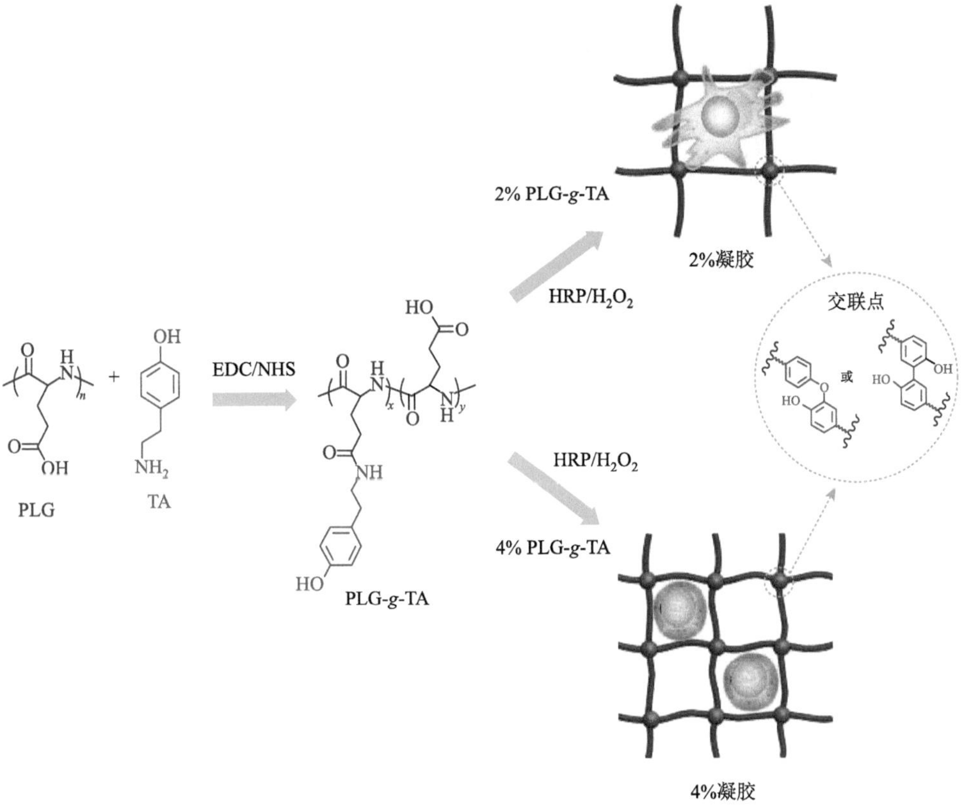

图 5.13　PLG-*g*-TA 酶催化交联水凝胶的合成过程[84]

通过体外细胞实验发现，兔 BMSCs 在水凝胶内的伸展状态、细胞-细胞相互作用及基因表达都受到水凝胶中聚氨基酸含量的影响。细胞在基质中的黏附和铺展由黏附多肽或蛋白质介导，并受基质的表面电荷及表面润湿性的影响[95, 98, 103]。通过共聚焦显微镜观察表明（图 5.14），2%凝胶内的干细胞在培养 24h 后呈现较好的黏附和伸展状态，细胞-细胞之间也能产生良好的相互作用；相反，4%凝胶内的间充质干细胞在培养 4 周的时间内，始终呈现一种球形形貌，细胞-细胞之间也缺少明显的相互作用，而且细胞增殖速率较低。通过进一步基因分析表明，间充质干细胞在 2%凝胶内部表达更多的软骨特异基因，这可能是由于细胞-细胞相互作用有利于促进间充质干细胞向软骨方向分化的缘故。

通过进一步分析表明，相比于在 4%凝胶中，BMSCs 在 2%凝胶材料中的 DNA 含量、软骨相关基因及硫酸化糖胺聚糖和 Ⅱ 型胶原等透明软骨组织的特异性细胞外基质含量水平均较高。而且，通过 SEM 观察结果表明，BMSCs 在 2%凝胶中能够聚集形成结节，而该特征是促进软骨细胞外基质形成的有利条件[104, 105]。

| 参照 | 2%凝胶 | 4%凝胶 |

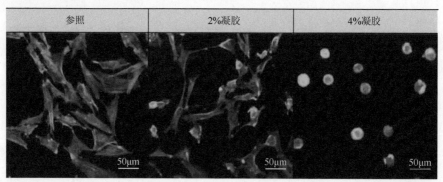

50μm 50μm 50μm

图 5.14 BMSCs 分别在 2%和 4%的 PLG-*g*-TA 水凝胶内部培养 24h 后的细胞铺展情况[102]

5.3.3 仿生糖聚肽水凝胶

糖聚肽是一种侧链由糖基分子修饰的聚氨基酸，又称为类糖肽、糖基聚氨基酸。该材料具有独特的分子组成和二级结构，能够在一定程度上模拟天然糖肽或糖蛋白的一些功能，近年来其在生物医用领域，如病原体检测、毒素抑制剂、药物传输载体等方面的应用潜力被研究报道[106, 107]。相比而言，目前以糖聚肽作为仿生细胞培养及组织工程支架材料的报道还较少。目前通过化学合成制备糖聚肽的方法主要包括两种，一种是通过含糖基侧基的氨基酸 NCA 开环聚合制备，另一种则是通过合成后的聚氨基酸的侧基或端基进行定量的糖分子功能化修饰得到[108, 109]。

Ren 等采用叠氮-炔环加成化学实现了聚氨基酸的定量聚合后修饰，合成了糖聚肽材料[110]。首先采用正己胺引发 *γ*-炔丙基-L-谷氨酸酯-*N*-羧基内酸酐（PLG-NCA）开环聚合制备得到 PPLG，并通过叠氮-炔环加成反应将 3-(4-羟苯基)-*N*-(3-叠氮丙基)丙酰胺（HPPA-N$_3$）和叠氮化甘露糖（Man-N$_3$）键合到 PPLG上，制备了糖聚肽 PPLG-*g*-Man/HPPA（图 5.15）[110]。其中，Man 与 HPPA 的摩尔接枝率分别为 88%和 5%。

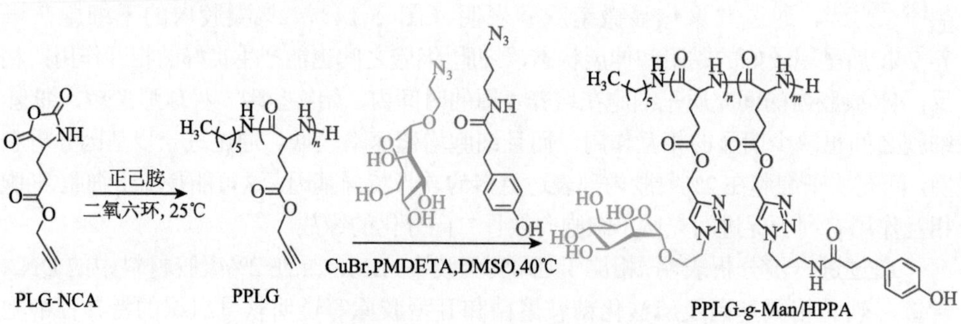

图 5.15 糖聚肽 PPLG-*g*-Man/HPPA 的合成路线[110]

PMDETA 代表五甲基二乙烯三胺

由于 PPLG-*g*-Man/HPPA 中 HPPA 侧链酚羟基的存在，在 HRP 和 H$_2$O$_2$ 存在的条件下，聚合物链之间的苯酚基团能够相互反应形成 C—C 或 C—O—C 键，从而形成分子间的交联，制备得到一种新型的仿生糖聚肽酶催化交联水凝胶（图 5.16）。通过改变聚合物、HRP、H$_2$O$_2$ 浓度能够对水凝胶的物理化学性质进行有效调控。体外细胞实验表明，这种糖聚肽水凝胶前体聚合物分子具有比侧链由 OEG 修饰的聚氨基酸更好的细胞相容性。将该水凝胶的前驱体溶液经皮下注射到大鼠背部后，水凝胶能在大鼠体内快速形成，并能逐步降解，降解周期为 3～4 周。组织染色实验表明，该糖聚肽水凝胶在降解过程中不会引起周围组织的长期炎症和病变，具有良好的生物相容性[110]。

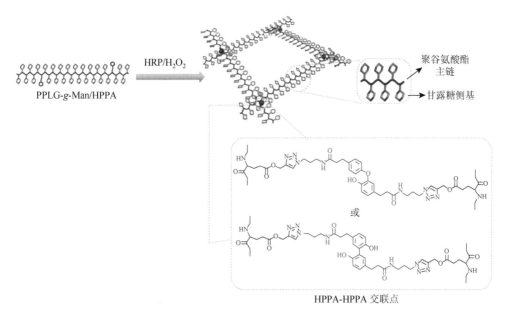

图 5.16 糖聚肽酶催化交联水凝胶的制备示意图[110]

在体外 3D 培养（图 5.17）中，包裹在糖聚肽水凝胶中的软骨细胞在 21d 的培养过程中，随着培养时间延长，软骨细胞分泌的硫酸化糖胺聚糖（sGAG）含量显著增加。同时，蛋白聚糖与 Ⅱ 型胶原的表达量也明显增加。相比而言，Ⅰ 型胶原的表达量明显下降。该结果表明，糖聚肽水凝胶有利于软骨细胞的存活和增殖，促进软骨细胞的再分化，维持软骨细胞的表型、表达并分泌软骨特异性细胞外基质，包括 Ⅱ 型胶原、硫酸化糖胺聚糖等。将包裹在糖聚肽水凝胶中的软骨细胞进一步注射到裸鼠皮下进行培养的实验中，同样证明该水凝胶能有效促进软骨细胞的增殖与再分化[110]。

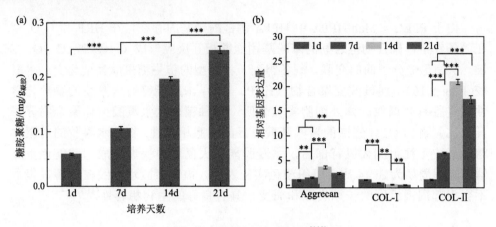

图 5.17　体外 3D 细胞培养[110]

（a）软骨细胞在 PPLG-*g*-Man/HPPA 水凝胶内部培养 21d 过程中 sGAG 的产生，采用二甲基亚甲基蓝（DMMB）染色法测定（*n* = 3）；（b）软骨细胞在 PPLG-*g*-Man/HPPA 水凝胶内部培养 21d 过程中的蛋白聚糖（Aggrecan）、Ⅰ型胶原（COL-Ⅰ）和Ⅱ型胶原（COL-Ⅱ）基因的表达（*n* = 3）

5.3.4　生物分子响应水凝胶

通过在水凝胶的交联网络或生物活性分子连接键中引入环境响应可断裂共价键（如二硫键），可以实现水凝胶材料降解行为、生物活性等性质调控的时间可控性，对于研究支架材料性质变化对其内部细胞的行为的影响规律具有重要意义。Xu 等将二硫键修饰的根皮酸接枝到聚（L-谷氨酸）侧链，获得了根皮酸可逆修饰的聚（L-谷氨酸）（PLG-*g*-CPA），在 HRP/H$_2$O$_2$ 的作用下，制备了 GSH 响应的聚氨基酸酶交联水凝胶[68]。由于凝胶网络的交联点中二硫键的存在，该水凝胶的降解可以通过环境中 GSH 浓度进行调控。同时，由于体内血浆和皮下存在 GSH（2～20μmol/L）的缘故，该交联点中含有二硫键的聚氨基酸水凝胶材料在大鼠皮下的降解时间（<12d）明显短于类似组成但不含二硫键的聚氨基酸水凝胶材料的降解时间（>30d）。

采用该聚氨基酸水凝胶包裹 L929 成纤维细胞，经过 24h 体外培养，结果表明凝胶内细胞保持着高存活率，这说明材料具有良好的细胞相容性。为了验证从凝胶材料中快速收集细胞的能力，采用该凝胶材料包裹 L929 与鼠骨髓间充质干细胞（rMSCs）两种不同的细胞，在体外培养 24h 后，通过外加 10mmol/L GSH，凝胶材料在 1h 内即完全降解，再通过离心的方法即可分别收集到两种细胞。而且，所收集的两种细胞仍然保持着正常的增殖活性（图 5.18）。

值得指出的是，通过将 GSH 响应断裂的二硫键引入生物活性分子与水凝胶材料的连接键中，能够实现材料生物活性的定时调控。Xu 等依次通过缩合反应和巯基-双硫交换反应，在四臂 PEG-聚（L-谷氨酸）（4A-PEG-PLG）侧链键合苯酚基团和二硫键连接的 RGD 肽[111]。通过苯酚基团在生理环境并在 HPR/H$_2$O$_2$ 作用下发生自交联反应，获得了 RGD 修饰的 4A-PEG-PLG 共价交联水凝胶。在体外条件下与 NIH 3T3 细胞培养实验表明，水凝胶经过 RGD 修饰之后，材料的细胞表面黏附性能显著提高，而且细胞在凝胶内部的增殖速率也明显增加。有趣的是，凝胶中 RGD 肽的键合状态能在含巯基分子（如 GSH）的作用下发生快速改变。例如，经 1mmol/L GSH 处理 1h，可导致约 80% 的 RGD 肽从凝胶材料中脱落并释放出来。上述特征为动态调控材料的细胞黏附性能提供了良好的平台。如图 5.19 所示，经过 GSH 作用后，原本黏附在凝胶表面并呈现铺展状态的细胞快速从凝胶表面脱离。

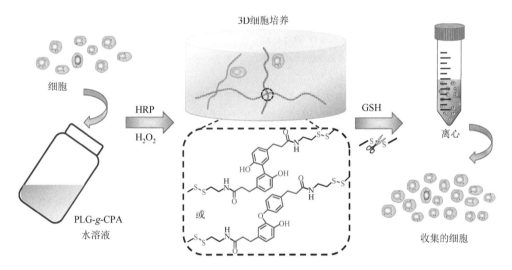

图 5.18　谷胱甘肽响应聚（L-谷氨酸）水凝胶 3D 细胞培养与细胞快速收集[68]

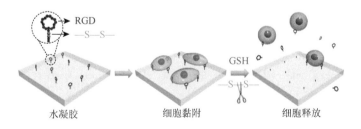

图 5.19　通过 GSH 调节 4A-PEG-PLG 水凝胶高分子网络中键合的 RGD 数量，进而调控材料的细胞黏附性能示意图[111]

参 考 文 献

[1] Seliktar D. Designing cell-compatible hydrogels for biomedical applications. Science，2012，336：1124-1128.

[2] He C L，Kim S W，Lee D S. *In situ* gelling stimuli-sensitive block copolymer hydrogels for drug delivery. Journal of Controlled Release，2008，127：189-207.

[3] 成一龙. 基于聚（L-谷氨酸酯）温度敏感型水凝胶的制备和生物医学应用. 北京：中国科学院大学，2013.

[4] Yu L，Ding J D. Injectable hydrogels as unique biomedical materials. Chemical Society Reviews，2008，37：1473-1481.

[5] Nowak A P，Breedveld V，Pakstis L，et al. Rapidly recovering hydrogel scaffolds from self-assembling diblock copolypeptide amphiphiles. Nature，2002，417：424-428.

[6] Park M H，Joo M K，Choi B G，et al. Biodegradable thermogels. Accounts of Chemical Research，2012，45：424-433.

[7] Moon H J，Ko D Y，Park M H，et al. Temperature-responsive compounds as *in situ* gelling biomedical materials. Chemical Society Reviews，2012，41：4860-4883.

[8] Ko D Y，Shinde U P，Yeon B，et al. Recent progress of *in situ* formed gels for biomedical applications. Progress in Polymer Science，2013，38：672-701.

[9] Park S H，Choi B G，Moon H J，et al. Block sequence affects thermosensitivity and nano-assembly：PEG-L-PA-DL-PA and PEG-DL-PA-L-PA block copolymers. Soft Matter，2011，7：6515-6521.

[10] Han J O，Joo M K，Jang J H，et al. PVPylated poly(alanine) as a new thermogelling polymer. Macromolecules，2009，42：6710-6715.

[11] Kang E Y，Moon H J，Joo M K，et al. Thermogelling chitosan-*g*-(PAF-PEG) aqueous solution as an injectable scaffold. Biomacromolecules，2012，13：1750-1757.

[12] Deming T J. Synthetic polypeptides for biomedical applications. Progress in Polymer Science，2007，32：858-875.

[13] Kim J Y，Park M H，Joo M K，et al. End groups adjusting the molecular nano-assembly pattern and thermal gelation of polypeptide block copolymer aqueous solution. Macromolecules，2009，42：3147-3151.

[14] Cheng Y L，He C L，Xiao C S，et al. Decisive role of hydrophobic side groups of polypeptides in thermosensitive gelation. Biomacromolecules，2012，13：2053-2059.

[15] Crown J，O'Leary M. The taxanes：an update. Lancet，2000，355：1176-1178.

[16] Guo D D，Xu C X，Quan J S，et al. Synergistic anti-tumor activity of paclitaxel-incorporated conjugated linoleic acid-coupled poloxamer thermosensitive hydrogel *in vitro* and *in vivo*. Biomaterials，2009，30：4777-4785.

[17] Singh P，Rathinasamy K，Mohan R，et al. Microtubule assembly dynamics：an attractive target for anticancer drugs. Iubmb Life，2008，60：368-375.

[18] Singla A K，Garg A，Aggarwal D. Paclitaxel and its formulations. International Journal of Pharmaceutics，2002，235：179-192.

[19] Feng S S，Huang G F. Effects of emulsifiers on the controlled release of paclitaxel（Taxol®）from nanospheres of biodegradable polymers. Journal of Controlled Release，2001，71：53-69.

[20] Hu X L，Jing X B. Biodegradable amphiphilic polymer-drug conjugate micelles. Expert Opinion on Drug Delivery，2009，6：1079-1090.

[21] Shahin M，Ahmed S，Kaur K，et al. Decoration of polymeric micelles with cancer-specific peptide ligands for active targeting of paclitaxel. Biomaterials，2011，32：5123-5133.

[22] Jain V，Swarnakar N K，Mishra P R，et al. Paclitaxel loaded PEGylated gleceryl monooleate based nanoparticulate carriers in chemotherapy. Biomaterials，2012，33：7206-7220.

[23] Luo L M，Huang Y，Zhao B X，et al. Anti-tumor and anti-angiogenic effect of metronomic cyclic NGR-modified liposomes containing paclitaxel. Biomaterials，2013，34：1102-1114.

[24] Matsumura Y，Maeda H. A new concept for macromolecular therapeutics in cancer-chemotherapy-mechanism of tumoritropic accumulation of proteins and the antitumor agent smancs. Cancer Research，1986，46：6387-6392.

[25] Cheng Y L，He C L，Ding J X，et al. Thermosensitive hydrogels based on polypeptides for localized and sustained delivery of anticancer drugs. Biomaterials，2013，34：10338-10347.

[26] Huynh C T，Nguyen M K，Lee D S. Injectable block copolymer hydrogels：achievements and future challenges for biomedical applications. Macromolecules，2011，44：6629-6636.

[27] Muthukrishnan S，Nitschke M，Gramm S，et al. Immobilized hyperbranched glycoacrylate films as bioactive supports. Macromolecular Bioscience，2006，6：658-666.

[28] Chen X M，Dordick J S，Rethwisch D G. Chemoenzymatic synthesis and characterization of poly(alpha-methyl galactoside 6-acrylate) hydrogels. Macromolecules，1995，28：6014-6019.

[29] Bowman B B，Rosenberg I H. Biotin absorption by distal rat intestine. Journal of Nutrition，1987，117：2121-2126.

[30] Sakahara H，Saga T. Avidin-biotin system for delivery of diagnostic agents. Advanced Drug Delivery Reviews，1999，37：89-101.

[31] Cheng Y L，He C L，Xiao C S，et al. Versatile biofunctionalization of polypeptide-based thermosensitive hydrogels via click chemistry. Biomacromolecules，2013，14：468-475.

[32] Long L H，Evans P J，Halliwell B. Hydrogen peroxide in human urine：implications for antioxidant defense and redox regulation. Biochemical and Biophysical Research Communications，1999，262：605-609.

[33] Halliwell B，Clement M V，Long L H. Hydrogen peroxide in the human body. Febs Letters，2000，486：10-13.

[34] Schafer M，Werner S. Oxidative stress in normal and impaired wound repair. Pharmacological Research，2008，58：165-171.

[35] Burgoyne J R，Oka S，Ale-Agha N，et al. Hydrogen peroxide sensing and signaling by protein kinases in the cardiovascular system. Antioxidants & Redox Signaling，2013，18：1042-1052.

[36] 徐清华. 生物活性及刺激响应性聚氨基酸水凝胶的制备和应用研究. 北京：中国科学院大学，2016.

[37] Takeyama N，Miki S，Hirakawa A，et al. Role of the mitochondrial permeability transition and cytochrome *c* release in hydrogen peroxide-induced apoptosis. Experimental Cell Research，2002，274：16-24.

[38] Joshi-Barr S，Lux C D，Mahmoud E，et al. Exploiting oxidative microenvironments in the body as triggers for drug delivery systems. Antioxidants & Redox Signaling，2014，21：730-754.

[39] Panieri E，Santoro M M. ROS signaling and redox biology in endothelial cells. Cellular and Molecular Life Sciences，2015，72：3281-3303.

[40] Hampton M B，Orrenius S. Dual regulation of caspase activity by hydrogen peroxide：implications for apoptosis. Febs Letters，1997，414：552-556.

[41] Giorgio M，Trinei M，Migliaccio E，et al. Hydrogen peroxide：a metabolic by-product or a common mediator of ageing signals? Nature Reviews Molecular Cell Biology，2007，8：722-728.

[42] Li X L，Makarov S S. An essential role of NF-κB in the "tumor-like" phenotype of arthritic synoviocytes. Proceedings of the National Academy of Sciences of the United States of America，2006，103：17432-17437.

[43] Lee S H，Gupta M K，Bang J B，et al. Current progress in reactive oxygen species (ROS)-responsive materials for biomedical applications. Advanced Healthcare Materials，2013，2：908-915.

[44] Song C C, Du F S, Li Z C. Oxidation-responsive polymers for biomedical applications. Journal of Materials Chemistry B, 2014, 2: 3413-3426.

[45] Lou Z R, Li P, Han K L. Redox-responsive fluorescent probes with different design strategies. Accounts of Chemical Research, 2015, 48: 1358-1368.

[46] Xu Q H, He C L, Ren K X, et al. Thermosensitive polypeptide hydrogels as a platform for ROS-triggered cargo release with innate cytoprotective ability under oxidative stress. Advanced Healthcare Materials, 2016, 5: 1979-1990.

[47] Grover G N, Braden R L, Christman K L. Oxime cross-linked injectable hydrogels for catheter delivery. Advanced Materials, 2013, 25: 2937-2942.

[48] Belowich M E, Stoddart J F. Dynamic imine chemistry. Chemical Society Reviews, 2012, 41: 2003-2024.

[49] Meyer C D, Joiner C S, Stoddart J F. Template-directed synthesis employing reversible imine bond formation. Chemical Society Reviews, 2007, 36: 1705-1723.

[50] Xin Y, Yuan J Y. Schiff's base as a stimuli-responsive linker in polymer chemistry. Polymer Chemistry, 2012, 3: 3045-3055.

[51] Deng G H, Tang C M, Li F Y, et al. Covalent cross-linked polymer gels with reversible sol-gel transition and self-healing properties. Macromolecules, 2010, 43: 1191-1194.

[52] Liu F Y, Li F Y, Deng G H, et al. Rheological images of dynamic covalent polymer networks and mechanisms behind mechanical and self-healing properties. Macromolecules, 2012, 45: 1636-1645.

[53] Wu X L, He C L, Wu Y D, et al. Synergistic therapeutic effects of Schiff's base cross-linked injectable hydrogels for local co-delivery of metformin and 5-fluorouracil in a mouse colon carcinoma model. Biomaterials, 2016, 75: 148-162.

[54] 吴锡龙. 基于席夫碱键交联的原位水凝胶的制备及其生物医学应用. 北京: 中国科学院大学, 2015.

[55] Bost F, Ben Sahra I, Le Marchand-Brustel Y, et al. Metformin and cancer therapy. Current Opinion in Oncology, 2012, 24: 103-108.

[56] Ben Sahra I, Laurent K, Giuliano S, et al. Targeting cancer cell metabolism: the combination of metformin and 2-deoxyglucose induces p53-dependent apoptosis in prostate cancer cells. Cancer Research, 2010, 70: 2465-2475.

[57] Alimova I N, Liu B, Fan Z, et al. Metformin inhibits breast cancer cell growth, colony formation and induces cell cycle arrest in vitro. Cell Cycle, 2009, 8: 909-915.

[58] Ling S B, Feng T T, Ke Q H, et al. Metformin inhibits proliferation and enhances chemosensitivity of intrahepatic cholangiocarcinoma cell lines. Oncology Reports, 2014, 31: 2611-2618.

[59] Skinner H D, Crane C H, Garrett C R, et al. Metformin use and improved response to therapy in rectal cancer. Cancer Medicine, 2013, 2: 99-107.

[60] Johnson K R, Wang L M, Miller M C, et al. 5-fluorouracil interferes with paclitaxel cytotoxicity against human solid tumor cells. Clinical Cancer Research, 1997, 3: 1739-1745.

[61] Longley D B, Harkin D P, Johnston P G. 5-Fluorouracil: mechanisms of action and clinical strategies. Nature Reviews Cancer, 2003, 3: 330-338.

[62] Yoshikawa R, Kusunoki M, Yanagi H, et al. Dual antitumor effects of 5-fluorouracil on the cell cycle in colorectal carcinoma cells: a novel target mechanism concept for pharmacokinetic modulating chemotherapy. Cancer Research, 2001, 61: 1029-1037.

[63] Communal C, Sumandea M, de Tombe P, et al. Functional consequences of caspase activation in cardiac myocytes. Proceedings of the National Academy of Sciences of the United States of America, 2002, 99: 6252-6256.

[64] Winter R N, Kramer A, Borkowski A, et al. Loss of *caspase-1* and *caspase-3* protein expression in human prostate cancer. Cancer Research, 2001, 61: 1227-1232.

[65] Bullwinkel J, Baron-Luhr B, Ludemann A, et al. Ki-67 protein is associated with ribosomal RNA transcription in quiescent and proliferating cells. Journal of Cellular Physiology, 2006, 206: 624-635.

[66] Kharkar P M, Kiick K L, Kloxin A M. Designing degradable hydrogels for orthogonal control of cell microenvironments. Chemical Society Reviews, 2013, 42: 7335-7372.

[67] Shu X Z, Liu Y C, Luo Y, et al. Disulfide cross-linked hyaluronan hydrogels. Biomacromolecules, 2002, 3: 1304-1311.

[68] Xu Q H, He C L, Zhang Z, et al. Injectable, biomolecule-responsive polypeptide hydrogels for cell encapsulation and facile cell recovery through triggered degradation. ACS Applied Materials & Interfaces, 2016, 8: 30692-30702.

[69] Zhang Z, He C L, Xu Q H, et al. Preparation of poly(L-glutamic acid)-based hydrogels via Diels-Alder reaction and study on their biomolecule-responsive properties. Acta Polymerica Sinica, 2018, (1): 99-108.

[70] Knall A C, Slugovc C. Inverse electron demand Diels-Alder (iEDDA)-initiated conjugation: a (high) potential click chemistry scheme. Chemical Society Reviews, 2013, 42: 5131-5142.

[71] Teixeira L S M, Feijen J, van Blitterswijk C A, et al. Enzyme-catalyzed crosslinkable hydrogels: emerging strategies for tissue engineering. Biomaterials, 2012, 33: 1281-1290.

[72] Toh W S, Lim T C, Kurisawa M, et al. Modulation of mesenchymal stem cell chondrogenesis in a tunable hyaluronic acid hydrogel microenvironment. Biomaterials, 2012, 33: 3835-3845.

[73] Park K M, Ko K S, Joung Y K, et al. *In situ* cross-linkable gelatin-poly(ethylene glycol)-tyramine hydrogel via enzyme-mediated reaction for tissue regenerative medicine. Journal of Materials Chemistry, 2011, 21: 13180-13187.

[74] Park K M, Lee Y, Son J Y, et al. *In situ* SVVYGLR peptide conjugation into injectable gelatin-poly(ethylene glycol)-tyramine hydrogel via enzyme-mediated reaction for enhancement of endothelial cell activity and neo-vascularization. Bioconjugate Chemistry, 2012, 23: 2042-2050.

[75] Tran N Q, Joung Y K, Lih E, et al. *In situ* forming and rutin-releasing chitosan hydrogels as injectable dressings for dermal wound healing. Biomacromolecules, 2011, 12: 2872-2880.

[76] Sakai S, Ogushi Y, Kawakami K. Enzymatically crosslinked carboxymethylcellulose-tyramine conjugate hydrogel: cellular adhesiveness and feasibility for cell sheet technology. Acta Biomaterialia, 2009, 5: 554-559.

[77] Park Y S, David A E, Park K M, et al. Controlled release of simvastatin from *in situ* forming hydrogel triggers bone formation in MC3T3-E1 cells. Aaps Journal, 2013, 15: 367-376.

[78] Deng C, Wu J T, Cheng R, et al. Functional polypeptide and hybrid materials: precision synthesis via alpha-amino acid *N*-carboxyanhydride polymerization and emerging biomedical applications. Progress in Polymer Science, 2014, 39: 330-364.

[79] Cheng J J, Deming T J. Synthesis of polypeptides by ring-opening polymerization of alpha-amino acid *N*-carboxyanhydrides//Deming T. Peptide-Based Materials. Berlin: Springer-Verlag, 2012: 1-26.

[80] Deming T J. Living polymerization of alpha-amino acid-*N*-carboxyanhydrides. Journal of Polymer Science Part A: Polymer Chemistry, 2000, 38: 3011-3018.

[81] Kricheldorf H R. Polypeptides and 100 years of chemistry of alpha-amino acid *N*-carboxyanhydrides. Angewandte Chemie International Edition, 2006, 45: 5752-5784.

[82] He C L, Zhuang X L, Tang Z H, et al. Stimuli-sensitive synthetic polypeptide-based materials for drug and gene delivery. Advanced Healthcare Materials, 2012, 1: 48-78.

[83] Lu H, Wang J, Song Z Y, et al. Recent advances in amino acid *N*-carboxyanhydrides and synthetic polypeptides: chemistry, self-assembly and biological applications. Chemical Communications, 2014, 50: 139-155.

[84] Ren K X，He C L，Cheng Y L，et al. Injectable enzymatically crosslinked hydrogels based on a poly(L-glutamic acid) graft copolymer. Polymer Chemistry，2014，5：5069-5076.

[85] 任凯旋. 可注射酶催化交联水凝胶的制备及其在软骨组织工程的应用. 北京：中国科学院大学，2015.

[86] Zeng L，Yao Y C，Wang D A，et al. Effect of microcavitary alginate hydrogel with different pore sizes on chondrocyte culture for cartilage tissue engineering. Materials Science & Engineering C：Materials for Biological Applications，2014，34：168-175.

[87] Wang L S，Chung J E，Chan P P Y，et al. Injectable biodegradable hydrogels with tunable mechanical properties for the stimulation of neurogenesic differentiation of human mesenchymal stem cells in 3D culture. Biomaterials，2010，31：1148-1157.

[88] Huey D J，Hu J C，Athanasiou K A. Unlike bone，cartilage regeneration remains elusive. Science，2012，338：917-921.

[89] Nair L S，Laurencin C T. Biodegradable polymers as biomaterials. Progress in Polymer Science，2007，32：762-798.

[90] Gutowska A，Jeong B，Jasionowski M. Injectable gels for tissue engineering. Anatomical Record，2001，263：342-349.

[91] Rehmann M S，Kloxin A M. Tunable and dynamic soft materials for three-dimensional cell culture. Soft Matter，2013，9：6737-6746.

[92] Bacakova L，Filova E，Parizek M，et al. Modulation of cell adhesion，proliferation and differentiation on materials designed for body implants. Biotechnology Advances，2011，29：739-767.

[93] Leal-Egana A，Diaz-Cuenca A，Boccaccini A R. Tuning of cell-biomaterial anchorage for tissue regeneration. Advanced Materials，2013，25：4049-4057.

[94] Ehrbar M，Sala A，Lienemann P，et al. Elucidating the role of matrix stiffness in 3D cell migration and remodeling. Biophysical Journal，2011，100：284-293.

[95] Yeung T，Georges P C，Flanagan L A，et al. Effects of substrate stiffness on cell morphology，cytoskeletal structure，and adhesion. Cell Motility and the Cytoskeleton，2005，60：24-34.

[96] Hadjipanayi E，Mudera V，Brown R A. Guiding cell migration in 3D：a collagen matrix with graded directional stiffness. Cell Motility and the Cytoskeleton，2009，66：121-128.

[97] Dou X Q，Yang X M，Li P，et al. Novel pH responsive hydrogels for controlled cell adhesion and triggered surface detachment. Soft Matter，2012，8：9539-9544.

[98] Lutolf M P，Raeber G P，Zisch A H，et al. Cell-responsive synthetic hydrogels. Advanced Materials，2003，15：888-892.

[99] Nguyen K T，West J L. Photopolymerizable hydrogels for tissue engineering applications. Biomaterials，2002，23：4307-4314.

[100] Bidarra S J，Barrias C C，Granja P L. Injectable alginate hydrogels for cell delivery in tissue engineering. Acta Biomaterialia，2014，10：1646-1662.

[101] Billiet T，Vandenhaute M，Schelfhout J，et al. A review of trends and limitations in hydrogel-rapid prototyping for tissue engineering. Biomaterials，2012，33：6020-6041.

[102] Ren K X，Cui H T，Xu Q H，et al. Injectable polypeptide hydrogels with tunable microenvironment for 3D spreading and chondrogenic differentiation of bone-marrow-derived mesenchymal stem cells. Biomacromolecules，2016，17：3862-3871.

[103] Ehrbar M，Rizzi S C，Schoenmakers R G，et al. Biomolecular hydrogels formed and degraded via site-specific

enzymatic reactions. Biomacromolecules，2007，8：3000-3007.

[104] Yasuda K，Kitamura N，Gong J P，et al. A novel double-network hydrogel induces spontaneous articular cartilage regeneration *in vivo* in a large osteochondral defect. Macromolecular Bioscience，2009，9：307-316.

[105] Ogawa R，Mizuno H，Watanabe A，et al. Osteogenic and chondrogenic differentiation by adipose-derived stem cells harvested from GFP transgenic mice. Biochemical and Biophysical Research Communications，2004，313：871-877.

[106] Spain S G，Cameron N R. A spoonful of sugar：the application of glycopolymers in therapeutics. Polymer Chemistry，2011，2：60-68.

[107] Krannig K S，Schlaad H. Emerging bioinspired polymers：glycopolypeptides. Soft Matter，2014，10：4228-4235.

[108] Bonduelle C，Lecommandoux S. Synthetic glycopolypeptides as biomimetic analogues of natural glycoproteins. Biomacromolecules，2013，14：2973-2983.

[109] Kramer J R，Deming T J. Recent advances in glycopolypeptide synthesis. Polymer Chemistry，2014，5：671-682.

[110] Ren K X，He C L，Xiao C S，et al. Injectable glycopolypeptide hydrogels as biomimetic scaffolds for cartilage tissue engineering. Biomaterials，2015，51：238-249.

[111] Xu Q H，Zhang Z，Xiao C S，et al. Injectable polypeptide hydrogel as biomimetic scaffolds with tunable bioactivity and controllable cell adhesion. Biomacromolecules，2017，18：1411-1418.

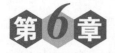

第6章

>>

高分子纳米药物传输体系及其应用

6.1.1 高分子纳米载体的设计原则

近年来，用于药物可控传输的高分子纳米载体受到纳米药物领域研究者的广泛关注。纳米技术的快速发展对药物的体内代谢方式产生了深远的影响。纳米载体是指纳米尺度的用于药物传输的载体，其尺寸通常为 10～200nm。纳米载体由于尺寸小，能够对全身或局部施用，并有利于其在细胞内的扩散。

游离药物的使用往往受制于人体的局部环境、循环系统和免疫系统，最终导致药物的药效下降、副作用增大。纳米载体可以对药物的释放速度进行控制，过慢的释放将会增加被人体代谢的概率，导致药效下降；过快的释放等同于游离药物的使用，失去了载体的意义。将药物定向输送至靶器官具有重要的应用价值，这将使药物在靶器官处释放并增强治疗效果，同时降低药物的副作用。药物载体的应用主要是为了改变药物进入人体的方式和在体内的代谢分布、控制药物的释放方式和速度并将药物输送到靶器官。这也是高分子纳米载体的设计基础。

药物载体种类繁多，与其他载体相比，纳米药物载体由于具有在血液中长循环的能力而被广泛研究。纳米载体由于具有纳米级别的尺寸，能够穿过组织间隙并被细胞吸收，进而发挥疗效。纳米药物载体通常通过静脉注射的方式进入体内。为保证体内长循环能力，研究者采取了很多方法，包括：①在载体表面修饰生物相容性好的材料，包括聚乙二醇和透明质酸等。以聚乙二醇为例，由于良好的生物相容性且可抗蛋白质吸附，其可帮助纳米颗粒逃过网状上皮组织的识别和清除，延长纳米颗粒载体体内长循环的寿命，控制药物代谢动力学和生物分布。②在载体表面修饰带中性或负电性的材料。相关文献研究表明，表面具有正电荷的材料更容易被细胞内吞，因而表面修饰有中性或负电性的材料才能够避免在循环过程中的损耗[1]。③控制材料的粒径。研究表明，如果纳米载体的粒径大于

250nm 或小于 50nm，仅有 20%分布在血液中，而其他均被肝脏等器官摄取，当粒径尺寸为 100～200nm 时，约有 60%分布在血液中。为解决可控的药物释放与精准靶向运输到器官的问题，具有刺激响应性的敏感基团和具有靶向功能的基团被广泛研究并应用于纳米载体体系。刺激响应性可分为内源性刺激和外源性刺激，内源性刺激包括 pH、GSH、ROS 和酶等，外源性刺激包括光、热和超声波等。具有刺激响应性的纳米载体在特定的刺激条件下，内部的刺激响应性基团会发生物理或化学变化，导致纳米载体的形态发生变化，包括溶胀、收缩或裂解等，导致纳米载体原有的稳定结构被破坏，药物被释放出来，以达到控制释放的目的。刺激响应性基团的引入也会对药物靶向运输至目标器官有着一定的贡献，如利用目标区域微环境的差异性，纳米载体在响应释放药物的同时，也相当于靶向到了目标区域，或仅对目标区域施加外源性刺激，致使具有外源性刺激响应的纳米载体仅在目标区域响应释放药物，同时达到了可控的药物释放与靶向运输到目标器官的双重目的。与此同时，为了使药物更加精准输送到目标器官，具有靶向功能的有生物活性的配体被应用于纳米载体中，该配体能够促进对特定细胞的靶向，如叶酸基团往往被用于靶向叶酸受体过表达的细胞，阿仑膦酸基团被用于靶向骨肉瘤细胞等。

纳米载体的种类繁多，包括脂质体，高分子纳米颗粒，树枝状大分子和由氧化铁、量子点、金或金属氧化物框架制成的无机纳米颗粒等。其中，高分子纳米载体由于其易于调节的性能，受到了广泛的关注。根据高分子材料的来源可分为天然高分子和人工合成高分子两种，前者包括明胶、多糖和蛋白质等，后者包括聚甲基丙烯酸甲酯、聚乳酸、聚氨基酸等。通过调节高分子本身的性能，以及通过功能性基团的修饰，使最终的高分子纳米载体最大化地满足药物载体的要求。

6.1.2 高分子纳米载体的制备方法

1908 年诺贝尔奖得主 Paul Ehrlich 对"魔术子弹"进行了定义：能够选择性破坏病态细胞的同时不会影响正常细胞的药物。为了达到这一目标，科研工作者对药物载体进行了广泛的研究。

高分子纳米载体种类十分庞杂。天然高分子的纯化一般包括天然高分子的提纯和改性，提纯的方法包括萃取、柱层析分离、重结晶等，改性的方法包括物理改性和化学改性。

人工合成高分子的制备方法包括聚合和改性，按照高分子链的增长过程，聚合反应包括逐步聚合、链式聚合、活性聚合等。

逐步聚合反应的过程是单体通过官能团酯键的相互反应而逐步增长，没有活性中心，单体首先反应生成二聚体，二聚体可通过自缩聚反应或与单体反应分别生成四聚体和三聚体，产物继续自聚或与其他活性体聚合直至形成一定分子量的高分子。逐步聚合反应包括逐步缩合聚合反应和逐步加成聚合反应，前者包括聚酯和聚酰胺等的合成反应，后者包括聚氨酯、环氧树脂和己内酰胺的开环聚合反应等。

链式聚合反应是以引发剂为活性中心进而引发单体的聚合，能够迅速地进行链增长的反应，直到活性中心失活。

活性聚合反应是指引发剂在适当的条件下引发单体聚合，反应过程中没有链终止和链转移反应，直至单体全部反应完毕，且聚合反应停止时聚合物链仍保持活性的聚合反应。

开环聚合也是常用的制备高分子的方法之一，但却不同于链式聚合反应。开环聚合反应的速率常数与大多数逐步聚合反应速率常数相似，远小于链式聚合反应。开环聚合反应中，高分子量的聚合物一般是缓慢形成的。不同于链式聚合反应，在任何转化率下，体系中均有高分子量的聚合物。常见的高分子材料聚丙交酯、聚 ε-己内酯和聚氨基酸分别是由丙交酯、环己内酯和 N-内羧酸酐开环聚合制备。

高分子材料需经过物理或化学的改性来改良其性能，高分子材料改性可分为共混、交联和接枝等。共混是将不同种类的高分子采用物理或化学的方法共混，用于改善原高分子的性能，制备综合性能更加优异的高分子体系。交联是指高分子材料在热、光、辐射或交联剂的作用下，分子链间以化学键连接起来构成三维网状或体型高分子的过程。交联分为物理交联和化学交联，可用于改变高分子材料的力学性能、尺寸稳定性、化学稳定性等。接枝是指将支链或功能性侧基通过化学键结合到大分子链上的反应，常见的接枝反应包括取代、加成等基础反应，通过接枝使高分子材料具有新的特性。

6.1.3 高分子纳米载体的表征

高分子纳米材料的表征是载体制备后首先要做的步骤。常用的表征手段主要包括核磁共振氢谱（^{1}H NMR）、核磁共振碳谱（^{13}C NMR）、红外吸收光谱、凝胶渗透色谱（GPC）、透射电子显微术（TEM）、SEM、圆二色谱（CD）、动态光散射（DLS）等。其中，^{1}H NMR 和 ^{13}C NMR 主要表征高分子的键接方式等结构；红外吸收光谱分析高分子中含有的官能团的种类；GPC 用于检测高分子的分子量及分散系；TEM 和 SEM 用于观察载体在载药前后的形貌；CD 分析载体载药前后二级结构的变化情况；DLS 用于检测纳米载体的水合粒径等。通过表征高分子纳米载体，能够更为精确地对其可能的作用机理进行分析，有利于后续的实验及临床应用。下面对其中一些常用的表征进行描述。

1）CMC

CMC 描述了胶束的热力学稳定性（标准自由能）。CMC 值越低表明热力学稳定性越高[2]。有时，使用临界缔合浓度（CAC）代替 CMC 来区分高分子胶束与表面活性剂[3]。通过测量界面张力、电导率、黏度和渗透压来进行 CMC 测定，但由于高分子胶束的 CMC 值极小，这些方法准确度较低，需要更先进的方法，如荧光光谱（芘探针法）[4]、GPC、动态光散射和静态光散射[5]。

2）形态、尺寸和分子量

静态光散射、DLS、低温透射电子显微术（cryo-TEM）和原子力显微术（AFM）可提供有关载体形状、尺寸和尺寸分布方面的信息。与 TEM 相比，由于保留母胶束结构，cryo-TEM 对于胶束形态学研究更为重要[6]。通过 DLS 测量的粒径一般略大于通过 TEM 和 AFM 测量的粒径，因为 DLS 测量的是胶束的流体动力学直径，而 TEM 和 AFM 测量的是干燥粒子直径[7]。GPC 和质谱可以测量高分子的分子量。

3）稳定性

Zeta 电位、Förster 共振能量转移（FRET）、共振能量转移（RET）和电子能量转移（EET）用于测量载体的物理和动力学稳定性[8]。FRET 有助于了解胶束自组装、结构稳定性和药物胶束关联方面的信息[9]。最近，该技术用于确定生物组分（蛋白质和免疫原）对胶束体内稳定性的影响[10]。基于单分子力谱（SMFS）的 AFM 是用于评估由共价键合、主-客体相互作用、π-π 相互作用、嵌入力和氢键产生的微观力的另一种技术[11]。

6.1.4　高分子纳米载体的应用领域

在生物医用领域，由于高分子纳米技术具有能够彻底治愈癌症、神经和心血管疾病等严重疾病的潜能，在过去的几十年中被广泛研究。改性的高分子纳米载体能靶向到特定的组织，具有良好的药物治疗效果，并显著降低毒性和非特异性的副作用。从这个角度来看，为了促进载体的选择性，研究者从每种疾病的特征中获取灵感，已经设计了各类靶向纳米载体以满足理想的药物载体的需求。

高分子纳米载体的主要功能是搭载药物以达到改变药物进入人体的方式和在体内的分布、控制药物的释放速度并将药物输送到靶器官。因此，高分子纳米载体的应用领域非常广泛，包括癌症、中枢神经系统疾病、糖尿病、血栓类疾病、受损的脉管系统、动脉粥样硬化、听力受损、内皮组织炎症等。

6.2　高分子纳米药物传输体系

高分子纳米药物传输体系十分庞大，根据靶向部位可分为肝靶向药物传输体系、肺靶向药物传输体系和脑靶向药物传输体系等；根据给药途径可分为口服给药、静脉给药、鼻腔给药等。根据传输体系的形态结构，靶向药物传输体系可分为胶束、囊泡、纳米凝胶和纳米纤维等一种或多种组合体系。

6.2.1 高分子胶束载药体系

高分子胶束是两亲性高分子簇，与水直接接触的外层是亲水性链段，聚集成核状的内层是疏水性链段。疏水相互作用是形成胶束的主要驱动力，当体系中的两亲性高分子浓度达到临界胶束浓度就会自动形成胶束。负载疏水性的化疗药物时，疏水性的化疗药物便会聚集到胶束内部，形成载药胶束。具有应用前景的载药胶束直径为 20～200nm。直径过大易被网状内皮组织捕获，而直径过小易被肾脏清除，且易穿过肝窦内皮细胞，造成在肝脏聚集。

高分子胶束由于其优异的物理化学性质、药物负载和释放能力、简便的制备方法、生物相容性和肿瘤靶向性而被广泛研究。用于递送药物的纳米载体可以方便地进行各种功能基团的改造，以进一步改善它们在生物利用度、循环时间、肿瘤特异性和抗癌活性方面的性能。刺激敏感的高分子胶束能够响应各种细胞外和细胞内生物刺激（如酸性微环境、改变的氧化还原电位和高表达的酶），以及外部人工刺激（如磁场、光、温度和超声波），被认为是用于递送各种治疗和诊断应用的抗癌药物或成像剂的"智能"纳米载体。本章介绍了药物的输送、成像和癌症治疗中刺激响应性高分子胶束的最新进展，讨论了它们的缺点和局限性。本章总结了高分子胶束在结构、制剂策略和靶向可能性以及它们的临床前和临床方面的最新发展动态。

由两亲共聚物作为自组装纳米材料（10～200nm）制备的胶束的多功能性已经标志着生物医学领域的显著进步，因为它们的功能为临床成功奠定了基础[12]。高分子科学的巨大进步使得这些胶体系统的设计能够选择性地积聚在实体肿瘤中，通过用肿瘤靶向配体和适体进行表面修饰，具有更好的负载能力、更好的治疗效果和更好的靶向能力。在水性介质中，疏水性部分形成内部核心，而亲水性部分形成外壳，也称为冠。这两个部分作为嵌段（嵌段共聚物）或接枝物（接枝或刷型共聚物）彼此共价连接[13]。高分子胶束的核心充当疏水性生物活性物质的储库，而壳体提供所需的胶体稳定性。小尺寸的高分子胶束的壳在通过 EPR 效应积聚在具有渗漏脉管系统的组织中时，在防止调理作用中起重要作用。肾小球滤过可以阻止这些载体的长循环[14]。近些年，对两亲共聚物可生物降解的结构单元的研究主要集中在合成和天然高分子上。尽管大部分工作集中在合成高分子上，但是天然多糖已直接或以其改性形式用作两亲共聚物的亲水部分。基于多糖的胶束由于其独特的结构特征在癌症治疗中表现出很好的治疗结果[15]。然而，关于材料的急性、亚急性和慢性毒性等的现有数据不足以用于建立任何有意义的科学见解，以探索材料的安全性，这会妨碍这些材料转化为实际应用的产品。

　　基于胶束的输送系统具有独特的多功能性，可提供不限于药物的各种有效负载，还包括蛋白质、多肽、DNA、干扰小 RNA（siRNA）等。这些纳米或亚微米输送系统主要是具有球形结构的载体，从而具有最大的物理比表面积。嵌段共聚物主要根据其药物的物理化学性质而定制，从而实现细胞、组织或器官水平靶向。本节描述了如何制备胶束以及如何改变其性质以提供更好的生物利用度或局部递送。可以进行胶束组分的修饰以实现生物学特异性靶向，由于药物的剂量减少而实现更好的安全性。胶束的刺激响应性决定了特异性靶向，我们可以基于这些特异性设计多种不同的靶向。

　　药物-高分子胶束溶解度参数，生物相容性，各种组织中的药物处置及具有局部递送选择的释放曲线的设计和改进是基于胶束成功递送的关键参数。在这些方面，我们已经讨论了胶束在实现临床和临床前测试所需的特性，介绍了不同胶束系统的整体情况。

1. 胶束结构

　　高分子胶束具有独有的特征，如高的分子量、低的 CMC。一般低的 CMC 代表更高的稳定性、更慢的解离速率、更好的包封药物效果、更好地保留药物在靶位点的特异性积累[16]。此外，胶束成分、尺寸和特性对于满足其关键设计标准非常重要。理想情况下，具有较小尺寸（10～200nm）的胶束可有效渗透到组织中，以实现更长的循环、更好地在靶组织中积聚、更好的生物降解性和更好的治疗功效等。

　　用于药物递送的大多数高分子胶束由二嵌段或三嵌段共聚物，或具有疏水和亲水链段的接枝高分子，或具有亲水链段和离子链段的离子共聚物组成。基于嵌段共聚物胶束的核心区段与水环境之间的分子间力的类型，可将嵌段共聚物胶束分为两亲性胶束（疏水相互作用）、聚离子复合胶束（PICM；静电相互作用）和金属络合胶束[14]。PEG 作为美国 FDA 批准的用于口服的非活性赋形剂在大多数高分子胶束中使用以形成亲水壳，分子质量一般为 2～15kDa。它具有低毒性，可减少胶束聚集，并防止在体循环中与血清蛋白相互作用。它延长了血液中胶束的循环时间，并实现在肿瘤部位的有效积累。PEG 还具有隐形性质，可使生物大分子免受空间位阻的影响。研究中作为亲水链段的其他高分子有聚乙烯醇（PVA）、聚乙烯亚胺（PEI）、聚乙烯基吡咯烷酮（PVP）、葡聚糖、聚丙烯酸。而聚乳酸、聚（D, L-乳酸-共聚-乙醇酸）（PLGA）和聚 ε-己内酯等，构成高分子胶束的疏水核心。在疏水核心中包含若干隔室的高分子胶束被单个亲水壳包围，称为多隔室胶束。这些结构变化具有多种功能，可用于纳米医学、生物技术、催化和纳米图案化领域。在纳米生物技术中，疏水性隔室在单一系统中能有效地捕获和释放不相容的药物，而亲水性壳体能稳定这些纳米结构的完整性[17]。不同类型的胶束结构如图 6.1 所示。

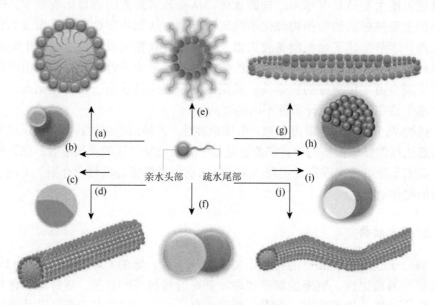

图 6.1　不同的胶束结构[8]

（a）常规；（b）雪人形；（c）两个半球；（d）圆柱形；（e）反转形状；（f）哑铃形；（g）碟形；（h）半切的树莓形；（i）玉米粒形状；（j）蠕虫形

1）高分子材料的选择

高分子胶束的物理和生物学性质取决于制备胶束起始嵌段的性质。因此，选择合适的高分子对于药物成功递送是至关重要的。这些高分子影响胶束的许多重要性质，如毒性、生物分布、药代动力学和生物相容性。

除了溶解和保持生物活性之外，两亲共聚物的疏水末端还起到提供控释（CR）和刺激响应药物释放的作用。另外，亲水外壳的分子量和化学性质决定了胶束的隐身性和循环动力学。胶束核和生物活性部分之间的相容性对于形成优异的胶束是重要的，并且控制着载体系统的负载能力。类似于遵循溶解的规则，通常结构相似的药物和高分子胶束内核显示出良好的相容性，并且具有相似极性的高分子彼此更相容。除此之外，胶束的负载效率还取决于嵌段共聚物的亲水-亲油平衡（HLB）值以及高分子与药物的比例。

应用于负载药物的大多数高分子胶束是由两亲性二嵌段（亲水-疏水）、三嵌段（亲水-疏水-亲水/疏水）和多嵌段共聚物组成的。具有两亲特性的嵌段共聚物，可以在水性介质中组装成具有介观尺寸范围的高分子胶束[18]。这种胶束的结构、尺寸和表面形态受核（疏水）和外壳（亲水）的组合性质的影响。亲水性的外壳具有稳定胶束结构的作用，并在通向血液的过程中与蛋白质、抗体和组织相互作用[19]。因此，胶束的药代动力学和药效动力学性质很大程度上取决于胶束外壳本身的性质。

在研究中，科学家已经使用各种类型的高分子来构建外壳，其中 PEG 是最开始被广泛研究的材料，因为它在室温下完全溶于水并形成稳定胶束[8]。PEG 的亲水表面在血液循环过程中提供了空间位阻并防止血浆蛋白的调理作用和吸附[20]，从而使胶束能够在生物环境中保留更长时间。尽管 PEG 的末端基团通常是羟基，但实际上，mPEG 由于其惰性而经常被用于合成嵌段共聚物。

其他亲水性高分子如 PVP、聚（2-乙基-2-噁唑啉）（PEOz）和磷酸胆碱基高分子也已用于合成嵌段共聚物[21]。PVP 的冻干保护作用对于在冷冻干燥和纯化步骤中保持胶束的结构完整性非常有用[22]。值得一提的是，PVDP-b-PDLLA-b-PVP 三嵌段共聚物中聚（D, L-丙交酯）含量的增加能降低其临界聚集常数。

如上所述，胶束核由高分子疏水链段组成。一些被美国 FDA 批准的在共聚物合成中用作疏水性链段的高分子有 PLA[23]、PCL 和 PGA。这些高分子具有可生物降解性、低免疫原性、安全性等优点。

高分子疏水链的选择取决于药物负载方式，如药物与胶束的疏水片段的物理包埋或化学缀合。例如，使用 PLGA-g-葡聚糖作为共聚物制备尺寸范围为 30～150nm，负载两性霉素 B 的球形高分子胶束[24]，PLGA 和两性霉素 B 含量的增加导致药物释放速率降低。当在最小抑制浓度（MIC）下测试时，这些高分子胶束抑制白色念珠菌生长的功效类似于原始两性霉素 B 的功效。但是，该系统的安全性仍有待评估。

通常，如果两亲共聚物的亲水性链段的长度比疏水性链段长，则形成的胶束形状为球形；如果亲水性链段的长度小于疏水性链段，则导致胶束为非球形、棒状或薄片状[14]。不同的排列参数（p）会导致形成不同形状的胶束。球形胶束的 p 值低于 1/3，细长胶束的 p 值为 1/3～1/2，双层的 p 值为 1/2～1。但通过分析化学结构来预测胶束的形状似乎并不准确。不同形状的胶束以不同方式影响生物系统。

2）两亲共聚物胶束的制备

涉及有机溶剂的传统方法进行两亲共聚物胶束的制备由于出现残留杂质问题，将禁止它们用于临床试验。辐射能技术[25]和离子液体[26]能有效地避免这些问题。基于溶液相的高分子改性（包括嵌段和接枝共聚），涉及具有复杂机理和不受控制的反应参数的引发剂和溶剂[27, 28]。使用有毒的氧化还原引发剂产生自由基可导致自由基在高分子主链上的不均匀分布，形成非均聚物部分[29]。尽管活性自由基聚合（原子转移、氮氧化物介导和退化转移）对于生产两亲性接枝共聚物是有效的，非常慢的转化率和分子量损失[30]限制了这些方法的实用性。

基于氧化还原酶的方法可以在温和的反应条件下使用较少量的危险化学品进行，但是高加工成本限制了其工业适应性。使用 γ 射线、电子束、等离子体、微波和紫外线辐射的辐射诱导共聚合成两亲共聚物，可以提供更高的效率、更大的便利性，并避免使用毒性引发剂，但它们适用的范围较为固定，应用受到了限制。

3）多功能胶束

在癌症治疗中，药物虽然具有高效性，但是也具有严重的副作用，因此对开发特异性靶向胶束系统的需求大大增加。在这里，需要通过设计载药胶束来提高药物体内成功率，从而提高将基础研究转化为临床实践的可能性。多功能胶束是基于这种设计方法的最佳实例，其在诊断和治疗（称为诊断治疗学）中都是有用的。多功能胶束的概念源于在单个胶束中结合不同功能基团以执行多种功能的想法。Salzano 等[31]研究了与生存素 siRNA 和 PTX 共同负载的多功能胶束克服卵巢癌中的耐药性问题。他们通过将基因沉默子（生存素 siRNA）和 PTX 结合在一起进行体内研究，开发了药物组合型多功能胶束，对 PTX 抗性的卵巢癌动物模型的结果显示出有效的抗癌活性。通过制备负载超顺磁性氧化铁（Fe_3O_4，6nm 的纳米颗粒）和阿霉素（DOX）的叶酸-聚乙二醇-聚 ε-己内酯胶束来实现高分子胶束的双靶向能力[32]。GPC 表明叶酸-聚乙二醇-聚 ε-己内酯的分子质量为 5.1kDa，其在室温下保持超顺磁性，但在 10K 时变成铁磁性。与不含药物和氧化铁的胶束相比，胶束负载氧化铁和 DOX 后平均粒径显著增加。尺寸的增加主要是由于氧化铁。在胶束情况下，胶束保留了氧化铁纳米颗粒（NPs）的超顺磁性，具有更高的磁化强度（83.5Fe emu/g），表明材料的结晶状态没有变化。高分子胶束具有提高药物治疗效果的能力，并且由于 EPR 效应而降低负载药物的副作用。然而，保持负载药物的稳定性，特别是在血清存在下实现药物的最佳细胞内释放速率仍是一个主要问题[33]。刺激响应系统允许通过响应递送系统的微环境的变化来合理控制药物释放速率。许多刺激响应性高分子胶束系统在温度、超声波和 pH 等的内部刺激下实现在高分子胶束中药物的释放。

热响应胶束响应于 LCST，在肿瘤部位快速释放负载药物。与正常细胞（37℃）相比，肿瘤部位的温度略微升高至 39～44℃[19]，并且由于细胞产生乳酸而具有酸性的环境[17, 34]。在这方面，由具有热响应链段（LCST = 40℃）的聚（N-异丙基丙烯酰胺-co-N, N-二甲基丙烯酰胺）和疏水性链段的聚（D, L-丙交酯-co-ε-己内酯）组成了热响应胶束，41℃时在 10h 内释放约 80% 的 DOX，而在相同条件下，35℃时只有不到 20% 的 DOX 被释放。

用于将药物递送至肿瘤部位的 pH 响应系统基于化学键的断裂，如腙键[35, 36]和缩醛基[14, 37]，以及高分子胶束中的可水解酯键[19, 36]。这些键在 pH 低于 6.0 时裂解。

Ko 等[38]制备了基于 mPEG-聚（β-氨基酯）负载 DOX 的高分子胶束，其在细胞外肿瘤 pH 6.4～7.2 范围内表现出 pH 依赖性。体外释放实验表明，在 pH 7.4 介质中初始释放量为 17%，24h 达到稳定释放，而在弱酸性介质（pH 6.4）中仅 6h 快速释放大于 71% 的药物。另外，具有或不具有叶酸缀合的线型 polyHis/PEG 和 PLLA/PEG 嵌段共聚物的混合胶束[39]，其中 pH 敏感的 polyHis/PEG 引发癌症组织中阿霉素的释放，而 PLLA/PEG 共聚物将胶束稳定在 pH 7.4。PEG 的修饰增加了这些胶束的靶向性和摄取，从而增加对体内肿瘤细胞的杀伤效果。

药物的共同递送旨在将具有不同生理学特性的各种药物同时靶向于相同的靶位点，从而降低毒性、副作用和抵抗多重耐药性（MDR）。该方法使施用的药物量最小化并实现协同作用。根据这一观点，Ma 等[40]制备了具有双重载药量的智能 pH 敏感性高分子胶束，其中 DOX 缀合的前药与高分子缀合物连接以形成 Pluronic F127-壳聚糖(CS)-DOX，然后通过薄膜-超声波分散方法加载 PTX。由此制备的装载有 PTX 的 Pluronic F127-CS-DOX 自组装胶束具有 56～403nm 的尺寸，并且两种药物的释放都是酸触发的。该系统的 pH 敏感性是由于 DOX 和 Pluronic F127-CS 之间酸敏感的顺式连接。顺式酰基连接在碱性 pH 条件下稳定，但在酸性介质中不稳定，因此 DOX 的释放在 pH 5.0 中比在 pH 7.4 中高 10%。较低的 pH 有利于胶束的分解，在 pH 5.0 下 48h 内释放 90% 的 PTX，而相同时间在 pH 7.4 下释放量仅为 50%。

Chen 等[41, 42]开发了 Pluronic P105 和 Pluronic F127 的基于 P-糖蛋白的高分子混合胶束，用于 DOX 和 PTX 的双重递送。首先制备 Pluronic P105 和 DOX 的缀合物，然后将其用作疏水核将 PTX 与 Pluronic F127 一起捕获。采用薄膜水合方法得到 22nm 的均匀球形胶束，共聚物与药物质量比为 10∶1 时总药物负载量为 11.3%。细胞膜内陷和网格蛋白介导的胞吞作用都是 MDR-7/ADR 细胞胶束内化的原因[43]。在这些研究中，PTX 被物理包封，而 DOX 被共轭包载。载药 F127-CS-DOX 胶束在 pH 5.0 条件下能够释放更多的 PTX。

关于通过顺式酰基连接与硬脂酸接枝的壳聚糖寡糖（CSO-SA）进行 DOX 修饰以进行 pH 敏感性的研究显示，DOX 在 pH 5.0 下释放量比在 pH 7.2 下增加[44]。另外，这些胶束增强了 MCF-7/Adr 细胞的耐药性。随着共轭药物含量的增加，耐药能力降低，3% DOX 的最大逆转能力值为 10.5。然而，制备的含有 10% DOX 的胶束显示出与市售阿霉素注射液（DOX 盐酸盐注射液）相同的效力。在另一项研究中，姜黄素和由顺乌头酸酐接头缀合的 Pluronic F68 对 A2780 和 SMMC 7721 细胞显示出比游离药物更高的细胞毒性[45]。

通过将星形嵌段共聚物与线型嵌段共聚物[46]组合，即星形嵌段共聚物的胶束化，如聚 ε-己内酯-b-聚（二乙基氨基）乙基甲基丙烯酸酯[S(PCL-b-PDEAEMA)]，开发出混合胶束。S(PCL-b-PDEAEMA)与线型嵌段共聚物 mPEG-b-PCL 一起增强稳定性并降低胶束的细胞毒性。在这里，PCL 作为掺入吲哚美辛的核心，而 PEG 充当亲水冠，PDEAEMA 充当 pH 敏感壳。Luo 等[47]制备了聚甲基丙烯酸-*b*-羟基封端的聚丁二烯-*b*-聚甲基丙烯酸的 pH 响应性共聚物，用于递送喜树碱（CPT）。这些胶束在 pH 5.4～5.6 范围内显示 pH 依赖性行为并加速药物释放。

Wei 等[48]制备了温度和 pH 响应性高分子胶束，由聚（*N*-异丙基丙烯酰胺）和聚（10-十一碳烯酸）的两亲性嵌段共聚物（PUA-*b*-PNIPAAm）组成。包封的泼尼松龙乙酸酯在低于 LCST（30.8℃）时不受 pH 变化的影响，但是在高于 LCST 时形成聚集体，从而赋予 pH 响应行为，即在高于 LCST 时药物释放更快。

氧化还原响应性的胶束一般是在两亲共聚物的疏水和亲水链段之间引入二硫键，通过与 GSH 之间的化学反应来实现药物释放。在肿瘤细胞的细胞质和细胞核中，高 GSH 浓度（0.5～10mmol/L）可选择性地还原二硫键。这些促进了胶束的快速分解或变形，进而促进药物在肿瘤部位的释放，如具有二硫化物交联剂的两亲性的聚乙二醇-聚甲基丙烯酸甲酯（mPEG-PMMA-SS），是用于递送 DOX 的氧化还原响应性胶束。该氧化还原响应体系数据分析显示，在 3.25%的载药量下，粒径变化为 85～110nm，Zeta 电位为−24.8mV，CMC 为 0.18mg/mL，最大包封率为 65%。随着 DOX 含量的增加，载药量增加，即 4mg DOX 投料时最大为 20.27%。在类似肿瘤环境的还原条件下，胶束在 10h 内释放出 75%的 DOX。这些胶束在 50μg/mL 浓度下无毒，并且在还原条件下只在细胞质中释放，然后在细胞核中积累[49]。

用于靶向的物质与胶束外壳的缀合是实现位点特异性的另一种有效手段，如叶酸修饰的外壳用于靶向癌组织[50, 51]。抗 GLUT1 抗体在体外和体内均可靶向 HCT-116 人结肠直肠腺癌细胞[52]，其中抗体与 PE 胶束的亲水性 PEG 组分缀合，用于递送姜黄素和 DOX。与非共轭胶束相比，该组合显著提高了体内功效。姜黄素用于降低耐药性和增加 DOX 的功效，而抗 GLUT1 抗体能够靶向癌细胞[52]。

此外，还研究了外源刺激响应的高分子胶束。其中，光敏感和磁场敏感胶束是通过在胶束的核心或电晕中掺入光敏基团或磁场响应纳米载体来制备的，其响应于外部光刺激或磁场。光敏高分子胶束会涉及光敏剂的使用，然后用在紫外、可见或近红外区域中一定波长的光来引起光敏高分子的结构变化，最终导致药物的快速释放[53]，利用光动力疗法来治疗肿瘤。例如，偶氮苯基团及其衍生物通过紫外光（300～380nm）导致异构化，从反式变为顺式，并且通过可见光（420～490nm）或暗处理进行顺式向反式转变。这两种异构体具有不同的极性，顺式更亲水，而反式更疏水。因此，顺式转化为反式或反之来引起相变，从而引发药物释放。

与常规药物递送系统相比，高分子胶束的独特性质和优异功效是其特殊结构设计的结果。高分子结构决定高分子胶束的形状、大小、载药量、药物包封率、屏蔽作用、靶向能力和生物学性质，需要精心调整以达到预期效果。

2. 构造策略

将药物包封到两亲性胶束中可由以下三种方式达到：①物理包埋；②化学共轭；③物理包埋与化学共轭结合。在物理包埋中，药物通过疏水相互作用直接掺入胶束核中[54]。水溶性抗癌药物通常采用透析法、水包油乳液溶剂蒸发法或固体分散法包封。嵌段共聚物胶束为纳米药物释放体系的设计提供了一个灵活的平台。通过对参数进行调整能够控制嵌段共聚物胶束的大小、稳定性、搭载药物和修饰的能力，进而影响了胶束的物理化学性质和体内性能（图 6.2）[55]。

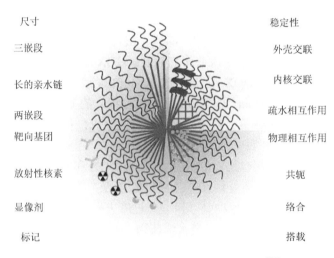

尺寸	稳定性
三嵌段	外壳交联
长的亲水链	内核交联
两嵌段	疏水相互作用
靶向基团	物理相互作用
放射性核素	共轭
显像剂	络合
标记	搭载

图 6.2 嵌段共聚物胶束的化学多功能性[55]

Hamaguchi 等[6]开发了一种用于靶向递送 PTX 的新型 NK105 胶束纳米颗粒制剂，其通过物理包埋将药物掺入胶束的内核中。与普通 PTX 相比，该制剂对人结肠直肠癌细胞（HT-29 异种移植物）显示出有效的抗肿瘤活性。

Yang 等[56]制备了 PEG-PCL 的高分子胶束，并通过固体分散法负载姜黄素。使用 $Sn(Oct)_2$ 催化的开环聚合反应制备 PEG-PCL，其中姜黄素和 PCL 一起形成核，而 PEG 形成胶束的壳。该共聚物在 1000μg/mL 的浓度下显示出 91%细胞存活率的低细胞毒性。装载姜黄素的胶束显示出比游离姜黄素（28.26μg/mL）更低的 IC_{50} 值（25.74μg/mL），表明细胞毒性有所改善。此外，胶束显示出更好的细胞摄取，对人脐静脉内皮细胞的增殖、迁移、侵袭和血管形成具有显著的抑制作用。姜黄素缓慢释放，胶束在转基因斑马鱼模型中抑制胚胎血管生成和肿瘤诱导的血管生成。它们还抑制肿瘤生长并改善皮下和肺转移性 LL/2 肿瘤模型的存活率，其中在血浆和肿瘤组织中的浓度和保留时间较长。在化学共轭修饰方法中，在胶束的药物和核心之间直接或通过可切割的接头形成共价键,其可作为稳定剂连接药物分子直至它们到达作用位点。如果缀合药物和核心之间的疏水相互作用更高,则化学共轭胶束的稳定性高于物理包埋的胶束[57]。在作用部位的这种相互作用可以通过 pH、离子、温度、肽和酶的内源信号传导来释放药物。与物理包埋的胶束不同,化学共轭胶束由于在药物-共聚物缀合物中的结构和化学修饰而被认为是新的化学实体。以下讨论化学缀合方法的一些实例。

Yoo 和 Park[58]将 DOX 与 PLGA 的末端羟基缀合以产生药物-共聚物缀合物 DOX-PLGA-mPEG,其比含有物理包埋 DOX 的 PEG-PLGA 胶束更好地维持 DOX 的释放。为了进一步提高靶向性,Yoo 和 Park[59]将叶酸分别与 PEG 的末端缀合。流式细胞仪和共聚焦图像显示 KB 细胞对这些胶束的摄取量高于叶酸未缀合的胶束。他们[60]还通过 PLLA 末端基团上的两个酸可裂解键、腙键和顺式酰基键将 DOX 与 PLLA 和 mPEG 的二嵌段共聚物偶联。DOX 缀合的腙键易于在酸性介质中裂解,释放药,表明 DOX 缀合的 PLLA-mPEG 胶束在细胞毒性方面比游离 DOX 更强。Mikhail 和 Allen[61]发现 PEG-*b*-PCL 缀合的多西紫杉醇在胶束中心的溶解度比游离药物高 1840 倍。有趣的是,这些胶束以低得多的 CMC 聚集,表明它们具有更高的稳定性和更安全的治疗性能。

通过物理和化学药物包埋方法组合制备装载 DOX 和 PTX 的 mPEG-PCL 胶束 NPs[62, 63]。这里,DOX 直接与共聚物中的 PCL 缀合,而 PTX 是物理包封。先合成 mPEG-PCL,然后使用 4-甲酰基苯甲酸通过席夫碱键与 DOX 缀合。该策略有助于通过相同的胶束递送疏水性和亲水性药物。在 pH 5 环境中,两种药物的释放均高于在 pH 7.4 环境中。但是酸性介质中酸不稳定键的断裂使 DOX 的释放高于 PTX,而疏水性 PTX 表现出相对较慢的释放。Ding 等[64]则通过制备 PEG-PLGA 共聚物,并通过酸敏感键连接 DOX。该前药能够自组装形成胶束并在弱酸性条件下释放出 DOX。他们同时证明了更长的 PLGA 能够延缓 DOX 的释放(图 6.3)。

聚乙二醇化的两亲共聚物的自组装胶束在体循环中是不稳定的,甚至在到达期望的作用位点之前胶束结构会变形甚至崩溃[65]。因此,目前已采用许多策略来开发更稳定的胶束作为更好的药物载体。交联是用于改善高分子胶束稳定性的最常用方法之一。稳定性确保在给药后细胞内胶束的结构完整性,而交联有助于控制药物释放,但需要优化交联以确保药物在靶位点释放。到目前为止,报道的不同类型的高分子胶束的交联方法包括壳交联[19, 22, 66]、核心交联[67, 68]和核壳交联[21, 69]。

核壳交联的胶束具有更好的稳定性,对循环中药物的半衰期没有影响,并且可防止疏水壳之间的胶束间交联。在这方面,通过将半胱氨酸引入由线型 PEG 和胆酸的树枝状簇组成的末端树枝状高分子的树枝状聚赖氨酸骨架来设计硫醇化线型树枝状大分子[70]。通过硫醇化末端树枝状聚合物的自组装和硫醇基团的氧化制备可逆的二硫化物交联胶束[直径 28nm，PTX 负载 35.5%（质量分数）]。因此，交联改善了胶束稳定性，降低了 CMC 和 PTX 释放速率。

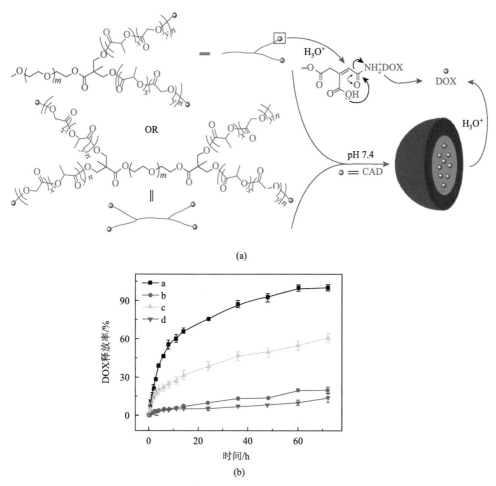

(a)

(b)

图 6.3 PEG-PLGA 前药和胶束的制备过程（a）及释放曲线（b）[64]

a、b：前药，c、d：胶束；a、c：pH 5.3，b、d：pH 7.4

3. 结论

高分子胶束作为有前景的纳米载体可用于靶向递送多种治疗药剂，受到了广泛的关注。因为它们显示出优异的生物相容性、低毒性、体内长循环能力，并且可以溶解疏水核心中的许多药物。通过改变疏水和亲水区段，靶向部分的引入和双药物的负载来智能地调整它们的结构，增强了药物的功效。该小节涉及对基于高分子胶束的药物递送系统的全面分析，包括选择、设计、合成、功能增强、表征、稳定性、药物掺入策略和临床研究。由于严格的监管限制，需要更加谨慎的设计，以满足安全性和有效性的治疗目标。

6.2.2 高分子囊泡载药平台

高分子囊泡在生物医学领域得到越来越多的应用，包括药物递送、基因治疗、磁共振成像和治疗诊断等。这是由于它们固有的中空纳米结构和具有不同功能的区室化结构域。本节描述了高分子囊泡的设计和合成的最新进展，包括形成机理、制备方法、应用和对外部刺激的响应行为。首先介绍了基于不同高分子结构单元的高分子囊泡的合理设计和合成，然后深入了解高分子囊泡的结构和形成机理，以及最近开发的确定囊泡膜的准确厚度的方法，最后介绍了具有应用前景的生物医学领域以外的高分子囊泡，如新型纳米反应器、水修复材料等。

1. 高分子囊泡的介绍：结构和应用

除了构件的快速发展外，高分子囊泡的膜结构也在不断发展。双层和交叉结构是高分子囊泡膜的两种基本结构。然而，在高端应用的推动下，设计和鉴定了更多的结构，如具有相分离膜的多室囊泡（MCVs）[71, 72]和具有氢键诱导梯度膜的均聚物囊泡[73, 74]。

高分子囊泡的刺激响应行为是一个有价值的研究方向。响应外部刺激的高分子囊泡被认为是"智能的"。除去传统的外部刺激（包括 pH、温度、氧化/还原剂、光等），在过去的十年中发展了一系列新的刺激反应的方法，包括电场、磁场、糖分子、气体、超声波等。

最近，Lecommandoux[75]，van Hest[76]，Du 和 O'Reilly[77]等对高分子囊泡的前沿研究进行了总结。例如，在 2009 年，Du 和 O'Reilly 对高分子囊泡的形成机理和制备进行了综述，重点介绍了智能和功能性高分子囊泡的设计和应用[77]。Meier 等对未来的应用（药物载体、纳米反应器和人工细胞器）[78]和嵌段共聚物囊泡表面功能化的各种方法[79]进行了介绍。同时，Hest 及其同事对高分子囊泡的生物医学应用进行了综述[76]。Kang 及其同事对包括高分子囊泡在内的中空高分子纳米结构进行了分类[80]。Lecommandoux 关于含多糖的嵌段共聚物的综述[75]强调了高分子囊泡的新构建块。

在本节中，我们从以下不同方面介绍高分子囊泡的最新进展：①制备方法；②形成机理；③新的构建方法；④从双层和交叉延伸到梯度，横向相分离和杂化膜的膜结构；⑤新开发的刺激反应行为；⑥生物医学内/外的应用。

2. 制备方法

通过高分子的自组装制备囊泡有六种方法，其中的两种最为常用：一是溶剂置换法，也就是在高分子自组装之前用一种有机溶剂去溶解它；第二种就是不用有机溶剂的方法（无溶剂法），仅需要水来溶解高分子进行自组装。其他方法包括聚合诱导的自组装（PISA）、离心诱导的自组装、微流体法和纳米印刷法。

1）溶剂置换法

溶剂置换法已被广泛用于制备高分子囊泡，因为大多数两亲性嵌段共聚物不能直接溶于水。将高分子首先溶解在有机极性溶剂中，然后加入第二种溶剂（通常为水）以选择性地诱导高分子中不溶于溶剂的部分纳米沉淀（成膜过程）。亲水性嵌段被溶剂化以形成囊泡外层。或者，可以使用反向溶剂置换法（将高分子有机溶液加入水中）。有时，有机溶剂和水的混合比显著影响所得的自组装形态及囊泡膜的渗透性。然而，通过溶剂置换制备的囊泡在使用之前需要纯化以除去有机溶剂（通常用去离子水透析）。这是非常浪费时间和财力的。此外，随着溶剂性质逐渐变化，透析过程可能会改变囊泡的形貌。

2）无溶剂法

（1）再水化方法。

再水化程序包括成膜或体膨胀，超声处理和挤出。在膜膨胀过程中，首先将高分子溶解在有机溶剂（如氯仿）中，然后蒸发有机溶剂后形成薄膜。随后加入水或缓冲水溶液使高分子水合形成囊泡[77]。例如，可以使用聚（环氧乙烷）-*b*-聚乙烯（PEO-*b*-PEE）或聚（环氧乙烷）-*b*-聚丁二烯（PEO-*b*-PBD）制备巨型囊泡和单分散的正常囊泡[81]。由于高分子囊泡是在不存在有机溶剂的情况下制备的，因此它们可以容易地用于在纯水中包封蛋白质、DNA、RNA 等。

在囊泡制备过程的溶胀过程中不需要有机溶剂，因为高分子可以直接溶解在水中形成纳米结构。然而，通常需要更长和更剧烈的搅拌来使高分子样品充分水合，这通常导致结构缺陷和宽粒度分布[77]。

再水化方法还有助于形成"填充的"高分子囊泡和多重乳液，其通过再水化由两亲性嵌段共聚物和疏水性均聚物组成的高分子混合物膜制备[82]。可以通过改变高分子混合物中的疏水性均聚物含量来调节自组装的形貌，可调节从胶束到囊泡的膜厚度。

（2）调节 pH 控制法。

对于具有 pH 刺激响应性的高分子，亲水性与疏水性的实际比例将在 pH 变化时发生变化。该比例的降低将使高分子自组装。实际上，由于生物和生理系统中存在大范围的 pH 梯度，因此 pH 响应行为被认为是控制高分子囊泡在体内包封/释放小分子和生物大分子的最有效方法之一[77]。因此，精确控制 pH 的转变对控制高分子囊泡的结合/解离具有重要意义[83]。

（3）聚离子复合物囊泡。

聚离子复合物囊泡是由具有相反电荷的聚电解质络合形成的。例如，Takahashi

及其同事[84]报道了另一种基于阴离子中性双亲水嵌段共聚物（AP）和阳离子中性双亲水嵌段共聚物（MP）的聚离子复合物囊泡。而且囊泡和球形胶束之间的形态转变可以通过简单地将 AP 或 MP 添加到溶液中来可逆地发生，这可能是静电不稳定性引起的。此外，络合相互作用可用于制备交联囊泡膜。

3）聚合诱导的自组装

常规高分子的自组装通常在稀溶液（<1%）中进行，这可能限制高分子囊泡的大量产生。然而，通过应用 PISA 可以克服该限制。最近，Charleux 等[85]通过高固相含量 PISA 制备了不同的高分子纳米结构。例如，聚（甘油单甲基丙烯酸酯）-*b*-聚（2-羟丙基甲基丙烯酸酯）（PGMA-*b*-PHPMA）使用可逆加成-断裂链转移（RAFT）方法在水溶液中聚合。PGMA 嵌段在聚合过程中保持亲水性，而由于分子量的增加，PHPMA 嵌段变得越来越疏水。因此，自组装可在聚合过程中发生。PISA 是一种用于制备可调形态和表面功能的各种嵌段共聚物纳米结构的强大技术。最近的研究表明了这种方法在各种应用上的潜力，包括高效的微胶囊化载体，以及用于经济有效的可长期储存哺乳动物细胞的可消毒热敏水凝胶[86]。

4）离心诱导的自组装

物理过程也可用于形成具有复杂形态的囊泡。例如，可以通过简单离心制备巨大的高分子囊泡[87, 88]。首先制备了 W/O 乳液，其中分散水相为含有预成型高分子囊泡的蔗糖（380mOsm）水溶液，连续油相为含有 PB-*b*-PEO 二嵌段共聚物的甲苯。然后将 W/O 乳液倒在含有 380mOsm 葡萄糖的另一种水溶液上。最后通过离心力和重力迫使 W/O 乳液中的水性液滴穿过甲苯/水界面，下面的水相中得到巨大的高分子囊泡体。这种有效且广泛适用的制备高分子囊泡的方法证明了纳米材料在巨型高分子囊泡中的包封潜力。同样的方法已经形成了具有"细胞器"和"模型细胞质"的人工细胞结构。

5）微流体法

微流体装置是制备具有单分散尺寸分布的巨型囊泡的另一种有效且方便的工具。微流体装置已被用于产生双重乳液[89]。最近，Paegel 等证明了基于微流体方法相同思想的复杂流水线[90]。在流水线内，首先形成 W/O 乳液（由脂质形成的稳定的水滴），然后是 W/O 乳液和细胞外水溶液的融合。在两相之间形成稳定的流型界面后，通过三角柱介导相转移双层组件，三角柱可以将水滴从油相驱动到水相，从而形成巨泡。通过改变液滴前驱物的大小，可以很容易地控制囊泡的大小。虽然在该研究中使用的是脂质而不是合成高分子，但流水线法也可用于制备尺寸均匀的巨型高分子囊泡。

6）纳米印刷法

Förster 等开发了一种纳米印刷方法，可以通过喷墨打印机直接"打印"囊泡[91]。形成机理是一个成核和生长的过程，类似于溶剂-开关方法中提出的机理。

将装有两亲物的乙醇溶液的盒改进的喷墨器放置在装满水的小容器上方。通过简单地打开印刷程序，将少量的两亲物溶液"印刷"到水相中以形成囊泡溶液。然而，与前面提到的微流体装置不同，囊泡的大小（50～200nm）不是由乙醇液滴（微米）决定，而是由两亲物溶液的浓度决定，表明高分子囊泡的不同形成机理。总之，该方法中提供的方便性和再现性对于大规模制造纳米尺寸的高分子囊泡是有价值的。

3. 构建高分子囊泡的新方法

用于制备高分子囊泡的最常用的结构单元是通过常规受控自由基聚合方法合成的共聚物。然而，合成程序的复杂性、材料不可降解性和可能的细胞毒性限制了高分子囊泡的大规模生产和生物医学应用。为了解决这些问题，已经开发了新的结构单元，如两亲均聚物，聚乙二醇-聚氨基酸、淀粉、聚碳酸酯等。本节回顾了它们的自组装机理、生物相容性和可降解性。

1）均聚物

这些年，均聚物自组装由于其简化的合成路线而引起了人们的注意[92,93]。然而，与嵌段共聚物自组装的大量研究相比，均聚物自组装行为的研究仍处于早期阶段。Thayumanavan 及其同事的开创性工作集中在两亲均聚物的自组装上，每个重复单元具有相对长的疏水侧链和短的亲水基团[94,95]。此外，通过改变单体的亲水/疏水比，两亲均聚物可在水中形成全聚集体（高疏水性含量）和球形胶束（低疏水性含量）。2011 年，Du 等[96]研究发现，即使是极少量的疏水性端基也可以驱使亲水性均聚物形成均聚物胶束和复杂的胶束。

尽管开创性工作的例子很少，但是两亲均聚物是否能形成比胶束更精细的形态是该领域的主要挑战之一。

（1）均聚物囊泡形成的机理。

近来两亲均聚物由于其易于制备的特性而快速发展，但均聚物纳米结构通常没有明确定义，均聚物自组装的驱动力仍然不确定。

为了解决这个问题，Du 课题组报道了形态学转变和均聚物自组装机理的研究[73]。如图 6.4 所示，通过 RAFT 方法合成具有不同分子量的两亲均聚物——聚（2-羟基-3-苯氧基丙基丙烯酸酯）（PHPPA）。由于均聚物自组装中不同程度的高分子内氢键的结合，通过改变均聚物链长或用于自组装的共溶剂的种类，可以制备各种新的基于均聚物的纳米结构，如大化合物胶束（LCM）、简单囊泡、大型复合囊泡（LCV）、水合大型复合胶束（HLCM）。此外，微尺度分支圆柱体可以由预混合的均聚物混合物（具有不同分子量的相同均聚物）形成。由于均聚物的模糊疏水和亲水区域，均聚物的自组装行为不同于具有不同亲水/疏水嵌段的嵌段共聚物。

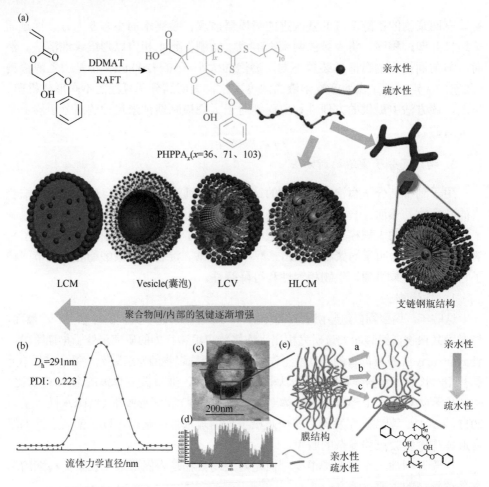

图 6.4　（a）PHPPA 均聚物具有不同形态的自组装，DDMAT 代表 2-（十二烷基三硫代碳酸酯基）-2-甲基丙酸；（b）～（e）均聚物囊泡的 DLS 和 TEM 以及梯度膜结构的示意图[73]

（2）"呼吸"均聚物囊泡。

可使用聚[2-羟基-3-（萘-1-基氨基）丙基甲基丙烯酸酯]（PHNA）制备 pH 响应性均聚物囊泡。PHNA 是一种精心设计的均聚物，在每个重复单元中都具有亲水性部分（pH 响应性）和疏水性部分[97]。与普通聚电解质不同，由于膜内萘的高度疏水性，PHNA 囊泡是物理交联的。因此，与常规的囊泡会在酸性水中完全解离的现象不同，这些 pH 响应性均聚物囊泡具备可逆的"呼吸"行为（在某些 pH 范围内膜收缩/溶胀）。这种"模糊的膜"的一个优点是可以利用 pH 变化来控制囊泡膜的渗透性而不需要膜的任何化学交联。此外，"呼吸"行为而不是完全解离，可以防止搭载物（药物、siRNA、蛋白质等）的突然释放，适用于控制释放。

2）糖肽高分子囊泡

由于含有聚氨基酸的共聚物具有潜在的生物学应用，引起了广泛的关注[98-100]。一系列的聚氨基酸［如聚（L-谷氨酸）和聚（L-赖氨酸）[101]］与聚乙二醇缀合以制备具有聚离子复合膜（PICsome）的高分子囊泡。PICsome 可以通过在带相反电荷的肽嵌段之间形成离子对而直接在水性介质中自组装。通过简单地改变两个带相反电荷的多肽之间的摩尔比，所得高分子囊泡的大小可以从 100nm 到 400nm 调节[102]。此外，PICsomes 的可调节渗透性和更高的稳定性可以通过简单的化学修饰来实现。

除了多肽之外，Lecommandoux 等还研制出来自糖肽的高分子囊泡[103]。首先通过苄基-L-谷氨酸和炔丙基甘氨酸 N-内羧酸酐的顺序开环聚合制备多肽嵌段共聚物，然后在聚（苄基-L-谷氨酸-b-炔丙基甘氨酸）嵌段和叠氮官能化的半乳糖之间进行点击反应。此外，通过改变嵌段共聚物组成和自组装程序，可以控制糖肽自组装从类似胶束到囊泡的形态。

4. 囊泡的膜结构

1）新提出的膜结构

囊泡的膜结构非常重要，因为它决定了高分子囊泡的渗透性和稳定性。过去十年，传统观点认为膜结构为简单的双层或交叉包装状态。然而，随着两亲均聚物囊泡的发展，这些传统的膜结构模型无法应用。Du 课题组最近证实，高分子囊泡的膜结构更加多样化[73]，并提出了氢键诱导的模糊膜结构，其中游离—OH 基团提供亲水膜表面，而氢键键合的—OH 基团被捕获在疏水膜中。

不久之后，Du 课题组[74]还开发了具有梯度双层膜结构且能够温敏或 pH 响应的均聚物囊泡，如图 6.5 所示，带负电荷的均聚物——聚[丙烯酸 2-（2-乙氧基乙氧基）乙酯]（PEEA）成功地自组装成囊泡。膜和冠状物分别由穿过囊泡膜的脱水和水合的寡乙烯形成。该膜由疏水的十二烷基端基组成。这种均聚物囊泡在水性介质中显示出动态的聚集行为和热负荷。

Discher 等[104]报道了另一种基于金属离子诱导的强横向相分离而形成的"斑点"膜结构。它是由阴离子聚丙烯-b-聚丁二烯（PAA-PBD）和非离子的聚环氧乙烷-b-聚丁二烯（PEO-PBD）混合物在形成巨型囊泡之后，加入二价阳离子以在阴离子组分之间产生强烈的离子键合，导致形成"斑点"膜结构。可以通过使用不同的阳离子或螯合剂控制分离的域形状/大小。该方法提供了一种对膜上选择性后修饰的手段。

2）囊泡膜厚度的确定

透射电子显微镜是分析高分子囊泡结构和膜厚度的有效技术。然而，沉积在高分子囊泡周围的铜网格上的染色剂可能导致其对膜厚度的不精确测定。因此，Du 课题组[97]开发了一种新的方法来确定刚性囊泡的膜厚度，这是基于理论模拟和透射电子显微镜分析的结合。该方法提供了精确确定刚性高分子囊泡的膜厚度的可靠方法。

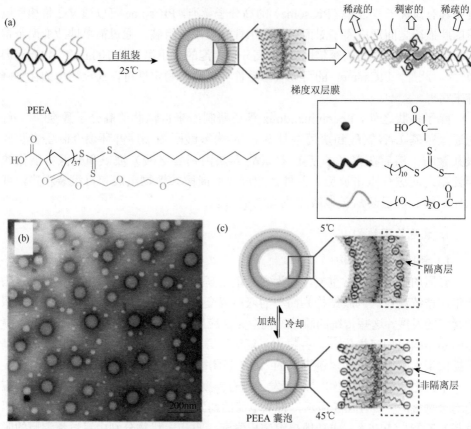

图 6.5　具有梯度双层膜的均聚物囊泡[74]

5. 高分子囊泡的形成机理

对形成机理的全面理解将颠覆性地改变我们设计两亲性高分子的方式。在过去的几十年中，世界各地的科学家基于实验研究或计算机模拟研究提出了几种形成机理和大量影响因素。最近不同的高分子囊泡形成机理已经被评述[77]。囊泡形成的机理应该被分类用以指导下一代高分子囊泡的进一步应用和发展，这对该领域非常重要。通常，我们认为嵌段共聚物囊泡分两步形成。首先，高分子链形成双层膜，然后弯曲成封闭的中空结构。自组装过程中的界面曲率变化对应于填充参数的变化，其决定了所得的形态。然而，通过不同理论的理论模拟，如耗散粒子动力学（DPD）、模拟退火技术、布朗动力学、动态自洽场、蒙特卡罗模拟和密度泛函理论，揭示了囊泡形成机理要复杂得多。计算机模拟中提出的自组装过程可归纳为两种主要机理。甚至最近 Armes 等开发自组装诱导的聚合反应也可以其中一种形成机理来解释：均聚物、端基、氢键和阴离子偶极相互作用在囊泡的形成中起调节作用[105]。

6. 智能响应囊泡

作为用于控制包封和释放的有应用前景的药物递送载体，高分子囊泡已经可以对一系列外部刺激（如 pH、温度、氧化/还原、光等）做出反应。研究人员正在努力做出"更智能"的高分子囊泡，它们可以响应电场、磁场、糖分子、气体、酶，甚至非侵入性超声波。

末端装饰的均聚物聚苯乙烯-b-环糊精（PS-CD）和聚（环氧乙烷）-二茂铁（PEO-Fc）彼此通过主-客体相互作用缔合以形成自组装，该作用在电刺激下是可逆的[106]。在水溶液中，PS-CD 和 PEO-Fc 可以组装成超分子二嵌段共聚物（PS-CD/PEO-Fc），然后通过主-客体相互作用形成囊泡。囊泡的装配和拆卸行为可以通过电压控制中间超分子连接的可逆关联和解离来可逆地进行切换，这表明了设计受控药物递送载体的一个新方法。

磁响应囊泡通常通过在膜上装饰磁性纳米颗粒，如超顺磁性氧化铁（USPIO）来实现。在暴露于高频交变磁场（HAMF）后，USPIO 装饰的聚（三亚甲基碳酸酯）-b-聚（L-谷氨酸）（PTMC-b-PLGA）囊泡的膜可以破裂以释放其内部药物，这种类型的可控药物释放由于其非侵入性和高灵敏度而在药物控释方面具有很大的潜力[107]。

作为糖响应的实例，Tai 等报道了胰岛素和 GOx 包封的 PEG-聚（Ser-Ketal）囊泡[108]。通过将葡萄糖导入囊泡溶液，由于副产物（葡糖酸）的形成，溶液变得越来越酸，最终聚（Ser-Ketal）阻滞在积累的酸性下从疏水性转变为亲水性，导致囊泡解离及胰岛素的释放。另一个例子利用了硼酸和糖类之间的可逆相互作用[109]。在疏水性嵌段上带有苯乙烯基硼氧基的两亲性嵌段共聚物形成稳定的囊泡结构。然而，苯乙烯基硼氧基与糖溶液中的葡萄糖紧密结合，将疏水性嵌段转化为亲水性嵌段。反过来，这会使囊泡解体并释放胰岛素。值得注意的是，解离需要在中性 pH 和生理葡萄糖浓度（0.02mol/L）下进行，这为治疗糖尿病提供了希望。

利用气体分子和高分子之间的相互作用，开发了气体响应囊泡[110]。通过间接的方式，如 CO$_2$ 响应，涉及通过将 CO$_2$ 转化为质子化胺基团（如在 polyDEA 中）来改变溶液的酸度，而 O$_2$ 响应来自 O$_2$ 和含氟高分子之间的亲和性。包含这两种不同类型的气体响应性高分子嵌段可提供 CO$_2$ 和 O$_2$ 双响应容器，这些容器在 CO$_2$ 气流下转化为胶束，或在用 O$_2$ 处理时尺寸将增加 8 倍。

Zhu 等报道了酶响应性囊泡来解决对公众健康构成严重威胁的抗生素耐药性

问题[71]。这种靶向细菌菌株的囊泡携带有抗生素，包括耐药细菌菌株中高度表达的青霉素 G 酰胺酶和 β-内酰胺酶（Bla）。高分子囊泡经历解离/结构重排，导致其载物抗生素的释放。耐甲氧西林金黄色葡萄球菌（MRSA）用于证明体外 Bla 反应性囊泡中抗生素的触发释放。在体内观察到 MRSA 抑制和增强的伤口愈合。

与化学刺激相比，物理刺激更方便且侵入性更小。然而，物理刺激响应性高分子囊泡仍然显示出临床应用的缺点[77]。例如，温度或电场响应性高分子囊泡通常来自非生物相容性高分子；由于紫外光可引起皮肤灼伤，所以紫外光响应性高分子囊泡是不理想的。相比之下，非侵入性超声波则具有以下优点：①深入穿透身体内部；②能够聚焦和控制；③能够提供软组织的高分辨率图像；④易于获取且成本低；⑤与其他无线电逻辑模式相比，提供了相对容易的动态检验。最近，Du 课题组报道了由聚［甲基丙烯酸（2-四氢呋喃氧基）乙酯］（PTMA）阻滞制成的超声波响应性高分子囊泡[111]。将超声波响应性 PTMA 引入高分子囊泡膜中，其可响应物理超声波以破坏和重新组装高分子结构，使囊泡破裂，在途中释放最初封装的载物，如 DOX。关键优势在于超声波响应颗粒即使在高浓度（约 250mg/mL）下也没有细胞毒性。这为在纳米医学中设计和开发新型刺激响应递送载体提供了新的视角。

另外，临界溶解温度（UCST）[112, 113]和特殊电磁波（近红外[114]、绿光[115]等）已被用于控制高分子胶束的响应行为。这些类型的刺激可以在将来应用于囊泡中。

7. 生物医学应用

高分子囊泡可用作递送一系列分子（如抗癌药物）的载体。最近，人们越来越关注外壳模型。到目前为止，对高分子囊泡外壳的生物功能化研究主要集中在以下几个方面：①通过将生物活性化合物与预制高分子囊泡共轭进行自组装后修饰；②通过合成嵌段共聚物进行自组装前修饰。高分子囊泡封端具有生物活性末端基团或含有生物活性亲水性嵌段。

由于具有高载药率、触发性释放和多药物负载能力，高分子囊泡在生物医学领域中引起了广泛的关注，设计了一系列多功能的高分子囊泡用于抗癌药物、抗菌、癌症诊断治疗学、通过加载放射性同位素进行单光子发射计算机断层扫描（SPECT）[116]、通过包载量子点进行 MRI 检查[117]、通过加载磁性纳米颗粒进行热疗[118]，以及通过搭载质粒 DNA 进行基因治疗[119, 120]。例如，Cao 等[121]报道了由聚乙二醇-b-聚（喜树碱单体）（PEG-PCPTM）构成的多层次纳米结构的多前药双亲分子，这种分子的载药量高[＞50%（质量分数）]，并且能够有效地将 CPT 药物投递至细胞核，为下一代给药系统提供一个崭新的纳米平台。他们还基于具有可模块化设计的末端加帽部位的双亲性嵌段共聚物准备了一种自消化高分子囊泡。这种囊泡表现出刺激触发性解离，导致了药物的共同释放以及对质子、氧气和酶底物的控制[122]。此外，他们开发了刺激触发性的交联策略，即嵌段高分子囊泡中含有光不稳定性、被封闭的氨基甲酸酯中的伯胺，借此产生双层疏水性-亲水性转换和膜透化，来到达疏水和亲水物质的共同释放以及包埋有酶的纳米囊泡反应器的光调节性生物催化[123]。

细菌感染一直是癌症患者死亡的首要原因之一。为了解决这个问题，Du 等开发了一种功能化载体：多肽接枝的壳聚糖基囊泡，它对革兰氏阳性菌和革兰氏阴性菌均具有优异的抗菌效果。这种固有抗菌性的囊泡可以长时间循环，并且可以在没有额外的低分子量抗生素的帮助下抑制并杀死细菌，它可以在术后恢复中寻找应用空间[124]。此外，该策略可以拓展到一系列具有固有抗菌能力的多功能高分子囊泡中。

8. 生物医药应用之外的展想

虽然开发高分子囊泡的主要目的是应用于生物医学，但高分子囊泡的应用已经拓展到了生物领域之外的纳米反应器、纳米传感器，甚至是功能建筑材料领域。

高分子纳米反应堆在几年前被提出，而后含有酶和其他催化材料的高分子囊泡便被开发作为纳米级反应器。例如，Kataoka 等成功制备了非交联的称为 PICsomes 的高分子囊泡（Cy5-β-gal-C8-PICsomes）作为 β-gal 的酶促进纳米反应器。即使在纳米反应器外存在胰蛋白酶，β-gal 依旧能保持其活性。除此之外，Vamvakaki 和 Chaniotakis[125]开发了基于脂质体酶的纳米传感器来检测痕量的有机磷农药残留。

9. 小结

以上着重介绍了高分子囊泡结构单元的最新研究进展，以及膜结构和潜在的应用方向。得益于高分子囊泡具有的非细胞毒性和可降解性，其结构单元已经从嵌段共聚物扩展到双亲均聚物、肽类、糖肽类、淀粉和聚碳酸酯类。除了溶剂置换法和无溶剂法外，聚合诱导的自组装是制备具有可调形态和高固含量的表面功能的高分子纳米结构的另一种有用的方法。乳化离心法和微流体装置为制备巨型囊泡提供了有效且方便的手段。纳米印刷法对于在工业水平制备高分子囊泡也具有重要的价值。

高分子囊泡最初是以空心球结构开始，现已演变成更复杂的由生物启发的纳米结构（如多室囊泡），并已得证在均聚物囊泡中有新的膜包装样式（梯度膜）。

得益于新开发的刺激响应方法，包括电场、磁场、糖类、气体、超声波等，高分子囊泡变得愈加智能。因为高分子囊泡所具有的功能性外壳，使其在生物医学之外还有更多潜在的应用前景，如纳米反应器、生物传感器、催化剂、水环境治理，甚至是功能性建筑材料方向。

尽管前面着重介绍了高分子囊泡最近的发展成果，但实验结果和现实应用之间巨大的鸿沟也不容忽视。为了缩小其差距，我们仍需付出更多的努力来勇攀科学尖峰。总的来说，高分子囊泡在今后的发展中需要攻克以下几个严峻的挑战：

（1）高分子囊泡的构筑模块需要同时满足生物相容性和生物可降解性两个条件，以满足一些活体需求。另外，还需注意这些结构单元的降解产物的生物相容性，降解产物也不得具有细胞毒性或引起免疫反应、炎症和致癌作用。而且降解产物最好具有生物活性，如可以充当药物应用。

（2）下一代的高分子囊泡要具有互补性或更好的功能性，如可以将多种功能整合到每个高分子囊泡上，包括诊断、生物传感、靶向触发释放、多种刺激响应、降解功能等来应用于生物医学。然而，过度工程化高分子囊泡的结构可能会使得实验室研究和临床应用之间的鸿沟越来越大。

（3）大批量生产高分子囊泡对于实际应用意义重大。

总而言之，高分子囊泡在近些年取得了令人振奋的进展，现已研发出了更好的结构单元，更新颖、更完整的功能以及更简便的准备过程。但是，想要继续取得进展需要对大规模生产高分子囊泡的原型进行投资，以便将这些有应用前景的纳米胶囊转化为纳米医学、催化、纳米技术、环境保护等方面的产品。

6.2.3 高分子纳米凝胶药物传输系统

高分子纳米凝胶是指由亲水性高分子或两亲高分子形成的纳米级交联型三维网络结构。纳米凝胶在药物载体领域有着重要的应用。纳米凝胶含水量高、生物兼容性好，通过对构成凝胶材料的变化和交联方式的选择，其物理化学性能及生物功能能够可控调整。纳米凝胶最大的优势在于稳定性，这源于交联使得分子之间的活动相对受限、稳定性加强。纳米凝胶作为药物载体可有效提高在机体循环系统中的稳定性，提高药物利用率，减小毒副作用。由于纳米凝胶拥有纳米颗粒和水凝胶的双重特性[126]，与其他纳米级别的高分子药物载体（如胶束、高分子键合药等）相比，纳米凝胶具有显著优势[127, 128]。第一，纳米凝胶可以由多种生物相容性好的天然或合成高分子制备，如壳聚糖、明胶、聚氨基酸等；第二，纳米凝胶由于内部的交联而具有相对稳定的结构，其尺寸可以通过控制高分子的聚合度等调整，在合适的尺寸及稳定的结构下，纳米凝胶能够具有高通透性和滞留效应从而应用于药物被动靶向递送；第三，纳米凝胶由于其内部交联结构的存在，包载药物的泄漏将大大减少，所以纳米凝胶具有较高的载药率（DLE）[129]。这些优点使得高分子纳米凝胶在临床上具有潜在的生物医学应用价值[130]。

　　随着纳米凝胶领域广泛而深入的发展，刺激响应性纳米凝胶在药物递送领域引起科研工作者极大的重视。如图 6.6 所示，具有响应性的纳米凝胶在刺激下将收缩、膨胀或者崩塌，从而实现在刺激环境下释放药物的目的。根据响应性的来源，纳米凝胶可以分为外源性响应性纳米凝胶和内源性响应性纳米凝胶，其中外源性响应性纳米凝胶指在外界刺激（如超声波、光和热等）下发生响应的纳米凝胶；内源性响应性纳米凝胶指在细胞或组织生理环境（如温度、pH、酶、氧化/还原）下发生响应的纳米凝胶。

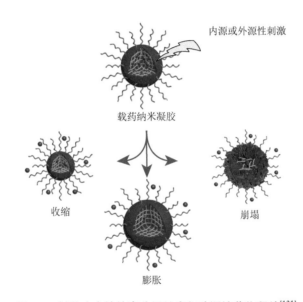

图 6.6　刺激响应性的高分子纳米凝胶调控药物释放[131]

1. 内源性响应性纳米凝胶

　　由于目标区域微环境同外界区域环境相比具有特异性，如 pH 的不同、细胞内 GSH 或活性氧含量的不同以及酶的种类或含量上的差异性等，内源性响应性纳米凝胶的内部交联结构会被破坏，凝胶结构发生变化，进一步使负载在其中的药物快速释放出来而达到治疗的目的[132]。

　　1）pH 响应性纳米凝胶

　　作为一种内源性刺激，pH 在纳米凝胶中是较为常见的响应性之一。因为纳米凝胶在人体循环过程中的生理 pH 会恒定在 7.4 左右，在肿瘤细胞外环境中的生理 pH 则会降至 6.5～7.2，在被内吞后周围的 pH 会进一步降到 5.5～6.5，而在溶酶体中，pH 甚至可以降低到 4.5～5.0。由于在这种传递过程中 pH 变化十分明显，因此人们针对这种响应的纳米凝胶进行了大量的研究，开发了各种有 pH 响应性特征结构的功能化的纳米凝胶。为了实现药物在病理环境 pH 下的释放，设计 pH 响应性的功能结构可以从以下两个方面来考虑：第一，将 pH 变化时发生亲疏水转变的基团引入纳米凝胶结构；第二，引入能够在 pH 变化时发生断裂的 pH 敏感键。基于以上结构设计，pH 响应性纳米凝胶通常能在 pH 酸化时发生纳米凝胶结构的改变，进而实现药物的释放，从而达到治疗的目的。基于以上第一个设计思想，通过静电作用构筑 pH 响应性纳米凝胶是一种有效的策略[133-136]。在 pH 发生变化时，通过静电相互作用交联的纳米凝胶体系不稳定，分子间的静电作用力将随之改变，从而使纳米凝胶结构发生变化，释放药物。由于聚（L-谷氨酸）、聚（L-天冬氨酸）（PAsp）侧基含有羧基，聚（L-赖氨酸）（PLys）侧基含有氨基，这些聚氨基酸可以和含有与其相反电荷的分子通过静电作用交联，从而具有 pH 响应的特性。例如，BeckerPeres 等通过反向微乳液法用自由基引发了 N-丙烯酰胺-L-谷氨酸的均聚，得到的谷氨酸高分子可以直接通过物理交联形成纳米凝胶（L-AGA），或在其中加入 N, N'-甲基烯丙二烯（丙烯酰胺）（BIS）使其发生化学交联，得到纳米凝胶 L-AGA-*co*-BIS[137]。这两种纳米凝胶在外界环境的 pH 发生改变的情况下，其侧链基团均会发生质子化或去质子化，改变其间的静电相互作用，使得凝胶的三维网状结构发生收缩或膨胀，最终达到运载及释放药物的目的。实验证实，pH 增大时两种纳米凝胶的尺寸均会从 280nm 增加至 370nm，可以有效地装载并释放亲水的药物。这种纳米载体对 DOX 的包封率高于 83%，且载药量也高于 41mg/g。同时，这种凝胶在浓度高达 200μg/mL 时对海拉（HeLa）细胞和 L929 细胞是没有毒性的，也不会导致溶血现象，因此该设计体系在药物递送领域是有应用前景的。

基于以上第二个设计思想，将可以在酸性环境改变时发生断裂的键引入分子结构中，构建酸敏感的纳米凝胶体系。例如，Lee 等合成了甲氧基聚乙二醇-聚（L-天冬氨酸）-聚（L-苯丙氨酸）（mPEG-PAsp-PPhe），并使用含缩酮基团的交联剂交联，随后包载 DOX，得到了用于药物递送的 pH 响应性纳米凝胶[138]。在 pH 为 7.4 时，纳米凝胶交联结构的存在有利于维持体系的稳定性，且有利于药物的包载。当纳米凝胶被胞吞时，其周围环境 pH 变为 5.0，缩酮键将发生水解，交联结构改变，从而加快 DOX 释放。在细胞水平研究药物释放时，与 pH 响应性纳米凝胶共培养的细胞中 DOX 的荧光强度显著高于与非 pH 响应的纳米凝胶共培养的细胞组，证明了 pH 响应性纳米凝胶在细胞内药物递送领域具有极好的应用前景。

2）还原响应性纳米凝胶

除了 pH 响应性纳米凝胶，在细胞内药物递送领域，还原响应性纳米凝胶也得到了广泛的关注。二硫键在体液和细胞外基质（2.0～10μmol/L GSH）中可以稳定存在，在细胞内（2.0~10.0mmol/L GSH）时，二硫键将发生断裂而生成巯基，所以可以将其引入纳米凝胶体系，用于构建具有还原响应性的纳米载体。制备含有二硫键的交联体系的纳米凝胶通常有以下三种方法：①使用含有二硫键的交联剂用于分子间交联构建纳米凝胶体系；②使用含有二硫键的单体进行聚合从而得到含二硫键的纳米凝胶；③使用侧基含有巯基的单体聚合，然后氧化巯基变为二硫键，从而构建含有二硫键的纳米凝胶体系。人们采用过的常见的含有二硫键的交联剂包括：3, 3′-二硫代双（磺基琥珀酰亚胺基丙酸酯）（DTSSP）、双-（2-叠氮基乙基）二硫化物[1, 2-bis（2-azidoethyl）disulfane]、双（2-二甲氨基乙基）二硫化物（dTbDEA）、硫辛酸等。该交联剂的使用方法一般是将其直接加到高分子体系中，通过化学反应，合成出具有二硫键交联的还原响应性纳米凝胶[139,140]。

第二种制备方法是直接使用含有胱氨酸的高分子纳米凝胶。L-胱氨酸由于本身具有二硫键结构，因而含有胱氨酸的高分子纳米凝胶具有还原响应性。其中，含有胱氨酸的聚氨基酸可以通过L-胱氨酸N-内羧酸酐（L-Cys NCA）的一步开环聚合反应制备。该方法比第一种方法更为简单方便。例如，Guo等通过Cys-NCA的一步开环聚合的方法合成了聚赖氨酸-b-聚（苯丙氨酸-co-胱氨酸）的带正电二硫键交联的纳米凝胶体系，该体系通过疏水作用将10-羟基喜树碱（HCPT）包载于纳米凝胶内部[141]。如图6.7所示，这个纳米凝胶具有较高的载药率[载药量和载药效率分别是30.6%（质量分数）和88.2%（质量分数）]、更长的膀胱滞留时间、更强的组织渗透能力以及靶向于肿瘤细胞的药物控制释放能力。在生理条件下，纳米凝胶内部的10-羟基喜树碱在72h的释放不足50%，而当二硫苏糖醇（DTT）的浓度分别达到5.0mmol/L和10.0mmol/L时，有81.2%和95.4%的药物被释放出来，证明了在还原性条件下，高分子内部二硫键断裂，导致了纳米凝胶膨胀，内部的药物被释放。因此，与游离药相比，载药的纳米凝胶的抗膀胱癌细胞生长的能力更加优异。胱氨酸在提供还原性的同时，其交联的结构也促进了纳米凝胶的形成，使其受到研究者越来越多的关注[142]。

第三种制备还原响应性纳米凝胶的方法是将含有巯基的高分子氧化，使二硫键交联以制备[143-145]。一般，含有半胱氨酸嵌段的高分子纳米凝胶适用于此方法。例如，Wang等制备了聚乙二醇-6-聚（L-半胱氨酸）-b-聚（L-苯丙氨酸）（PEG-PCys-PPhe）三嵌段高分子，用稀释的过氧化氢溶液氧化该高分子以制备还原响应性纳米凝胶[145]。其中，PEG组成的外壳能够保证其长循环能力，二硫键交联的核结构可减少药物在循环过程中的损失。该纳米凝胶在不含或含有低浓度的GSH（2μmol/L）条件下，48h后仅有15%的DOX被释放出，而40%的DOX能够在含有10mmol/L GSH的PBS溶液中24h内被释放出，因此该载药体系是一种良好的载药体系。

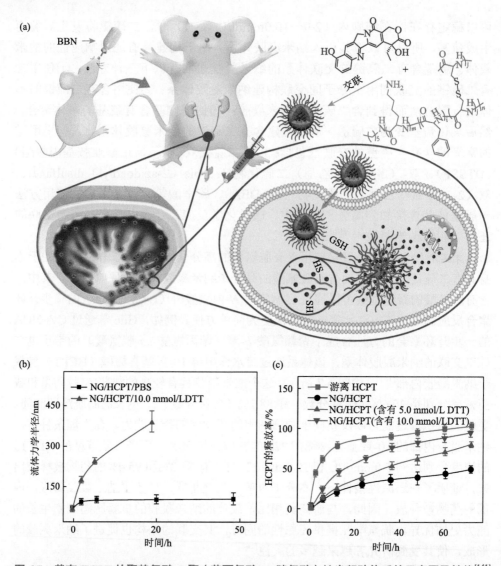

图 6.7 载有 HCPT 的聚赖氨酸-*b*-聚（苯丙氨酸-*co*-胱氨酸）纳米凝胶体系的示意图及性能[141]

（a）载药聚氨基酸纳米凝胶的制备及其在膀胱癌肿瘤组织中选择性聚集并 GSH 触发的 HCPT 释放示意图；（b）聚氨基酸纳米凝胶在 PBS 溶液、含有 10.0mmol/L DTT 的 PBS 溶液中的稳定性；（c）载药聚氨基酸纳米凝胶的药物释放曲线

3）氧化响应性纳米凝胶

氧化性响应作为内源性响应之一，也能够被用于智能响应性纳米凝胶的开发[146, 147]。ROS 在肿瘤区域高表达，且由与硫同组的硒元素形成的二硒键具有氧化敏感能力会被 ROS 氧化断键。因此，含有二硒键交联的具有氧化响应性的

纳米凝胶能够在肿瘤内 ROS 条件下响应断键，使得凝胶膨胀以释放出内部的药物，达到药物控制释放的目的。Deepagan 等设计并合成了一种二硒键交联的纳米凝胶[146]。首先通过大分子引发剂氨基功能化的 PEG 引发 NCA 聚合制备聚氨基酸前体，然后用二硒化钠修饰得到含有硒醇的高分子，最后通过硒原子间的自发交联能力，制备出由二硒键交联的氧化响应性纳米凝胶。DOX 作为治疗药物被包载到凝胶内部且与 PBS 组相比，在 $100.0\mu mol/L$ H_2O_2 条件下，更多的 DOX 被释放出来。这证明了该凝胶在氧化性条件下的药物可控释放能力。氧化响应性纳米凝胶具有良好的发展潜能。

4）其他响应性纳米凝胶

细胞内外的物质构成有很大的不同，因此除了上述提到的 pH、GSH、ROS 等响应性的纳米凝胶外，还有许多其他的内源性刺激能够引发高分子纳米凝胶的结构性能变化，其中包括酶、葡萄糖等。

酶也可用作药物控制释放的触发条件。例如，Ding 等[148]设计了一种 DNA 接枝的 PCL 材料，并通过 siRNA 交联形成纳米凝胶。该纳米凝胶能够在核苷酸酶的作用下降解，释放出 siRNA 以发挥其相关基因沉默的能力。该反应证实了酶响应性纳米凝胶作为药物输送平台的潜力。

葡萄糖敏感的高分子纳米凝胶体系可用于胰岛素的可控释放，以到达治疗糖尿病的目的[149,150]。Zhao 等用己二酰胺基苯基硼酸（AAPBA）交联糖肽，制备了葡萄糖响应性的纳米凝胶[149]。该纳米凝胶的胰岛素释放能力随着环境中葡萄糖浓度的增加而增加。这进一步表明了将高分子纳米凝胶在作为治疗糖尿病的葡萄糖响应递送载体是具有很大潜力的。

2. 外源性响应性纳米凝胶

纳米凝胶的结构也能够在外源性刺激下发生改变，以达到药物可控释放的目的[132]。外源性刺激能够通过人为操作控制其有无，因此外源性刺激响应的纳米凝胶可以与内源性响应互相弥补，达到在时间和空间上药物的双重控制释放[127]。常用的外源性刺激包括温度和光等，其通过破坏纳米凝胶的内部交联网络，使凝胶膨胀或断裂等整体结构变化，进而导致载于其内部的药物快速释放[151-153]。

1）温度响应性纳米凝胶

温度的变化会引起纳米凝胶尺寸的变化，从而导致治疗药物的释放，达到靶向运输的目的，例如，Ko 等设计了一种温度响应性纳米凝胶作为异硫氰酸酯荧光素修饰的牛血清白蛋白（FITC-BSA）的载体[154]。该温度响应性纳米凝胶在 37℃下，粒径为 220nm，而在 20℃下，粒径会收缩至 160nm，温度的升高导致纳米载体的直径增大，使得网格蛋白介导的内吞更容易进行，增强了纳米凝胶被肿瘤细胞内吞的可能性。这种温度改变调控尺寸的纳米凝胶可能在智能药物递送方面有所应用。

2）光响应性纳米凝胶

近年来也有对具有光敏感响应性的纳米凝胶进行了研究。例如，Ge 等 [155]设计了一个金刚烷共轭的无规共聚物聚（聚乙二醇-甲基丙烯酸酯）-*co*-聚（2-甲基丙烯酸羟乙酯）-*co*-聚（金刚烷甲基丙烯酸酯）（PPEGMA-*co*-PHPMA- *co*-PADMA）和 *β*-CD 功能化聚（酰氨基胺）树枝状大分子（PAMAM-CD）通过主客-体相互作用构建纳米凝胶。随着吲哚菁绿（ICG）和 DOX 的同时封装，由于 PAMAM、DOX 和 ICG 之间的强静电相互作用，ICG 和 DOX 的封装效率和负载效率均显著提高。在 805nm 近红外（NIR）激光照射下，该系统表现出明显的光热效应，引发了温度的升高、纳米凝胶的分解以及 DOX 的释放。光热化学疗法的协同效应显示出优异的肿瘤生长抑制。ICG 还被引入以二硒化物交联的聚甲基丙烯酸（PMAA）为基础的纳米凝胶作为触发因素。这种材料证明了用外界的光来影响纳米凝胶的药物运输释放是具有可行性的。

3. 纳米凝胶的展望

尽管响应性的高分子纳米凝胶拥有很多优异的特性，但在实际应用中仍存在许多有待解决的问题以期能够达到理想的临床应用治疗效果，包括安全性、特异性和成本等。由于体内微环境的复杂性，无论是单响应还是多响应的纳米凝胶皆尚不足以完全准确靶向并释放包载药物，而且对不同刺激响应体系的整合及其协同作用的探索仍然有待深入探究。

6.2.4　高分子载药纳米纤维

作为高分子载体的一种，纳米纤维具有巨大的表面积，可以使得一些原先难于被人体吸收的药物能够缓慢释放出来，发挥治疗效果。同时，可将纳米纤维作为药物载体，随着包载药物的释放，载药材料会逐渐降解，达到实现治疗功能的同时不会对人体造成损害。此外，基于高分子的纳米纤维材料能够避免内部药物在进入人体过程中被胃酸或酶类降解，提高了药物的稳定性。纳米纤维作为纤维形状的药剂，还具有优异的物理强度和易于加工的优点。通过静电纺丝技术可以直接将药物加工成多种形状，包括膜状、管状、层状和覆膜形状等。纤维的直径与长度可以通过调整加工参数以调节，方便进一步加工从而制得目标产品。尽管将纳米纤维用于药物控释还处于研究的初步阶段，但由于纳米纤维具有易加工、易成型、使用面广的优点，正逐渐被人们所重视。

天然高分子、合成高分子及其整合物都适用于开发具有特殊性能的纳米纤维，为不同的应用提供小分子药物、蛋白质和核酸。当然，不同的高分子制备的纳米纤维的性能存在差异，因而应根据目标纳米纤维的性能要求谨慎地选取高分子的种类。

制备具有特定机械性能的高分子纳米纤维膜用于各种应用是可行的。一般来说，大多数的合成高分子材料（如 PLA、PLGA、PCL 等）相比于天然高分子材料（如 HA、地塞米松）具有更强的物理性质，因而具有更长的降解时间。因此，合成高分子材料更适用于治疗长期的疾病，如骨质增生。此外，天然高分子比合成高分子材料（除了 Seprafilm®）更加的柔软且更容易变形。因此，当在小的或复杂形状的空间中使用时，由天然高分子组成的纤维膜优于具有刚性机械特征的合成高分子材料。除此之外，以壳聚糖为主或 DEX 为主的纤维膜由于具有良好的止血效果而更适合用于流血部位附近。当然，合成高分子材料自身的止血能力就很差。

　　然而，随着纳米技术的发展，高分子的特征可以被调节，这些原则逐渐不受限制。例如，在 Johns 等进行的一项研究中，通过与三价铁的螯合作用优化了 HA 的机械性能和术后粘连预防效果[156]。此外，当用紫外-臭氧（UVO）处理时，合成高分子材料的亲水性和组织生物黏附能力可以得到改善[157]。

　　与其他药物包封方法相比，纳米纤维在用于医疗保健的小分子药物、蛋白质和核酸的递送方面表现出许多优点。第一，较大的表面积、纳米尺寸和响应性，可有效地将药物输送到所需的位置[158]。第二，释放性能可以通过调节纤维直径、孔隙率和校准来调节[159]。具体地说，一般认为，直径较小的纤维具有更高的溶解度和更大的表面积，从而导致更快的药物释放[160]。高度多孔纤维相比于低孔隙率的纤维更加倾向于引起更快的药物释放和高分子材料降解过程中的物质清除。纳米纤维的排列是影响药物释放曲线的另一个因素。有报道称随机的排列模式更加有利于水的摄入和药物释放[161]。第三，特殊设计的表面积，高度多孔的结构和其他几何形态使纳米纤维在医疗应用中更有效。第四，通过选择不同的高分子材料（即天然材料、合成材料及其共聚物），可以调节纤维的机械性能和降解性以满足特定用途。此外，纳米纤维能够释放药物到指定地点且不引起系统的副作用[162]。

　　不同的小分子药物、蛋白质和核酸主要通过直接吸收、混合或同轴静电纺丝和共价固定加载到静电纺丝膜中。物理吸收是指将静电纺丝纤维浸入液体溶液中，其中内部试剂倾向于通过静电力黏附到支架的表面上。这是将生物活性分子掺入膜中的最简单方法[163]。尽管如此，由于药物不受控制的释放，这种方法很少用于加载蛋白质或核酸。混合静电纺丝也是通过生物分子与高分子溶液的混合制备载药纤维的简单方法。与物理吸附不同，混合静电纺丝能够在纤维内加载药剂，确保更持久的释放性能[162]。在该方法中，生物活性剂随机黏附于纤维表面上/附近或完全包封在纤维内。另有研究人员将药物与高分子溶液混合成均相乳液，并将乳液静电纺丝，得到乳液静电纺丝纤维。我们认为，乳液静电纺丝属于混合静电纺丝类，因为这种方法也是基于生物分子与高分子溶液的混合[164]。混合静电纺丝广泛用于装载各种药物。然而，混合静电纺丝有两个明显的问题。一方面，混合静电纺丝具有低的维持负载生物分子的能力，特别是蛋白质和核酸的生物活性的能力。这是因为有机溶液环境和搅拌或超声波的机械损伤可能导致生物分子的构象变化并破坏其初始功能[165]。另一方面，由于药剂的近表面位置，混合静电纺丝的初始爆发释放曲线非常明显。无论用于纳米纤维制造的高分子材料如何，爆发释放现象总是在最初的 24h 发生。因此，静电纺丝可能不适合某些需要长期治疗的疾病。高分子溶液和生物分子溶液可以同轴静电纺丝并同时在同轴和单独的毛细管中静电纺丝。通过同轴静电纺丝，生物分子总是位于纤维的内核中。与共混静电纺丝相比，同轴静电纺丝可以很好地避免爆发释放问题并保护负载剂的生物活性。许多研究表明，生物分子的释放是可持续的，同轴静电纺丝纤维的爆发释放在统计学上低于混合静电纺丝纤维。此外，这些生物分子的生物活性在治疗应用中得到了很好的保护。共价固定是指通过化学键将试剂固定在纤维表面，在外部酶的帮助下，可以调节药剂的释放。通过这种方法，可以改变纤维膜的表面特性[166]。由于将试剂固定在膜表面上的复杂性，共价固定不是递送生物活性分子的常用方式。

1. 小分子药物释放及应用

小分子药物一般指分子质量小于 1000g/mol 的化学合成药物。小分子药物能够影响细胞行为并且已经在现有药物库和新配方中的治疗医学中得到广泛研究[167, 168]。与蛋白质和核酸相比，小分子药物具有许多优点，包括更低的成本、易于储存和输送、高组织渗透性和最小的免疫原性[167]。小分子药物可分为多种类别，如抗生素、抗病毒药物、非甾体类抗炎药物和抗癌药物。这些药物可以很容易静电纺丝到纳米纤维中，并可用于治疗多种疾病。用于递送小分子药物的静电纺丝膜通常用于伤口愈合、癌症治疗、粘连抑制等。

1）伤口组织工程

伤口愈合过程包括四个阶段，即止血、炎症反应、增殖和重塑[169]。对伤口修复至关重要的是保持最佳环境，有利于氧气交换，保持水分平衡，预防炎症和感染反应，促进组织再生[170]。用多种含有不同生物活性的小分子药物封装的静电纺丝纤维不仅可以作为理想的伤口敷料，还可以起到抗炎和预防感染的作用。这些药物主要包括抗生素、抗炎药物、抗氧化剂和草药提取物[171]。

Kataria 等 [172]设计了 PVA 和海藻酸钠（NaAlg）静电纺丝混合纳米纤维，其中包含抗生素药物环丙沙星（CIP），并发现了 CIP 的持续和控制释放曲线。动物研究表明，装载药物的透皮贴剂的伤口愈合时间比非装载的更短（图 6.8）。

聚（N-异丙基丙烯酰胺）（PNIPAM）和聚（L-丙交酯-己内酯）（PLCL）组成的 CIP 负载的静电纺丝高分子贴剂也已制备出来[173]。目前仅证实了支架对金黄色葡萄球菌和肺炎克雷伯菌的抗菌能力，但缺乏体内试验。其他的抗生素，如克拉霉素（CLA）、头孢西丁（CEF）、莫匹罗星（MUP）、三氯生（TCS）也已经通过静电纺丝成微/纳米纤维用于伤口愈合。

姜黄素（CUR）已被广泛研究用于伤口恢复，这是由于其具有广泛的生物活性，包括抗炎、抗氧化和抗菌能力。Perumal 等[174]设计了 PLA/超支化聚甘油（PLA/HPG）纳米纤维支架包封姜黄素用于治疗皮肤损伤。CUR 的抗炎、抗氧化和抗菌性能以及 HPG 的保水性和高亲水性能使 PLA/HPG/CUR 适合用于伤口愈合的支架材料。在其他研究中，CUR 被并入到了 PCL/黄蓍胶（GT）（PCL/GT/CUR）支架[175]，研究表明其具有良好的抗菌效果。体内试验也证明了 PCL/GT/CUR 支架能够通过形成肉芽组织导致伤口快速恢复。

在伤口治疗的悠久历史中，研究人员倾向于将植物提取物掺入静电纺丝纤维中以获得更好的治疗效果。许多其他草药提取物，如洋甘菊（CHA）[176]、百里酚草药（TH）[177]和景天属植物（SD）[178]掺入静电纺丝纤维时也具有促进伤口愈合的效果。具有多种功能的其他小分子药物也被装载在用于伤口愈合的静电纺丝膜中，如具有抗感染、抗炎和抗氧化活性的 2, 3-二羟基苯甲酸（DHBA）[179]和二甲双胍（MET）。

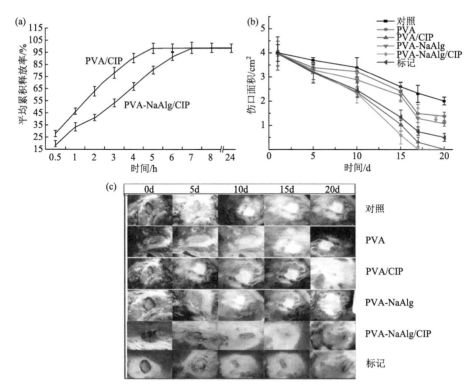

图 6.8　CIP 封装的 PVA-NaAlg 静电纺丝复合材料的药物释放概况和伤口愈合效率[172]

（a）CIP 释放能力；（b）不同治疗组在 20d 内的伤口面积的变化；（c）伤口愈合的评估

2）肿瘤治疗

由于系统性给药，常规化疗治疗癌症总会给其他正常器官带来副作用。因此，靶向抗肿瘤药物释放体系在杀死肿瘤细胞的同时减少系统性副作用，已经受到越来越多的关注。可以通过两种方法将药物特异性递送至肿瘤部位。第一种是使用具有靶向配体的纳米颗粒通过特定机理运输药物。第二种是植入药物加载系统或局部将药物输送到肿瘤中。通过调节高分子的降解行为，对药物的释放能力加以控制。所以使用可生物降解的高分子的药物释放体系尤为重要。因此，局部药物释放在癌症治疗中很受欢迎。

静电纺丝纳米纤维具有广泛的应用，因为它具有特定的特性，如高表面积与体积比（SVR），可调节的降解行为和可变的机械性能。此外，包封的药剂可以直接递送到肿瘤区域，以避免被许多生物屏障捕获，如血脑屏障。结合小分子药物的静电纺丝膜可以植入肿瘤部位以控制有效负荷的释放，如 DOX、PTX、顺铂（CDDP）、5-FU 和其他常用的化疗药物[180]。

DOX 可有效治疗临床上的多种癌症。它可以抑制拓扑异构酶 II 的活性并阻止DNA 的合成。然而，即使在治疗前将 DOX 加载到肿瘤靶向纳米颗粒中，其心脏相关毒性也不能完全避免[181]。因此，DOX 治疗迫切需要更安全的方法。Yan 等[182]将 DOX 包载到 PVA/CS 纳米纤维的内核中。在该系统中，DOX 可以在人卵巢癌SKOV3 细胞内递送。此外，装载 DOX 的纤维显示出比游离 DOX 更小的细胞毒性。此外，Liu 等验证了装载 DOX 的 PLLA 纳米纤维可有效地抑制继发性肝癌。重要的是，装载 DOX 的纤维垫组并未产生心脏毒性。

PTX 是临床上备受推崇的抗癌药物，可以靶向细胞微管并导致染色体分离和细胞分裂。Ma 等[183]通过静电纺丝 CS/PEO 共混物溶液，然后用水除去 PEO，制备高度多孔的 CS 纳米纤维。通过在 PTX 和 HA 溶液中依次浸透纳米纤维，他们开发了静电相互作用的 HA 和 CS。随着 PTX 浓度的增加，前列腺癌 DU145 细胞减少。

CDDP 也可用于治疗各种癌症。CDDP 可以阻止 DNA 修复过程，诱导 DNA损伤，并导致肿瘤细胞凋亡[184]。因此，CDDP 始终与静电纺丝纤维结合使用，以实现安全有效的癌症治疗。Aggarwal 等[185]设计了载有 CDDP 的 PCL/CS 静电纺丝纳米纤维，其中 CDDP 可持续释放长达一个月。在针对宫颈癌的小鼠模型中，在治疗后第 14 天和第 21 天显示出令人满意的抗肿瘤效果。Kaplan 等[186]通过使用PCL 和聚（甘油单硬脂酸酯-co-ε-己内酯）制备载有 CDDP 的静电纺丝网以抑制肺癌复发。该静电纺丝网是疏水的，可以线性模式释放 CDDP 超过三个月。用装载CDDP 的纳米纤维处理肺癌手术切除的小鼠模型。与标准腹膜内 CDDP 治疗相比，载有 CDDP 的静电纺丝网显著增加了小鼠的中位存活时间。

5-FU 是一种广泛使用的抗代谢药物，可通过破坏 DNA 形成和 RNA 合成导致肿瘤细胞死亡[187]。Zhang 等[188]用 PLA 纳米纤维包载了 5-FU 和奥沙利铂

（OXA），并证明双载药体系可以抑制小鼠结肠直肠 CT26 肿瘤的生长。

二氯二茂钛（TDC）是一种有效的抗肿瘤剂，其细胞毒性作用取决于晚期 S/早期 G2 期细胞周期的停滞，可导致严重的 DNA 损伤。Laiva 等[189]制备了装载 TDC 的 PCL/丝心蛋白静电纺丝支架并评估了它们对 MCF-7 细胞的抗肿瘤效力。细胞生存率证明了这种静电纺丝复合物极大地抑制了 MCF-7 细胞的生长。

天然提取物，如 TP、CUR、芦荟（AV）和印楝（NE）也被包裹在静电纺丝纤维中用于癌症治疗。Kim 等[190]制备了一种不会突释的载有 TP 的 PCL 纳米纤维，释放的 TP 产生 H$_2$O$_2$，可激活 *Caspase 3* 并导致胃癌细胞凋亡。

Sampath 等[191]制备了装载 CUR 的 PLGA 纳米纤维用于治疗皮肤癌，结果表明天然提取物 CUR 可持续释放，没有爆发释放现象。Li 等[192]通过乳液静电纺丝共载 HCPT 和 TP 并达到顺序释放的目的以协同抑制肝细胞瘤（图 6.9）。

静电纺丝微/纳米纤维可有效提供用于癌症治疗的小分子药物。静电纺丝小分子药物递送系统表现出高药物包封能力，可控制的药物释放行为，对癌细胞的高毒性和小的副作用。然而，仍然需要更多的动物研究来更好地评估小分子药物掺入的静电纺丝纤维的治疗效果。此外，在肿瘤部位精确植入静电纺丝贴片仍然是一个巨大的挑战。也许使用经皮针的介入技术可用于植入负载静电纺丝纤维的药剂。此外，封装在静电纺丝膜中的大多数小分子药物可以在不到一个月的时间内释放，并且爆发释放现象仍然很明显。在临床上，癌症治疗是一个漫长的过程，旨在预防癌症的复发。在肿瘤部位附近进行二次手术以翻新装有小分子药物的静电纺丝纤维是不实际的。因此，小分子药物的可控释放是必要且重要的。

3）防粘连

术后粘连（POA）是一个严重的临床问题，其特征在于多余纤维组织的沉积，可以连接受损组织和附近的正常器官[193]。尽管 POA 的病理生理学尚未完全了解，但局部炎症被广泛认为是 POA 的主要原因[194]。具体而言，许多细胞因子（如血管活性肽）倾向于在手术后释放，这会使血管的渗透性增加，从而导致大量纤维组织的渗出，因此可以在炎性区域形成纤维蛋白桥，并且发生 POA[195]。POA 可引起急性并发症或长时间保持沉默。这些并发症主要包括肠梗阻、腹部或盆腔疼痛、不孕和附近器官功能障碍。因此，找到防止 POA 形成的适当方法很重要。

目前，手术干预、药物方法、物理屏障和组合系统是 POA 预防的主流。其中，使用小分子药物封装的静电纺丝纤维变得越来越流行，因为它们可以抑制黏合剂的形成。首先，静电纺丝纤维分离纤维蛋白桥并在 POA 处理期间停止形成黏附带。其次，释放的小分子药物可以抑制炎症反应或纤维蛋白沉积并进一步阻止 POA 形成。用于 POA 预防的静电纺丝膜的小分子药物主要是抗炎药物和抗纤维蛋白沉积剂。CEF、布洛芬（IBU）和 CEL 等抗炎药物通常包封在静电纺丝膜中以防止受损部位的炎症和感染，从而降低黏附程度。例如，Kim 等[196]首次将 CEF 钠盐合

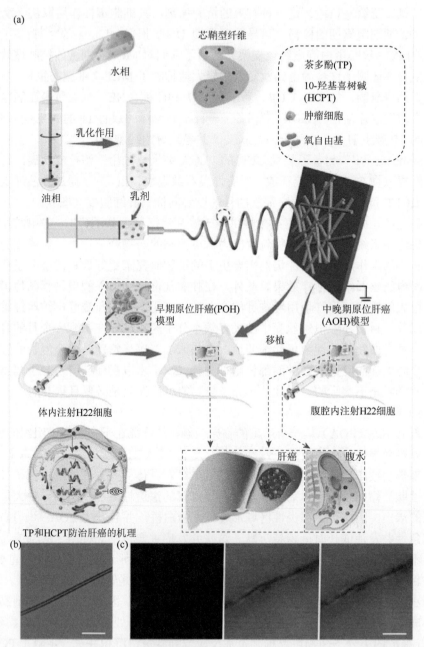

图 6.9 （a）HCPT 和 TP 共载的乳状静电纺丝膜的示意图，POH 和 AOH 模型的构建，以及抗肝癌细胞的协同机理；乳液静电纺丝的性能：（b）TEM 图像，（c）纳米纤维的 CLSM 图像（标尺为 1μm）[192]

并到 PLGA 静电纺丝纳米纤维中。载有 CEF 的静电纺丝支架可明显抑制金黄色葡萄球菌的生长，但该系统中爆发释放现象明显。Zong 等[197]在 PLGA/PEG-PLA 静电纺丝膜中封装 CEF 并评估了其防粘效力。动物实验研究表明该载药复合物完全阻止了大鼠的粘连（黏附率 0%），而 PLGA、PEG-PLA 和对照组分别表现出 50%、22% 和 78% 的黏附率。

IBU 也被广泛用于防粘连。Jamshidi-Adegani 等[198]设计了 PLGA 纳米纤维包裹 IBU 组，与对照组相比粘连带减少更多。Chen 等[199]设计了银纳米颗粒搭载到 PLLA 静电纺丝纳米纤维上，银纳米颗粒和 IBU 都表现出从膜中持续释放以分别发挥抗菌和抗炎作用。

由于过量的炎症反应被认为是 POA 的主要原因，因此抗纤维蛋白沉积剂总是与静电纺丝膜中的抗炎药物共同负载以防止粘连。Li 等[160]开发了含有抗炎药物双氯芬酸钠（DS）和抗纤维蛋白沉积剂 HCPT 的乳液静电纺丝纳米纤维，DS 和 IICPT 协同抑制受伤的盲肠和腹部的炎症反应，并阻止盲肠-腹部小鼠模型中的 POA 形成（图 6.10）。

4）其他应用

除了治疗伤口损伤、各种癌症和 POA 之外，装有小分子药物的静电纺丝膜还可用于治疗许多其他疾病，如眼睛损伤、肺部疾病和艾滋病（AIDS）。

结合静电纺丝贴片的小分子药物可以很容易地转移到眼表面，用于治疗眼部损伤。Cejkova 等[200]制备了载有环孢霉素 A（CsA）的 PLA 膜并评价了它对碱性受损的兔角膜的治疗作用。实验分为未处理组、CsA 滴眼液组、PLA 纳米纤维组和载有 CsA 的 PLA 纳米纤维组。持续释放 CsA 增加了 CsA 与受损角膜之间的接触，并有利于角膜愈合。与其他组相比，CsA 含有 PLA 膜可显著抑制角膜炎症和新生血管形成。Hsu 等[201]设计了载有 DEX 的 PCL 膜，能够持续释放药物一个月。许多眼部疾病需要施用 DEX 滴眼液 4~5 次，但长期使用 DEX 可能会损害其他器官。因此，载有 DEX 纳米纤维的延长释放可能提供治疗眼疾的新策略。

肺炎是一种常见的肺病，常由肺炎链球菌引起。Adibkia 等[202]制备与阿奇霉素（AZI）结合的电喷雾纳米纤维，以抑制肺炎链球菌和金黄色葡萄球菌。从纳米纤维中释放的 AZI 的增多导致抗微生物效果增加。然而，肺炎也是一种胸腔内疾病，难以植入静电纺丝膜。此外，需要更多的动物研究来确定高分子材料的降解是否会在胸腔中引起额外的炎症反应。

艾滋病是由于人类免疫缺陷病毒（HIV）的感染而导致的一种复杂的综合征。HIV 感染的患者免疫力低、易受感染[203]。多种抗逆转录病毒药物的应用是治疗艾滋病的必要条件。Blakney 等[204]设计了静电纺丝膜用于释放替诺福韦（TFV）和左炔诺孕酮（LNG）。这些研究都为体外艾滋病治疗提供了良好的结果。但是，实现足够长的抗反转录病毒药物释放并找到适合静电纺丝膜植入的部位仍然是一项挑战。

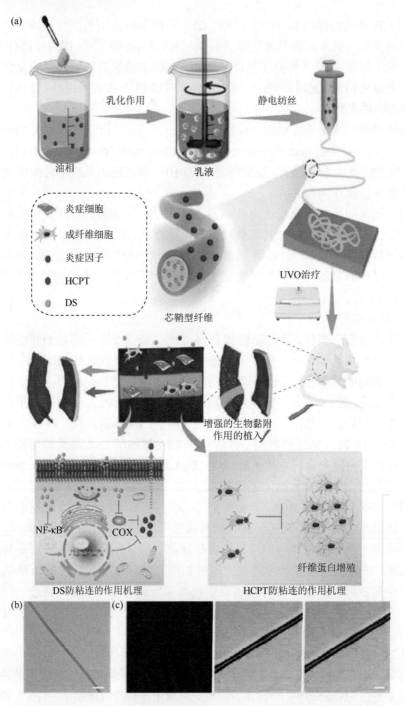

图 6.10 （a）HCPT 和 DS 共载膜的制备及防粘连示意图；乳液静电纺丝膜的性能：（b）TEM 图像，（c）纳米纤维的 CLSM 图像（标尺为 500nm）[160]

　5）小分子药物递送的挑战和未来前景

　　尽管静电纺丝纳米纤维已显示出小分子药物递送的巨大潜力，但仍存在某些挑战，主要包括有限的药物负载能力和爆发释放现象。静电纺丝纤维的载药效率始终是一个大问题。在需要通过大量抗炎小分子药物长期治疗的多种疾病中，过多的炎症反应是常见的。然而，用于小分子药物的静电纺丝纤维的有限负载能力对于长期应用可能是不利的。通过减小纳米纤维的直径或增加其表面积与体积比可以提高药物负载效率。然而，相对高水平的药物包封总是伴随着不均匀的药物分布，导致最初的爆发释放。在某些情况下，小分子药物浓度的突然增加可能会导致毒副作用。此外，药物的爆发释放不适合需要长期治疗的疾病。尽管通常希望小分子药物封装在纳米纤维中，但由于存在表面效应，它们仍然倾向于在纤维表面附近积聚[156]。在核-壳结构纤维的内核中封装小分子药物可以减少爆裂效应。将小分子药物和高分子载体的混合物完全整合到纤维中也可以解决这个问题，但是这很难完全实现。小分子药物在高分子体系中的相容性和溶解性对于药物的持续释放是必不可少的。详细地，亲脂性和亲水性高分子也可以分别与亲脂性和亲水性小分子药物一起应用。此外，能够减小纤维直径和表面张力的表面活性剂也可以爆发释放。

　2. 静电纺丝纤维用于组织再生

　　由于蛋白质在人体中的生物学和生理学作用，如作为许多身体组织的构成并参与各种生化反应，基于蛋白质的疗法吸引了越来越多研究者的兴趣[205]。蛋白质具有治疗许多疾病的潜力，包括癌症、组织工程和自身免疫性疾病。然而，蛋白质是敏感的生物分子，易变性。因此，有必要保护蛋白质并有效地将它们传递到特定部位。

　　许多药物释放体系已被用于蛋白质递送，如植入物、水凝胶、脂质体、纳米颗粒和纳米纤维。纳米纤维被认为对组织工程中的蛋白质递送是有效的，这是因为纳米纤维的纤维结构非常类似于天然细胞外基质[205]。在过去五年中，生物分子和支架的整合已变得越来越流行。支架可以通过充当物理支持来控制药剂的释放曲线，还可以增加生物信号的表达以调节组织工程。因此，用于控制释放蛋白质的静电纺丝纳米纤维可以是受损组织再生的平台。

　1）骨组织工程

　　载有蛋白质的静电纺丝支架已广泛用于骨修复。骨组织通常由无机盐（如HAP）、有机纤维基质（胶原蛋白Ⅰ）和细胞组成。因此，骨修复需要使用无机材料来填充缺陷和胶原膜以抑制附近软组织的快速生长。静电纺丝支架可以模仿骨骼的基本构建块并提供特征结构。与其他高分子基质相比，静电纺丝支架可以增强成骨细胞的分化和矿化，因为它们具有类似 ECM 的结构[206]。通过将成骨生长因子掺入静电纺丝支架中，可以促进细胞成骨分化和骨愈合。

骨形态发生蛋白（BMPs）对骨代谢至关重要。它们可以诱导骨髓基质细胞（BMSCs）的分化，改善骨床再生效应，并激活人间充质干细胞（hMSCs）[207]。因此，BMPs 极大地影响了骨融合和再生。在已知的 BMPs 中，BMP-2 是最有前景的，并且总是装载在用于骨骼工程的静电纺丝膜中。

Niu 等[208]制备了丝心蛋白（SF）静电纺丝支架，并包载了羟基磷灰石和 BMP-2，结果表明，该复合物促进了 BMSCs 的成骨分化。Li 等[209]将 BMP-2 包载到 CS 修饰的 BSA 纳米颗粒（BNP）中，并将含有 BNP、聚 ε-己内酯-聚乙二醇和 DEX 的溶液纺丝。药物释放研究表明，DEX 可以释放 8d，而 BMP-2 的释放可以持续 35d。体内研究表明，BMP-2/DEX/PCE 支架具有最高的骨修复效率，DEX 和 BMP-2 分别有利于骨修复的早期和整个阶段。

可促进血管生成的生长因子对成骨反应也很重要。血管内皮生长因子（VEGF）是一种有效的血管生成生长因子，也已在骨修复中进行了研究。Wang 等[210]设计并合成了负载 VEGF 和 BMP-2 的磷酸钙 PLGA 静电纺丝支架，用于增强骨修复。这种类 ECM 的复合物具有平衡血管生成的特性，以及骨诱导性和骨传导性。体内研究表明，这种复合物可以增强小鼠多能间充质细胞（C3H10T1/2）和人脐静脉内皮细胞（HUVECs）的活力。此外，还实现了 HUVECs 的管形成和 C3H10T1/2 的成骨分化。

仿胰岛素生长因子（IGF-1）是另一种有前途的骨修复蛋白。IGF-1 影响成骨相关细胞的有丝分裂过程和软骨细胞的代谢。此外，IGF-1 可促进基质分子的合成，增加成骨细胞的增殖，并影响骨组织的生长。Yin 等[211]通过同轴纺丝了以 BMP-2 和 IGF-1 为内核的纤维。他们的研究结果表明，这种双蛋白负载的支架可以进一步改善骨修复的早期成骨。转化生长因子 β（TGF-β）、血小板衍生生长因子（PDGF）和 bFGF 也被纳入静电纺丝支架用于骨修复。

2）神经组织工程

由于伤后再生的环境仍存在不足之处，现今的完全的神经修复仍然很困难。专注于开发可诱导神经元向外生长的支架的组织工程已成为神经组织工程的重要方法。一个令人满意的神经修复支架应该为组织进展提供机械、生化、地形和电信号[212]。静电纺丝支架可用于神经修复，因为它们与神经 ECM 的相似性和某些蛋白质的负载能力促进神经修复。此外，已经证明静电纺丝纳米纤维的取向有益于神经干细胞的附着、分化、迁移和延伸[157]。

神经生长因子（NGF）是一种静电纺丝支架中广泛包裹的蛋白质，用于指导神经修复。Xia 等[213]制备了 PLLA 支架并包载了 NGF 和 VEGF，用乳液静电纺丝纤维作为内核用于周围神经再生。体外研究表明，VEGF 的释放迅速，而 NGF 的释放可持续一个多月。动物研究表明，在治疗三个月后，该支架可明显促进新血管形成和神经愈合（图 6.11）。

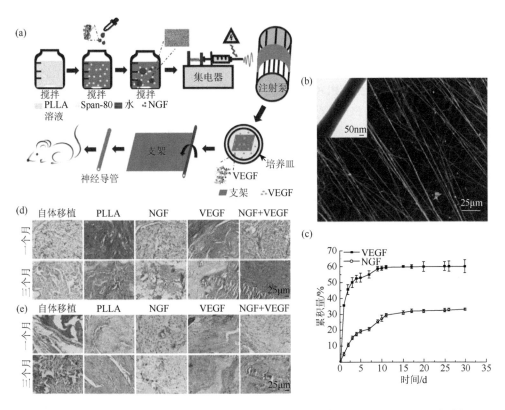

图 6.11　NGF/VEGF/PLLA 乳液静电纺丝支架的准备过程、性能、VEGF 和 NGF 释放行为、神经修复效率

（a）用于神经修复的 NGF/VEGF/PLLA 支架的制备；（b）NGF-FITC 纳米纤维的荧光显微镜和 TEM 图像；（c）NGF/VEGF/PLLA 支架中 NGF 和 VEGF 的释放性能；（d）神经受损的 H&E 染色；（e）神经受损的神经丝蛋白染色[213]

研究中还有其他生长因子也被负载在静电纺丝支架中用于神经再生。Horne 等[214]证明用脑源性神经营养因子（BDNF）包裹的三维静电纺丝 PCL 支架可通过增加细胞增殖和分化来支持神经干细胞。

3）伤口组织工程

如 6.2.4 节所述，平衡的分子环境通过调节细胞生长、分化和代谢对伤口愈合起积极作用。在伤口愈合过程中，中性粒细胞释放大量基质金属蛋白酶（MMP）等能够导致蛋白水解的微环境降解生长因子。某些生长因子的表达降低会降低成纤维细胞的增殖和迁移能力，这对于伤口愈合很重要[215]。因此，局部施用生长因子是促进伤口愈合非常有效的方法。将这些生长因子包封在药物释放体系（DDS）中，可以很好地保护它们免受蛋白酶的影响并进一步促进伤口愈合效果。通过静电纺丝工艺制造的纳米纤维膜，由于其与 3D ECM 的相似性而有希望成为伤口愈合的替代品。许多商业化的蛋白质（如 PDGF、EGF 和 bFGF）已被包封在静电纺丝纤维中用于伤口修复。

Wang 等[216]制备了由 PDGF-BB 结合多糖（EUP3）和明胶组成的静电纺水凝胶海绵（EGS）。由于 EUP3 对该生长因子的选择性亲和力，EGS 可以在体内结合并保留内源性 PDGF。同时，EGS 持续释放外源性 PDGF 以调节细胞功能并促进伤口愈合。Garcia-Orue 等[217]在 PLGA 静电纺丝膜中加入 EGF 和 AV 用于促进伤口愈合。Sun 等[218]首先将 bFGF 接枝到聚多巴胺（PDA）上，然后将它们通过静电纺丝到 PLGA 膜中。纤维支架增加了成纤维细胞的黏附、活力和增殖，并缩短了伤口修复时间。Wang 等[219]开发了 HA 和胶原蛋白堆叠静电纺丝纳米纤维，用于可编程释放 VEGF、PDGF、EGF 和 bFGF。将 EGF 和 bFGF 直接加载到静电纺丝纳米纤维中，同时将 VEGF 和 PDGF 掺入纳米颗粒中，然后嵌入到纳米纤维。EGF 和 bFGF 迅速释放并促进上皮形成和脉管系统恢复。VEGF 和 PDGF 可持续释放并诱导血管成熟。含有四种生长因子的膜成功加速了链脲佐菌素（STZ）诱导的糖尿病大鼠的伤口闭合。

除了上述广泛使用的用于伤口愈合的蛋白质外，富含血小板的血浆（PRP）、胰岛素和血管活性肠肽（VIP）也可被静电纺丝成微/纳米纤维，用于伤口再生。

4）其他应用

除了骨、神经和伤口组织工程外，包载蛋白质的静电纺丝支架也可以在软骨、血管、心脏组织等的再生中广泛应用。例如，Wang 等[220]开发了含有 BSA 的 PLCL-胶原乳液静电纺丝支架并包载重组人转化生长因子-β3（rhTGF-β3）纳米纤维用以治疗软骨缺损。在这项工作中，rhTGF-β3 持续释放，释放后可维持其活性。响应于 rhTGF-β3，hMSC 可以分化成软骨细胞。

总而言之，静电纺丝微/纳米纤维适用于为组织工程提供蛋白质，因为它们具有令人满意的蛋白质负载能力，与 ECM 的结构相似性以及可控的释放动力学。

5）蛋白质递送的挑战和未来前景

毫无疑问，静电纺丝纳米纤维可用于递送蛋白质以应对许多疾病，尤其是组织再生。然而，蛋白质不稳定性是其应用的主要挑战。全面了解蛋白质变性并开发新策略以维持蛋白质的活性至关重要。

蛋白质是敏感分子，在恶劣环境中容易变性。重要的是要直接并成功地将足量的蛋白质递送到目标位点以进行有效的组织工程[205]。然而，在静电纺丝过程中存在的有机溶剂对蛋白质是有害的。最近的研究主要集中在同轴静电纺丝、乳液静电纺丝或后纺丝药物负载策略，以尽量减少有机溶剂和蛋白质的接触。但仍然需要新的方法来应对这一挑战并提高蛋白质输送效率。例如，应该充分研究具有 pH 响应或热响应特性的智能纳米颗粒。应用这些纳米颗粒加载某些蛋白质，然后将它们固定在静电纺丝纤维中，这可能是在特定微环境中输送大量蛋白质的好方法。此外，控制蛋白质结晶以提高稳定性和对有机溶剂的抵抗性可能是在静电纺丝过程中维持蛋白质活性的另一种方法[221]。

3. 核酸递送及其应用

由于上述静电纺丝支架的多种优点，静电纺丝纤维与核酸递送的整合有望增强许多生物医学应用的基因治疗。通过基因传递，可以改变遗传信息，从而实现某些因子的分泌，这些因子有助于组织再生、诱导癌细胞凋亡或导致靶细胞分化为其他类型等。在基因传递过程中，最关键的任务包括保护核酸免受细胞外和细胞内酶的影响，以及基因在细胞膜和细胞内成分中的成功传递。为了克服这些挑战，在静电纺丝到支架之前，靶基因总是被包封在非病毒或病毒载体中[167]。由于生产简单性和保持完整性质的能力，已经将大部分非病毒载体（如裸 DNA 质粒）掺入静电纺丝纤维中。然而，为了进一步提高核酸递送效率，最近已将病毒载体与静电纺丝纤维整合[167]。

通过将高分子溶液与 DNA 缓冲溶液混合，然后静电纺丝，可以将基因载体包封在静电纺丝纳米纤维中，并且可以实现基因递送。Luu 等[222]首次构造了 PLGA/PEG-PLA/DNA 静电纺丝支架，其中蛋白质 β-半乳糖苷酶被成功编码。在该研究中，DNA 在 2h 内快速释放并导致高水平的基因表达。DNA 的释放曲线维持超过 20d，表明静电纺丝支架有效传递基因的潜力。通过调节基因负载类型、高分子的物理或化学性质、纳米纤维直径和孔径，以及高分子材料与基因载体的分子相互作用，核酸释放的时间可在数小时至超过一个月的范围内[223]。来自静电纺丝支架的核酸的可控释放提高了转移效率和基因表达，这使得其可用于医学领域。

由于与 ECM 的结构相似性和释放基因载体的能力，掺入核酸的静电纺丝微/纳米纤维主要用于组织工程。与从静电纺丝膜直接递送蛋白质相比，基因递送可以实现从组织细胞中持续分泌新鲜生长因子。此外，新分泌的蛋白质是稳定的，可以提高组织再生的效率。此外，这种方法可以诱导邻近植入的静电纺丝支架的局部基因的表达[224]。

1）骨组织工程

调节许多内源基因表达的转录因子编码的质粒 DNA 的递送有益于骨组织工程。Nelson 等[225]将固定化的 runt 相关转录因子 2（RUNX2）负载在 PCL 静电纺丝垫表面。在该静电纺丝垫上培养的 hMSC 显示出增强的代谢活性和增加的蛋白质合成。当与 BMSCs 一起培养时，诱导了 RUNX2 的基因表达，并实现了 BMSCs 的成骨分化。诱导炎症抑制、成骨和血管生成对骨修复至关重要[226]。因此，对于骨组织工程来说，从静电纺丝支架递送编码质粒 DNA 的不同转录因子并诱导各种因子（如 VEGF、PDGF、TGF 和 FGF）的协同作用将是有希望的。

2）伤口组织工程

用于核酸递送的静电纺丝膜也适用于伤口愈合。Kim 等[227]开发了 MMPs 响应性静电纺丝基质，以释放 EGF 编码的质粒 DNA，用于糖尿病小鼠的伤口愈合。糖尿病溃疡中 MMPs 的过表达诱导了质粒 DNA-EGF 的表达，LEPI 在该项研究中提高了 DNA 的转录效率。在另一项研究中，EGF 基因成功转染到真皮细胞。由于新胶原和细胞角蛋白的积累增加以及角质形成细胞特异性标志物的表达增强，伤口愈合加速。他们进一步将 MMP-2 siRNA 掺入 LEPI 固定的静电纺丝垫中，以控制糖尿病溃疡中高水平的 MMPs[228]。当用 siRNA 装饰的纤维膜处理时，糖尿病溃疡中 MMPs 的水平显著降低，这促进了伤口修复。

此外，研究了与用角质形成细胞生长因子（KGF）和 bFGF 编码的质粒 DNA 结合的静电纺丝微/纳米纤维用于伤口修复。有研究报道了负载 KGF 编码的 DNA 的 PLA/PCL 静电纺丝纳米纤维。在这种载有 DNA 的复合物的处理下，质粒来源的 KGF 的表达在伤口区域显著增加，并且伤口再上皮化、肉芽反应和角化细胞增殖也增强。Yang 等[229]通过乳液静电纺丝制备了 PELA/PEG 纳米纤维用于包裹 bFGF 编码的质粒。bFGF-DNA 的持续释放可超过 4 周，其通过自分泌 bFGF 实现有效的细胞转染并增加小鼠胚胎成纤维细胞的增殖。

3）血管组织工程

用于核酸递送的静电纺丝支架不仅可以提供物理支撑，还可以增加血管组织工程血管生成因子的分泌[156]。载有 pEGFP-ZNF580 质粒的聚 ε-己内酯-b-聚（异丁基-吗啉-2, 5-二酮）（PCL-PIBMD）和 SF 共混纳米纤维可以增加血管内皮细胞的黏附、运动和增殖[230]。VEGF 纳米颗粒对 PCL/PEI 纳米纤维的非特异性吸收诱导了大量的 VEGF 表达，并促进了支架附近的局部血管形成[231]。与载有 VEGF 或 bFGF 质粒的膜相比，双质粒包裹的膜更好地促进了血管的成熟[232]。

血管内皮平滑肌细胞和内皮细胞分别是血管外层和内层的基本组成部分。因此，为了提高核酸负载静电纺丝纳米纤维的血管组织工程效率，最好制备双层静电纺丝支架，以模拟血管的天然结构，并依次递送不同的基因质粒，以刺激血管扩散。

4）核酸递送的挑战和未来前景

如今，基因治疗已经在许多疾病中引起研究者越来越多的兴趣，包括组织工程、癌症治疗、先天性疾病等。在许多研究中已经实现了核酸向特定细胞的有效递送，然而仍然存在挑战，并且仍然需要进一步的创新。仍应考虑进一步提高静电纺丝膜的基因递送效率，因为低递送效率将直接降低治疗效果。尽管已经应用了一些纳米颗粒来保护核酸免受各种酶的影响，但是仍然应该开发先进类型的基因载体。例如，在每层中具有不同功能的多层基因载体，如外部响应层和内部保护层，可以很好地保护基因并实现持续和可控的释放。

协同或分开递送多种基因载体可能是治疗许多其他疾病的另一种有效方法。由于可变结构，如芯鞘和逐层结构，静电纺丝工艺可以使其成为可能。设计在不同部分装载有特定基因的特定结构化静电纺丝支架，可以在疾病的不同治疗阶段实现特定治疗效果。

制造具有结构柔韧性的静电纺丝纳米纤维以模仿器官或组织的自然形状是另一个挑战。在一项研究中，研究人员在乳液静电纺丝过程中调整了不同高分子材料之间的电排斥力，并制备了芯鞘纳米纤维，然后选择性地去除外层中的特定部分[233]。黏土状可模塑静电纺丝纳米纤维可以获得不同形状的静电纺丝支架。因此，黏土状静电纺丝纳米纤维不仅可用于基因递传，还可用于小分子药物和蛋白质递传，以在不同情况下获得更令人满意的治疗效果。

4. 小结

上面讨论了静电纺丝纳米纤维中小分子药物、蛋白质和核酸的加载机理，并对这些药物库的应用进行了分类。由于静电纺丝支架的优点（即高 SVR、可控机械性能、不同结构和材料的广泛选择），静电纺丝微/纳米纤维被认为是可行的 DDS，可在许多生物中提供小分子药物、蛋白质和核酸。目前，大多数微/纳米纤维的研究都是在体外进行的，仍需要更多的动物研究来更好地探究静电纺丝纤维的药物释放等性能。此外，进一步创新改进静电纺丝纤维结构可能会给医疗保健带来希望。总体而言，随着静电纺丝技术的发展，静电纺丝纳米纤维将更适用于为更多医疗应用提供小分子药物、蛋白质和核酸。

6.2.5 多组分纳米药物传输体系

由于体内的复杂性，单组分纳米药物传输体系有时难以满足药物可控释放的需求，因而，将多种纳米载体相结合的多组分药物传输体系已被广泛研究。与单组分传输体系相比，多组分纳米药物传输体系能够发挥多种载体各自的优点以应对体内复杂的微环境，更加接近药物可控释放的要求，能够更好地发挥药效。

Chen 等[234]设计出一种由核-壳两部分组成的纳米载体，壳为具有 pH 敏感的含有 PEG 的聚氨基酸嵌段共聚物 mPEG-b- PLL/DMMA（Shell-DMMA），内核为表面带有氨基内部二硫键交联的聚氨基酸纳米凝胶。这个壳层是 Shell-DMMA 通过静电作用堆积而成。多重自适应性的纳米颗粒可以克服纳米药物传输中各个阶段的壁垒，最终起到提高药物对整个肿瘤传输效果的目的。

纳米纤维由于具有大的表面积和纳米尺寸，以及可调节的纤维直径，孔隙率和排列等性能被广泛用于药物的可控释放，因而，纳米纤维也能够有效地负载载药纳米颗粒以完成多组分的纳米药物传输体系的设计，并达到可控释放药物的目的。Yuan 等[235]制备了与介孔二氧化硅颗粒（MSN）混合的 PLLA 静电纺丝纤维支架。将 DOX 和 pH 敏感剂（碳酸氢钠）包裹在 MSN 中以抑制肿瘤细胞。当植入到酸性肿瘤环境时，碳酸氢钠可与酸反应生成二氧化碳，在微纤维内部产生通道，加速 DOX 的释放。体内研究表明，该复合支架通过降低 B 细胞淋巴瘤-2（Bcl-2）和肿瘤坏死因子-α（TNF-α）的表达，增加 *Bax* 和 *Caspase 3* 的表达来诱导肿瘤细胞凋亡和坏死。Qiu 等制备了载有 DOX 的 MSN，并通过静电纺丝将它们整合到 PLLA 纳米纤维中，以获得一种新型的纤维支架 PLLA/DOX@ MSNs[236]。体外研究表明，在孵育 20d 的时间内，DOX 遵循两阶段释放行为，即爆发和持续的释放。细胞毒性研究表明，PLLA/DOX@MSNs 比无 MSNs 的支架具有更高的抗癌功效。Wang 等制备了负载有 DOX 和 HCPT 纳米颗粒的 PLGA 纳米纤维[237]。结果表明，含双重药物的纳米纤维可以更好地抑制 HeLa 细胞的增殖。

多组分纳米药物传输体系并不局限于单纯地将多种纳米载体相结合用于载药，也可以将不同的载药体系互相结合以达到协同治疗的目的。例如，He 等[238]将载有亮丙瑞林的聚酯微球和含有抗肿瘤药物米托蒽醌的聚氨基酸胶束分别通过皮下和尾静脉注射的方法构建多组分纳米药物的传输体系，最终达到激素与化学药物协同治疗肿瘤的目的。

6.3 高分子纳米药物传输体系的临床应用前景分析

游离药物的药效往往受制于人体的局部环境、循环系统和免疫系统，纳米载体的应用可以相对有效地对药物的释放速度进行控制，将药物定向输送至靶器官，使药物在靶器官处释放并增强治疗效果，并同时降低药物的副作用。不同种类的高分子纳米药物传输体系，包括纳米胶束、纳米凝胶、纳米囊泡、纳米纤维等已经被广泛用于靶向递送治疗药剂。高分子纳米药物载体显示出优异的生物相容性、低毒性、长时间的全身循环能力，并且可以包载各类药物靶向运输至靶向位点等优点。

为了增强药物最终发挥的药效，需要根据不同药物的所需剂量、作用位点、作用机理等方面的差异性，对应使用不同种类的高分子载体。通过对载药高分子材料的设计，如调整载体高分子材料的种类、分子量、材料靶向部分的靶向能力及智能地调整它们的结构，达到最终增强药物的功效。为了实现期望的治疗目标，具有多功能性和响应多种生理学相关刺激能力的药物递送系统已经受到越来越多的关注。例如，二硫键交联的 pH 敏感性 PEG 聚氨基酸纳米载体具有细胞外环境中的高稳定性，改善的内体逃逸和增强的细胞内递送的优点。除了对物理和化学刺激做出响应外，将生物功能性基团结合到药物递送系统中在促进细胞和物质相互作用中起着至关重要的作用。

由于高分子纳米药物传输体系优异的特性，如生物相容性、包载药物量大、水稳定性、生物降解性、刺激响应性及功能化能力等，因而在药物递送领域具有很大的实用性。然而，在未来临床应用的道路上尚有许多关键问题需要研究：①在高分子纳米药物传输体系中，已经开发了许多不同的刺激，如 pH、氧化还原、热、光等，但如何整合不同的刺激和利用其协同效应以达到药物的可控释放仍然是一个很大的挑战；②复杂的合成过程致使产率下降，最终提高了成本，这对于它们的实际应用也是一个严重的问题；③设计用于药物递送或其他生物医学应用的高分子纳米药物体系的安全性是另一个极其重要的考虑因素。载体应该是安全无毒的，它们的降解产物也应该是无毒的。因此，迫切需要大量关于纳米凝胶相关纳米药物的药效学、体内代谢和药代动力学等方面的研究，以使这些有希望的体系从实验室转移到床边。更重要的是，与体内安全性和功效相关的相关临床数据是其临床应用的第一步。由于临床应用严格的监管限制，需要更加谨慎的设计纳米载体以满足安全性和有效性的治疗目标。

现今，科学家可以使用各种各样的模型和工具来评估纳米药物的性能，且由于表征工具的改进，可以更加精准地检测出高分子载体系统的动力学和热力学稳定性、在血液循环中的稳定性以及将药物递送至目标部位的能力，因而具有成功地将实验室的研究成果转变为临床应用的可能性。设计不同尺寸、形状和功能化的高分子纳米药物传输体系为通过可能的排列实现临床转化提供了相当大的潜力。此外，除了保证在体内循环期间的药物包载的稳定性和靶向部位的释放两者间的平衡外，还必须考虑药物的药效学效应以确保药物的含量达到能够治疗的水平。重点是临床前研究，如急性、亚急性和慢性毒性研究，以确保体系的安全性。总之，本节通过介绍各种高分子纳米药物传输体系，为研究者未来的研究方向提供了参考。

参 考 文 献

[1] Mailander V, Landfester K. Interaction of nanoparticles with cells. Biomacromolecules, 2009, 10: 2379-2400.

[2] Zana R. Critical micellization concentration of surfactants in aqueous solution and free energy of micellization. Langmuir, 1996, 12: 1208-1211.

[3] Zhao C L, Winnik M A, Riess G, et al. Fluorescence probe techniques used to study micelle formation in water-soluble block copolymers. Langmuir, 1990, 6: 514-516.

[4]   Goddard E D, Turro N J, Kuo P L, et al. Fluorescence probes for critical micelle concentration determination. Langmuir, 1985, 1: 352-355.

[5]   Qiu L Y, Bae Y H. Self-assembled polyethylenimine-graft-poly(epsilon-caprolactone) micelles as potential dual carriers of genes and anticancer drugs. Biomaterials, 2007, 28: 4132-4142.

[6]   Hamaguchi T, Matsumura Y, Suzuki M, et al. NK105, a paclitaxel-incorporating micellar nanoparticle formulation, can extend *in vivo* antitumour activity and reduce the neurotoxicity of paclitaxel. British Journal of Cancer, 2005, 92 (7): 1240-1246.

[7]   Zhuang B, Du L, Xu H X, et al. Self-assembled micelle loading cabazitaxel for therapy of lung cancer. International Journal of Pharmaceutics, 2016, 499: 146-155.

[8]   Deshmukh A S, Chauhan P N, Noolvi M N, et al. Polymeric micelles: basic research to clinical practice. International Journal of Pharmaceutics, 2017, 532: 249-268.

[9]   Morton S W, Zhao X, Quadir M A, et al. Fret-enabled biological characterization of polymeric micelles. Biomaterials, 2014, 35: 3489-3496.

[10]   Yokoyama M, Sugiyama T, Okano T, et al. Analysis of micelle formation of an adriamycin- conjugated poly(ethylene glycol)-poly(aspartic acid) block copolymer by gel permeation chromatography. Pharmaceutical Research, 1993, 10: 895.

[11]   Bizzarri A R, Cannistraro S. Atomic force spectroscopy in biological complex formation: strategies and perspectives. The Journal of Physical Chemistry B, 2009, 113: 16449-16464.

[12]   Kataoka K, Harada A, Nagasaki Y. Block copolymer micelles for drug delivery: design, characterization and biological significance. Advanced Drug Delivery Reviews, 2012, 64: 37-48.

[13]   Tuzar Z, Kratochvil P. Block and graft copolymer micelles in solution. Advances in Colloid and Interface Science, 1976, 6: 201-232.

[14]   Kang N, Perron M E, Prud'homme R E, et al. Stereocomplex block copolymer micelles: core-shell nanostructures with enhanced stability. Nano Letter, 2005, 5: 315-319.

[15]   Ganguly K, Chaturvedi K, More U A, et al. Polysaccharide-based micro/nanohydrogels for delivering macromolecular therapeutics. Journal of Controlled Release, 2014, 193: 162-173.

[16]   Kwon G, Suwa S, Yokoyama M, et al. Enhanced tumor accumulation and prolonged circulation times of micelle-forming poly(ethylene oxide-aspartate) block copolymer-adriamycin conjugates. Journal of Controlled Release, 1994, 29: 17-23.

[17]   Lodge T P, Rasdal A, Li Z, et al. Simultaneous, segregated storage of two agents in a multicompartment micelle. Journal of the American Chemical Society, 2005, 127: 17608-17609.

[18]   Talingting M R, Petr Munk A, Webber S E, et al. Onion-type micelles from polystyrene-block-poly(2-vinylpyridine) and poly(2-vinylpyridine)-block-poly(ethylene oxide). Macromolecules, 1999, 32: 1593-1601.

[19]   Zhang L F, Eisenberg A. Multiple morphologies and characteristics of "crew-cut" micelle-like aggregates of polystyrene-*b*-poly(acrylic acid) diblock copolymers in aqueous solutions. Journal of the American Chemical Society, 1996, 118: 3168-3181.

[20]   Mundargi R C, Babu V R, Rangaswamy V, et al. Nano/micro technologies for delivering macromolecular therapeutics using poly(D, L-lactide-*co*-glycolide) and its derivatives. Journal of Controlled Release, 2008, 125: 193-209.

[21]   Licciardi M, Giammona G, Du J, et al. New folate-functionalized biocompatible block copolymer micelles as potential anti-cancer drug delivery systems. Polymer, 2006, 47: 2946-2955.

[22]   Le G D, Gori S, Luo L, et al. Poly(*N*-vinylpyrrolidone)-block-poly(D, L-lactide) as a new polymeric solubilizer for

hydrophobic anticancer drugs: *in vitro* and *in vivo* evaluation. Journal of Controlled Release，2004，99：83-101.

[23] Soppimath K S，Kulkarni A R，Rudzinski W E，et al. Microspheres as floating drug-delivery systems to increase gastric retention of drugs. Drug Metabolism Reviews，2001，33：149-160.

[24] Bang J Y，Song C E，Kim C，et al. Cytotoxicity of amphotericin B-incorporated polymeric micelles composed of poly(DL-lactide-*co*-glycolide)/dextran graft copolymer. Archives of Pharmacal Research，2008，31：1463-1469.

[25] Nasef M M，Hegazy E S A. Preparation and applications of ion exchange membranes by radiation-induced graft copolymerization of polar monomers onto non-polar films. Progress in Polymer Science，2004，29：499-561.

[26] Murugesan S，Linhardt R J. Ionic liquids in carbohydrate chemistry: current trends and future directions. Current Organic Synthesis，2005，2：437-451.

[27] Zhang P，Cao M Y. Preparation of a novel organo-soluble chitosan grafted polycaprolactone copolymer for drug delivery. International Journal of Biological Macromolecules，2014，65：21-27.

[28] Singh V，Kumar P，Sanghi R. Use of microwave irradiation in the grafting modification of the polysaccharides: a review. Progress in Polymer Science，2012，37：340-364.

[29] Shi H Y，Zhang L M. New grafted polysaccharides based on *O*-carboxymethyl-*O*-hydroxypropyl guar gum and *N*-isopropylacrylamide: synthesis and phase transition behavior in aqueous media. Carbohydrate Polymers，2007，67：337-342.

[30] Percec V，Barboiu B，Bera T K，et al. Designing functional aromatic multisulfonyl chloride initiators for complex organic synthesis by living radical polymerization. Journal of Polymer Science　Part A：Polymer Chemistry，2000，38：4776-4791.

[31] Salzano G，Navarro G，Trivedi M S，et al. Multifunctional polymeric micelles co-loaded with *anti-survivin* siRNA and paclitaxel overcome drug resistance in an animal model of ovarian cancer. Molecular Cancer Therapeutics，2015，14：1075-1084.

[32] Hong G B，Zhou J X，Yuan R X. Folate-targeted polymeric micelles loaded with ultrasmall superparamagnetic iron oxide: combined small size and high MRI sensitivity. International Journal of Nanomedicine，2012，7：2863-2872.

[33] Yang C，Attia A B E，Tan J P K，et al. The role of non-covalent interactions in anticancer drug loading and kinetic stability of polymeric micelles. Biomaterials，2012，33：2971-2979.

[34] Munk P，Procházka K，Tuzar Z，et al. Exploiting polymer micelle technology. Chemtech，1998，28：20-27.

[35] Gref R，Minamitake Y，Peracchia M T，et al. Biodegradable long-circulating polymeric nanospheres. Science，1994，263：1600-1603.

[36] Yu J X，Li Z，Wang W，et al. Anticancer 20(*R*)-dammarane-3β,12β,20,25-tetrol-loaded polymeric micelles: preparation, quantification and pharmacokinetics. Journal of Chromatography B，2016，1022：13-20.

[37] Vandenberg E J，Tian D. A new，crystalline high melting bis(hydroxymethyl)polycarbonate and its acetone ketal for biomaterial applications. Macromolecules，1999，32：3613-3619.

[38] Ko J，Park K，Kim Y S，et al. Tumoral acidic extracellular pH targeting of pH-responsive mPEG-poly(β-amino ester) block copolymer micelles for cancer therapy. Journal of Controlled Release，2007，123：109-115.

[39] Huang X J，Xiao Y，Lang M D. Self-assembly of pH-sensitive mixed micelles based on linear and star copolymers for drug delivery. Journal of Colloid and Interface Science，2011，364：92-99.

[40] Ma Y K，Fan X H，Li L B. pH-sensitive polymeric micelles formed by doxorubicin conjugated prodrugs for co-delivery of doxorubicin and paclitaxel. Carbohydrate Polymers，2016，137：19-29.

[41] Chen Y Z，Zhang W，Huang Y K，et al. Pluronic-based functional polymeric mixed micelles for co-delivery of doxorubicin and paclitaxel to multidrug resistant tumor. International Journal of Pharmaceutics，2015，488：44-58.

[42] Chen Y Z, Zhang W, Huang Y K, et al. Dual-functional c(RGDyK)-decorated Pluronic micelles designed for antiangiogenesis and the treatment of drug-resistant tumor. International Journal of Nanomedicine, 2015, 10: 4863-4881.

[43] Chen W H, Luo G F, Qiu W X, et al. Tumor-triggered drug release with tumor-targeted accumulation and elevated drug retention to overcome multidrug resistance. Chemistry of Materials, 2016, 28: 6742-6752.

[44] Hu F Q, Liu L N, Du Y Z, et al. Synthesis and antitumor activity of doxorubicin conjugated stearic acid-g-chitosan oligosaccharide polymeric micelles. Biomaterials, 2009, 30: 6955-6963.

[45] Fang X B, Zhang J M, Xie X, et al. pH-sensitive micelles based on acid-labile Pluronic F68-curcumin conjugates for improved tumor intracellular drug delivery. International Journal of Pharmaceutics, 2016, 502: 28-37.

[46] Lee E S, Na K, You H B. Doxorubicin loaded pH-sensitive polymeric micelles for reversal of resistant MCF-7 tumor. Journal of Controlled Release, 2005, 103: 405-418.

[47] Luo Y L, Yang X L, Xu F, et al. pH-triggered PMAA-b-HTPB-b-PMAA copolymer micelles: physicochemical characterization and camptothecin release. Colloid and Polymer Science, 2014, 292: 1061-1072.

[48] Wei H, Zhang X Z, Cheng H, et al. Self-assembled thermo- and pH responsive micelles of poly(10-undecenoic acid-b-N-isopropylacrylamide) for drug delivery. Journal of Controlled Release, 2006, 116: 266-274.

[49] Lili Y, Ruihua M, Li L, et al. Intracellular doxorubicin delivery of a core cross-linked, redox-responsive polymeric micelles. International Journal of Pharmaceutics, 2016, 498: 195-204.

[50] Massoumi B, Fathi M, Entezami A A, et al. Synthesis of novel thermoresponsive micelles by graft copolymerization of N-isopropylacrylamide on poly(ε-caprolactone-co-α-bromo-ε-caprolactone) as macroinitiator via ATRP. Journal of Polymer Research, 2013, 20: 1-8.

[51] Miguela V S, Haddletonbaa D M. Biodegradable and thermoresponsive micelles of triblock copolymers based on 2-(N, N-dimethylamino)ethyl methacrylate and ε-caprolactone for controlled drug delivery. European Polymer Journal, 2008, 44: 3853-3863.

[52] Abouzeid A H, Patel N R, Rachman I M, et al. Anti-cancer activity of anti-Glut1 antibody-targeted polymeric micelles co-loaded with curcumin and doxorubicin. Journal of Drug Targeting, 2013, 21: 994-1000.

[53] Tu J, Wang T X, Shi W, et al. Multifunctional ZnPc-loaded mesoporous silica nanoparticles for enhancement of photodynamic therapy efficacy by endolysosomal escape. Biomaterials, 2012, 33: 7903-7914.

[54] Rapoport N. Physical stimuli-responsive polymeric micelles for anti-cancer drug delivery. Progress in Polymer Science, 2007, 32: 962-990.

[55] Eetezadi S, Ekdawi S N, Allen C. The challenges facing block copolymer micelles for cancer therapy: in vivo barriers and clinical translation. Advanced Drug Delivery Reviews, 2015, 91: 7-22.

[56] Yang X, Li Z J, Wang N, et al. Curcumin-encapsulated polymeric micelles suppress the development of colon cancer in vitro and in vivo. Scientific Reports, 2015, 5: 10322.

[57] Yokoyama M. Polymeric micelles as a new drug carrier system and their required considerations for clinical trials. Expert Opinion on Drug Delivery, 2010, 7: 145.

[58] Yoo H S, Park T G. Biodegradable polymeric micelles composed of doxorubicin conjugated PLGA-PEG block copolymer. Journal of Controlled Release, 2001, 70: 63-70.

[59] Yoo H S, Park T G. Folate receptor targeted biodegradable polymeric doxorubicin micelles. Journal of Controlled Release, 2004, 96: 273-283.

[60] Yoo H S, Lee E A, Park T G. Doxorubicin-conjugated biodegradable polymeric micelles having acid-cleavable linkages. Journal of Controlled Release, 2002, 82: 17-27.

[61] Mikhail A S, Allen C. Poly(ethylene glycol)-b-poly(ε-caprolactone) micelles containing chemically conjugated and physically entrapped docetaxel: synthesis, characterization, and the influence of the drug on micelle morphology. Biomacromolecules, 2010, 11: 1273-1280.

[62] Wang J, Yang G, Guo X, et al. Redox-responsive polyanhydride micelles for cancer therapy. Biomaterials, 2014, 35: 3080-3090.

[63] Wang Y, Ma S R, Xie Z S, et al. A synergistic combination therapy with paclitaxel and doxorubicin loaded micellar nanoparticles. Colloids and Surfaces B: Biointerfaces, 2014, 116: 41-48.

[64] Ding J X, Li D, Zhuang X L, et al. Self-assemblies of pH-activatable PEGylated multiarm poly(lactic acid-co-glycolic acid)-doxorubicin prodrugs with improved long-term antitumor efficacies. Macromolecular Bioscience, 2013, 13: 1300-1307.

[65] Ryu J H, Roy R, Ventura J, et al. Redox-sensitive disassembly of amphiphilic copolymer based micelles. Langmuir, 2010, 26: 7086-7092.

[66] Kazunori K, Kwon G S, Masayuki Y, et al. Block copolymer micelles as vehicles for drug delivery. Journal of Controlled Release, 1993, 24: 119-132.

[67] Aliabadi H M, Lavasanifar A. Polymeric micelles for drug delivery. Expert Opinion on Drug Deliveryiv, 2006, 3: 139-162.

[68] Chung E J, Mlinar L B, Sugimoto M J, et al. In vivo biodistribution and clearance of peptide amphiphile micelles. Nanomedicine-Nanotechnology Biology and Medicine, 2015, 11: 479-487.

[69] Li Z B, Kesselman E, Talmon Y, et al. Multicompartment micelles from ABC miktoarm stars in water. Science, 2004, 306: 98-101.

[70] Li Y P, Xiao K, Luo J T, et al. Well-defined, reversible disulfide cross-linked micelles for on-demand paclitaxel delivery. Biomaterials, 2011, 32: 6633-6645.

[71] Zhu Y Q, Wang F Y K, Zhang C, et al. Preparation and mechanism insight of nuclear envelope-like polymer vesicles for facile loading of biomacromolecules and enhanced biocatalytic activity. ACS Nano, 2014, 8: 6644-6654.

[72] LoPresti C, Massignani M, Fernyhough C, et al. Controlling polymersome surface topology at the nanoscale by membrane confined polymer/polymer phase separation. ACS Nano, 2011, 5: 1775-1784.

[73] Zhu Y Q, Liu L, Du J Z. Probing into homopolymer self-assembly: how does hydrogen bonding influence morphology? Macromolecules, 2013, 46: 194-203.

[74] Fan L, Lu H, Zou K D, et al. Homopolymer vesicles with a gradient bilayer membrane as drug carriers. Chemical Communications, 2013, 49: 11521-11523.

[75] Schatz C, Lecommandoux S. Polysaccharide-containing block copolymers: synthesis, properties and applications of an emerging family of glycoconjugates. Macromolecular Rapid Communications, 2010, 31: 1664-1684.

[76] Brinkhuis R P, Rutjes F P J T, van Hest J C M. Polymeric vesicles in biomedical applications. Polymer Chemistry, 2011, 2: 1449-1462.

[77] Du J, O'Reilly R K. Advances and challenges in smart and functional polymer vesicles. Soft Matter, 2009, 5: 3544-3561.

[78] Tanner P, Baumann P, Enea R, et al. Polymeric vesicles: from drug carriers to nanoreactors and artificial organelles. Accounts of Chemical Research, 2011, 44: 1039-1049.

[79] Egli S, Schlaad H, Bruns N, et al. Functionalization of block copolymer vesicle surfaces. Polymers, 2011, 3: 252.

[80] Fu G D, Li G L, Neoh K G, et al. Hollow polymeric nanostructures-synthesis, morphology and function. Progress in Polymer Science, 2011, 36: 127-167.

[81] Lee J C M, Bermudez H, Discher B M, et al. Preparation, stability, and *in vitro* performance of vesicles made with diblock copolymers. Biotechnology and Bioengineering, 2001, 73: 135-145.

[82] Nikova A T, Gordon V D, Cristobal G, et al. Swollen vesicles and multiple emulsions from block copolymers. Macromolecules, 2004, 37: 2215-2218.

[83] Du J Z, Fan L, Liu Q M. pH-sensitive block copolymer vesicles with variable trigger points for drug delivery. Macromolecules, 2012, 45: 8275-8283.

[84] Takahashi R, Sato T, Terao K, et al. Reversible vesicle-spherical micelle transition in a polyion complex micellar system induced by changing the mixing ratio of copolymer components. Macromolecules, 2016, 49: 3091-3099.

[85] Charleux B, Delaittre G, Rieger J, et al. Polymerization-induced self-assembly: from soluble macromolecules to block copolymer nano-objects in one step. Macromolecules, 2012, 45: 6753-6765.

[86] Warren N J, Armes S P. Polymerization-induced self-assembly of block copolymer nano-objects via raft aqueous dispersion polymerization. Journal of the American Chemical Society, 2014, 136: 10174-10185.

[87] Marguet M, Sandre O, Lecommandoux S. Polymersomes in "gelly" polymersomes: toward structural cell mimicry. Langmuir, 2012, 28: 2035-2043.

[88] Marguet M, Edembe L, Lecommandoux S. Polymersomes in polymersomes: multiple loading and permeability control. Angewandte Chemie International Edition, 2012, 51: 1173-1176.

[89] Shum H C, Kim J W, Weitz D A. Microfluidic fabrication of monodisperse biocompatible and biodegradable polymersomes with controlled permeability. Journal of the American Chemical Society, 2008, 130: 9543-9549.

[90] Matosevic S, Paegel B M. Stepwise synthesis of giant unilamellar vesicles on a microfluidic assembly line. Journal of the American Chemical Society, 2011, 133: 2798-2800.

[91] Hauschild S, Lipprandt U, Rumplecker A, et al. Direct preparation and loading of lipid and polymer vesicles using inkjets. Small, 2005, 1: 1177-1180.

[92] Shi Z Q, Zhou Y F, Yan D Y. Facile fabrication of pH-responsive and size-controllable polymer vesicles from a commercially available hyperbranched polyester. Macromolecular Rapid Communications, 2008, 29: 412-418.

[93] Cha J N, Birkedal H, Euliss L E, et al. Spontaneous formation of nanoparticle vesicles from homopolymer polyelectrolytes. Journal of the American Chemical Society, 2003, 125: 8285-8289.

[94] Arumugam S, Vutukuri D R, Thayumanavan S, et al. Amphiphilic homopolymer as a reaction medium in water: product selectivity within polymeric nanopockets. Journal of the American Chemical Society, 2005, 127: 13200-13206.

[95] Savariar E N, Aathimanikandan S V, Thayumanavan S. Supramolecular assemblies from amphiphilic homopolymers: testing the scope. Journal of the American Chemical Society, 2006, 128: 16224-16230.

[96] Du J Z, Willcock H, Patterson J P, et al. Self-assembly of hydrophilic homopolymers: a matter of raft end groups. Small, 2011, 7: 2070-2080.

[97] Zhu Y Q, Fan L, Yang B, et al. Multifunctional homopolymer vesicles for facile immobilization of gold nanoparticles and effective water remediation. ACS Nano, 2014, 8: 5022-5031.

[98] Billot J P, Douy A, Gallot B. Preparation, fractionation, and structure of block copolymers polystyrene-poly (carbobenzoxy-L-lysine) and polybutadiene-poly(carbobenzoxy-L-lysine). Makromolekulare Chemie, 1977, 178: 1641-1650.

[99] Pratten M K L J, Hpel G, Ringsdorf H. Micelle-forming block copolymers: pinocytosis by macrophages and

interaction with model membranes. Makromolekulare Chemie, 1985, 186: 725-733.

[100] Harada A, Kataoka K. Chain length recognition: core-shell supramolecular assembly from oppositely charged block copolymers. Science, 1999, 283: 65-67.

[101] Yokoyama M I S, Kataoka K, Yui N, et al. Preparation of adriamycin-conjugated poly(ethylene glycol)-poly(aspartic acid) block copolymer. A new type of polymeric anticancer agent. Makromolekulare Chemie-Rapid Communications, 1987, 8: 431-435.

[102] Anraku Y K A, Oba M, Yamasaki Y, et al. Spontaneous formation of nanosized unilamellar polyion complex vesicles with tunable size and properties. Journal of the American Chemical Society, 2010, 132 (5): 1631-1636.

[103] Huang J, Bonduelle C, Thevenot J, et al. Biologically active polymersomes from amphiphilic glycopeptides. Journal of the American Chemical Society, 2012, 134: 119-122.

[104] Christian D A, Tian A W, Ellenbroek W G, et al. Spotted vesicles, striped micelles and Janus assemblies induced by ligand binding. Nature Materials, 2009, 8: 843-849.

[105] Liu T T, Tian W, Zhu Y Q, et al. How does a tiny terminal alkynyl end group drive fully hydrophilic homopolymers to self-assemble into multicompartment vesicles and flower-like complex particles? Polymer Chemistry, 2014, 5: 5077-5088.

[106] Yan Q, Yuan J Y, Cai Z N, et al. Voltage-responsive vesicles based on orthogonal assembly of two homopolymers. Journal of the American Chemical Society, 2010, 132: 9268-9270.

[107] Nappini S, Bombelli F B, Bonini M, et al. Magnetoliposomes for controlled drug release in the presence of low-frequency magnetic field. Soft Matter, 2010, 6: 154-162.

[108] Tai W Y, Mo R, Di J, et al. Bio-inspired synthetic nanovesicles for glucose-responsive release of insulin. Biomacromolecules, 2014, 15: 3495-3502.

[109] Kim H, Kong Y J, Jeong E S, et al. Glucose-responsive disassembly of polymersomes of sequence-specific boroxole-containing block copolymers under physiologically relevant conditions. ACS Macro Letters, 2012, 1: 1194-1198.

[110] Zhang Q, Zhu S P. Oxygen and carbon dioxide dual responsive nanoaggregates of fluoro- and amino-containing copolymer. ACS Macro Letters, 2014, 3: 743-746.

[111] Chen W Q, Du J Z. Ultrasound and pH dually responsive polymer vesicles for anticancer drug delivery. Scientific Reports, 2013, 3: 2162.

[112] Yang H, Zhang C, Li C, et al. Glucose-responsive polymer vesicles templated by α-CD/PEG inclusion complex. Biomacromolecules, 2015, 16: 1372-1381.

[113] Zhang H, Tong X, Zhao Y. Diverse thermoresponsive behaviors of uncharged UCST block copolymer micelles in physiological medium. Langmuir, 2014, 30: 11433-11441.

[114] Yan B, Boyer J C, Branda N R, et al. Near-infrared light-triggered dissociation of block copolymer micelles using upconverting nanoparticles. Journal of the American Chemical Society, 2011, 133: 19714-19717.

[115] Yan Q, Hu J, Zhou R, et al. Visible light-responsive micelles formed from dialkoxyanthracene- containing block copolymers. Chemical Communications, 2012, 48: 1913-1915.

[116] Wang G, de Kruijff R, Stuart M C A, et al. Polymersomes as radionuclide carriers loaded via active ion transport through the hydrophobic bilayer. Soft Matter, 2013, 9: 727-734.

[117] Ye F, Barrefelt A, Asem H, et al. Biodegradable polymeric vesicles containing magnetic nanoparticles, quantum dots and anticancer drugs for drug delivery and imaging. Biomaterials, 2014, 35: 3885-3894.

[118] Bealle G, di Corato R, Kolosnjaj-Tabi J, et al. Ultra magnetic liposomes for MR imaging, targeting, and

hyperthermia. Langmuir: the ACS Journal of Surfaces and Colloids, 2012, 28: 11834-11842.

[119] Ding J X, Xiao C S, He C L, et al. Facile preparation of a cationic poly(amino acid) vesicle for potential drug and gene co-delivery. Nanotechnology, 2011, 22: 494012.

[120] Carstens M G, Camps M G, Henriksen-Lacey M, et al. Effect of vesicle size on tissue localization and immunogenicity of liposomal DNA vaccines. Vaccine, 2011, 29: 4761-4770.

[121] Cao J, Huang S S, Chen Y Q, et al. Near-infrared light-triggered micelles for fast controlled drug release in deep tissue. Biomaterials, 2013, 34: 6272-6283.

[122] Liu G H, Wang X R, Hu J M, et al. Self-immolative polymersomes for high-efficiency triggered release and programmed enzymatic reactions. Journal of the American Chemical Society, 2014, 136: 7492-7497.

[123] Wang X R, Liu G H, Hu J M, et al. Concurrent block copolymer polymersome stabilization and bilayer permeabilization by stimuli-regulated "traceless" crosslinking. Angewandte Chemie International Edition, 2014, 53: 3138-3142.

[124] Zhou C C, Wang M Z, Zou K D, et al. Antibacterial polypeptide-grafted chitosan-based nanocapsules as an "armed" carrier of anticancer and antiepileptic drugs. ACS Macro Letters, 2013, 2: 1021-1025.

[125] Vamvakaki V, Chaniotakis N A. Pesticide detection with a liposome-based nano-biosensor. Biosensors & Bioelectronics, 2007, 22: 2848-2853.

[126] Vicario-de-la-Torre M, Forcada J. The potential of stimuli-responsive nanogels in drug and active molecule delivery for targeted therapy. Gels, 2017, 3: 16.

[127] He C L, Zhuang X L, Tang Z H, et al. Stimuli-sensitive synthetic polypeptide-based materials for drug and gene delivery. Advanced Healthcare Materials, 2012, 1: 48-78.

[128] Huang J, Heise A. Stimuli responsive synthetic polypeptides derived from N-carboxyanhydride (NCA) polymerisation. Chemical Society Reviews, 2013, 42: 7373-7390.

[129] Wu H Q, Wang C C. Biodegradable smart nanogels: a new platform for targeting drug delivery and biomedical diagnostics. Langmuir, 2016, 32: 6211-6225.

[130] Shen Y, Fu X H, Fu W X, et al. Biodegradable stimuli-responsive polypeptide materials prepared by ring opening polymerization. Chemical Society Reviews, 2015, 44: 612-622.

[131] Jiang Z Y, Chen J J, Cui L G, et al. Advances in stimuli-responsive polypeptide nanogels. Small Methods, 2018, 2: 1700307.

[132] Mura S, Nicolas J, Couvreur P. Stimuli-responsive nanocarriers for drug delivery. Nature Materials, 2013, 12: 991-1003.

[133] Zhao C W, Gao X Y, He P, et al. Facile synthesis of thermo- and pH-responsive biodegradable microgels. Colloid and Polymer Science, 2011, 289: 447-451.

[134] Zhao C W, He P, Xiao C S, et al. Synthesis of temperature and pH-responsive crosslinked micelles from polypeptide-based graft copolymer. Journal of Colloid and Interface Science, 2011, 359: 436-442.

[135] Li L Y, He W D, Li J A, et al. Shell-cross-linked micelles from PNIPAM-b-(PLL)₂ Y-shaped miktoarm star copolymer as drug carriers. Biomacromolecules, 2010, 11: 1882-1890.

[136] Xiao J, Tan J Y, Jiang R J, et al. A pH and redox dual responsive homopolypeptide: synthesis, characterization, and application in "smart" single-walled carbon nanotube dispersion. Polymer Chemistry, 2017, 8: 7025-7032.

[137] Peres L B, dos Anjos R S, Tappertzhofen L C, et al. pH-responsive physically and chemically cross-linked glutamic-acid-based hydrogels and nanogels. European Polymer Journal, 2018, 101: 341-349.

[138] Li Y, Bui Q N, Duy L T M, et al. One-step preparation of pH-responsive polymeric nanogels as intelligent drug

delivery systems for tumor therapy. Biomacromolecules，2018，19：2062-2070.

[139] Koo A N，Min K H，Lee H J，et al. Tumor accumulation and antitumor efficacy of docetaxel-loaded core-shell-corona micelles with shell-specific redox-responsive cross-links. Biomaterials，2012，33：1489-1499.

[140] CavalieriF，Beretta G L，Cui J W，et al. Redox-sensitive PEG-polypeptide nanoporous particles for *survivin* silencing in prostate cancer cells. Biomacromolecules，2015，16：2168-2178.

[141] Guo H，Xu W G，Chen J J，et al. Positively charged polypeptide nanogel enhances mucoadhesion and penetrability of 10-hydroxycamptothecin in orthotopic bladder carcinoma. Journal of Controlled Release，2017，259：136-148.

[142] Chen J J，Ding J X，Xu W G，et al. Receptor and microenvironment dual-recognizable nanogel for targeted chemotherapy of highly metastatic malignancy. Nano Letters，2017，17：4526-4533.

[143] Sun J，Chen X S，Lu T C，et al. Formation of reversible shell cross-linked micelles from the biodegradable amphiphilic diblock copolymer poly(L-cysteine)-block-poly(L-lactide). Langmuir，2008，24：10099-10106.

[144] Sun J，Chen X S，Wei J Z，et al. Application of the biodegradable diblock copolymer poly(L-lactide)-block-poly(L-cysteine)：drug delivery and protein conjugation. Journal of Applied Polymer Science，2010，118：1738-1742.

[145] Wang K，Luo G F，Liu Y，et al. Redox-sensitive shell cross-linked PEG-polypeptide hybrid micelles for controlled drug release. Polymer Chemistry，2012，3：1084-1090.

[146] Deepagan V G，Kwon S，You D G，et al. *In situ* diselenide-crosslinked polymeric micelles for ROS-mediated anticancer drug delivery. Biomaterials，2016，103：56-66.

[147] Li C T，Huang W，Zhou L Z，et al. PEGylated poly(diselenide-phosphate) nanogel as efficient self-delivery nanomedicine for cancer therapy. Polymer Chemistry，2015，6：6498-6508.

[148] Ding F，Mou Q B，Ma Y，et al. A crosslinked nucleic acid nanogel for effective siRNA delivery and antitumor therapy. Angewandte Chemie International Edition，2018，57：3064-3068.

[149] Zhao L，Xiao C S，Ding J X，et al. Competitive binding-accelerated insulin release from a polypeptide nanogel for potential therapy of diabetes. Polymer Chemistry，2015，6：3807-3815.

[150] Zhao L，Xiao C S，Ding J X，et al. Facile one-pot synthesis of glucose-sensitive nanogel via thiol-ene click chemistry for self-regulated drug delivery. Acta Biomaterialia，2013，9：6535-6543.

[151] Yan L S，Yang L X，He H Y，et al. Photo-cross-linked mPEG-poly(γ-cinnamyl-L-glutamate) micelles as stable drug carriers. Polymer Chemistry，2012，3：1300-1307.

[152] Wu X J，Zhou L Z，Su Y，et al. Plasmonic，targeted，and dual drugs-loaded polypeptide composite nanoparticles for synergistic cocktail chemotherapy with photothermal therapy. Biomacromolecules，2016，17：2489-2501.

[153] Kotharangannagari V K，Sanchez-Ferrer A，Ruokolainen J，et al. Photoresponsive reversible aggregation and dissolution of rod-coil polypeptide diblock copolymers. Macromolecules，2011，44：4569-4573.

[154] Ko D Y，Moon H J，Jeong B. Temperature-sensitive polypeptide nanogels for intracellular delivery of a biomacromolecular drug. Journal of Materials Chemistry B，2015，3：3525-3530.

[155] Zan M，Li J，Luo S，et al. Dual pH-triggered multistage drug delivery systems based on host-guest interaction-associated polymeric nanogels. Chemical Communications，2014，50：7824-7827.

[156] Johns D B，Keyport G M，Hoehler F，et al. Reduction of postsurgical adhesions with Intergel® adhesion prevention solution：a multicenter study of safety and efficacy after conservative gynecologic surgery. Fertility and Sterility，2001，76：595-604.

[157] Li J N，Xu W G，Chen J J，et al. Highly bioadhesive polymer membrane continuously releases cytostatic and

anti-inflammatory drugs for peritoneal adhesion prevention. ACS Biomaterials Science & Engineering, 2018, 4: 2026-2036.

[158] Zamani M, Prabhakaran M P, Ramakrishna S. Advances in drug delivery via electrospun and electrosprayed nanomaterials. International Journal of Nanomedicine, 2013, 8: 2997-3017.

[159] Li H Y, Xu Y C, Xu H, et al. Electrospun membranes: control of the structure and structure related applications in tissue regeneration and drug delivery. Journal of Materials Chemistry B, 2014, 2: 5492-5510.

[160] Thakkar S, Misra M. Electrospun polymeric nanofibers: new horizons in drug delivery. European Journal of Pharmaceutical Sciences, 2017, 107: 148-167.

[161] Cui W G, Li X H, Zhu X L, et al. Investigation of drug release and matrix degradation of electrospun poly(DL-lactide) fibers with paracetanol inoculation. Biomacromolecules, 2006, 7: 1623-1629.

[162] Zhang Q, Li Y C, Lin Z Y, et al. Electrospun polymeric micro/nanofibrous scaffolds for long-term drug release and their biomedical applications. Drug Discovery Today, 2017, 22: 1351-1366.

[163] Lu H, Wang J, Song Z Y, et al. Recent advances in amino acid N-carboxyanhydrides and synthetic polypeptides: chemistry, self-assembly and biological applications. Chemical Communications, 2014, 50: 139-155.

[164] Ji W, Sun Y, Yang F, et al. Bioactive electrospun scaffolds delivering growth factors and genes for tissue engineering applications. Pharmaceutical Research, 2011, 28: 1259-1272.

[165] Kim B S, Oh J M, Kim K S, et al. BSA-FITC-loaded microcapsules for in vivo delivery. Biomaterials, 2009, 30: 902-909.

[166] Li W S, Guo Y, Wang H, et al. Electrospun nanofibers immobilized with collagen for neural stem cells culture. Journal of Materials Science: Materials in Electronics, 2008, 19: 847-854.

[167] Lorden E R, Levinson H M, Leong K W. Integration of drug, protein, and gene delivery systems with regenerative medicine. Drug Delivery and Translational Research, 2015, 5: 168-186.

[168] Sooriakumaran P, Coley H M, Fox S B, et al. A randomized controlled trial investigating the effects of celecoxib in patients with localized prostate cancer. Anticancer Research, 2009, 29: 1483-1488.

[169] Diegelmann R F, Evans M C. Wound healing: an overview of acute, fibrotic and delayed healing. Frontiers in Bioscience-Landmark, 2004, 9: 283-289.

[170] Felgueiras H P, Amorim M T P. Functionalization of electrospun polymeric wound dressings with antimicrobial peptides. Colloids and Surfaces B: Biointerfaces, 2017, 156: 133-148.

[171] Wang J, Windbergs M. Functional electrospun fibers for the treatment of human skin wounds. European Journal of Pharmaceutics and Biopharmaceutics, 2017, 119: 283-299.

[172] Kataria K, Gupta A, Rath G, et al. In vivo wound healing performance of drug loaded electrospun composite nanofibers transdermal patch. International Journal of Pharmaceutics, 2014, 469: 102-110.

[173] Li H Y, Williams G R, Wu J Z, et al. Poly(N-isopropylacrylamide)/poly((L)-lactic acid-co-ε-caprolactone) fibers loaded with ciprofloxacin as wound dressing materials. Materials Science & Engineering C: Materials for Biological Applications, 2017, 79: 245-254.

[174] Perumal G, Pappuru S, Chakraborty D, et al. Synthesis and characterization of curcumin loaded PLA-hyperbranched polyglycerol electrospun blend for wound dressing applications. Materials Science & Engineering C: Materials for Biological Applications, 2017, 76: 1196-1204.

[175] Ranjbar-Mohammadi M, Rabbani S, Bahrami S H, et al. Antibacterial performance and in vivo diabetic wound healing of curcumin loaded gum tragacanth/poly(epsilon-caprolactone) electrospun nanofibers. Materials Science & Engineering C: Materials for Biological Applications, 2016, 69: 1183-1191.

[176] Motealleh B, Zahedi P, Rezaeian I, et al. Morphology, drug release, antibacterial, cell proliferation, and histology studies of chamomile-loaded wound dressing mats based on electrospun nanofibrous poly(ε-caprolactone)/polystyrene blends. Journal of Biomedical Materials Research Part B: Applied Biomaterials, 2014, 102: 977-987.

[177] Karami Z, Rezaeian I, Zahedi P, et al. Preparation and performance evaluations of electrospun poly(ε-caprolactone), poly(lactic acid), and their hybrid (50/50) nanofibrous mats containing thymol as an herbal drug for effective wound healing. Journal of Applied Polymer Science, 2013, 129: 756-766.

[178] Santos L G, Oliveira D C, Santos M S L, et al. Electrospun membranes of poly(lactic acid)(PLA)used as scaffold in drug delivery of extract of sedum dendroideum. Journal of Nanoscience and Nanotechnology, 2013, 13: 4694-4702.

[179] Ahire J J, Dicks L M T. 2, 3-dihydroxybenzoic acid-containing nanofiber wound dressings inhibit biofilm formation by pseudomonas aeruginosa. Antimicrobial Agents and Chemotherapy, 2014, 58: 2098-2104.

[180] Chen Z, Chen Z F, Zhang A L, et al. Electrospun nanofibers for cancer diagnosis and therapy. Biomaterials Science, 2016, 4: 922-932.

[181] Xu W G, Ding J X, Xiao C S, et al. Versatile preparation of intracellular-acidity-sensitive oxime-linked polysaccharide-doxorubicin conjugate for malignancy therapeutic. Biomaterials, 2015, 54: 72-86.

[182] Yan E Y, Fan Y M, Sun Z Y, et al. Biocompatible core-shell electrospun nanofibers as potential application for chemotherapy against ovary cancer. Materials Science & Engineering C: Materials for Biological Applications, 2014, 41: 217-223.

[183] Ma G P, Liu Y, Peng C, et al. Paclitaxel loaded electrospun porous nanofibers as mat potential application for chemotherapy against prostate cancer. Carbohydrate Polymers, 2011, 86: 505-512.

[184] Dasari S, Tchounwou P B. Cisplatin in cancer therapy: molecular mechanisms of action. European Journal of Pharmacology, 2014, 740: 364-378.

[185] Aggarwal U, Goyal A K, Rath G. Development and characterization of the cisplatin loaded nanofibers for the treatment of cervical cancer. Materials Science & Engineering C: Materials for Biological Applications, 2017, 75: 125-132.

[186] Kaplan J A, Liu R, Freedman J D, et al. Prevention of lung cancer recurrence using cisplatin-loaded superhydrophobic nanofiber meshes. Biomaterials, 2016, 76: 273-281.

[187] Kachnic L A, Winter K, Myerson R J, et al. RTOG 0529: a phase 2 evaluation of dose-painted intensity modulated radiation therapy in combination with 5-fluorouracil and mitomycin-C for the reduction of acute morbidity in carcinoma of the anal canal. International Journal of Radiation Oncology, Biology, Physics, 2013, 86: 27-33.

[188] Zhang J Y, Wang X, Liu T J, et al. Antitumor activity of electrospun polylactide nanofibers loaded with 5-fluorouracil and oxaliplatin against colorectal cancer. Drug Delivery, 2016, 23: 794-800.

[189] Laiva A L, Venugopal J R, Karuppuswamy P, et al. Controlled release of titanocene into the hybrid nanofibrous scaffolds to prevent the proliferation of breast cancer cells. International Journal of Pharmaceutics, 2015, 483: 115-123.

[190] Kim Y J, Park M R, Kim M S, et al. Polyphenol-loaded polycaprolactone nanofibers for effective growth inhibition of human cancer cells. Materials Chemistry and Physics, 2012, 133: 674-680.

[191] Sampath M, Lakra R, Korrapati P, et al. Curcumin loaded poly(lactic-co-glycolic) acid nanofiber for the treatment of carcinoma. Colloids and Surfaces B: Biointerfaces, 2014, 117: 128-134.

[192] Li J N, Xu W G, Li D, et al. Locally deployable nanofiber patch for sequential drug delivery in treatment of primary and advanced orthotopic hepatomas. ACS Nano, 2018, 12: 6685-6699.

[193] Shi B，Ding J X，Wei J C，et al. Drug-incorporated electrospun fibers efficiently prevent postoperative adhesion. Current Pharmaceutical Design，2015，21：1960-1966.

[194] Li J N，Feng X R，Liu B C，et al. Polymer materials for prevention of postoperative adhesion. Acta Biomaterialia，2017，61：21-40.

[195] van der Wal J B C，Jeekel J. Biology of the peritoneum in normal homeostasis and after surgical trauma. Colorectal Disease，2007，9：9-13.

[196] Kim K，Luu Y K，Chang C，et al. Incorporation and controlled release of a hydrophilic antibiotic using poly(lactide-co-glycolide)-based electrospun nanofibrous scaffolds. Journal of Controlled Release，2004，98：47-56.

[197] Zong X H，Li S，Chen E，et al. Prevention of postsurgery-induced abdominal adhesions by electrospun bioabsorbable nanofibrous poly(lactide-co-glycolide)-based membranes. Annals of Surgery，2004，240：910-915.

[198] Jamshidi-Adegani F，Seyedjafari E，Gheibi N，et al. Prevention of adhesion bands by ibuprofen-loaded PLGA nanofibers. Biotechnology Progress，2016，32：990-997.

[199] Chen S，Wang G D，Wu T Y，et al. Silver nanoparticles/ibuprofen-loaded poly(L-lactide) fibrous membrane：anti-infection and anti-adhesion effects. International Journal of Molecular Sciences，2014，15：14014-14025.

[200] Cejkova J，Cejka C，Trosan P，et al. Treatment of alkali-injured cornea by cyclosporine a-loaded electrospun nanofibers—an alternative mode of therapy. Experimental Eye Research，2016，147：128-137.

[201] Hsu K H，Fang S P，Lin C L，et al. Hybrid electrospun polycaprolactone mats consisting of nanofibers and microbeads for extended release of dexamethasone. Pharmaceutical Research，2016，33：1509-1516.

[202] Adibkia K，Khorasani G，Payab S，et al. Anti pneumococcal activity of azithromycin-Eudragit RS100 nano-formulations. Advanced Pharmaceutical Bulletin，2016，6：455-459.

[203] Vancampfort D，Mugisha J，Richards J，et al. Physical activity correlates in people living with HIV/AIDS：a systematic review of 45 studies. Disability and Rehabilitation，2018，40：1618-1629.

[204] Blakney A K，Krogstad E A，Jiang Y H H，et al. Delivery of multipurpose prevention drug combinations from electrospun nanofibers using composite microarchitectures. International Journal of Nanomedicine，2014，9：2967-2978.

[205] Seif S，Planz V，Windbergs M. Delivery of therapeutic proteins using electrospun fibers-recent developments and current challenges. Archiv der Pharmazie，2017，350：201700077.

[206] Woo K M，Jun J H，Chen V J，et al. Nano-fibrous scaffolding promotes osteoblast differentiation and biomineralization. Biomaterials，2007，28：335-343.

[207] Ronga M，Fagetti A，Canton G，et al. Clinical applications of growth factors in bone injuries：experience with BMPs. Injury，2013，44：S34-S39.

[208] Niu B J，Li B，Gu Y，et al. In vitro evaluation of electrospun silk fibroin/nano-hydroxyapatite/BMP-2 scaffolds for bone regeneration. Journal of Biomaterials Science，Polymer Edition，2017，28：257-270.

[209] Li L，Zhou G L，Wang Y，et al. Controlled dual delivery of BMP-2 and dexamethasone by nanoparticle-embedded electrospun nanofibers for the efficient repair of critical-sized rat calvarial defect. Biomaterials，2015，37：218-229.

[210] Wang C，Wang M. Electrospun multicomponent and multifunctional nanofibrous bone tissue engineering scaffolds. Journal of Materials Chemistry B，2017，5：1388-1399.

[211] Yin L H，Yang S H，He M M，et al. Physicochemical and biological characteristics of BMP-2/IGF-1-loaded three-dimensional coaxial electrospun fibrous membranes for bone defect repair. Journal of Materials Science：Materials in Electronics，2017，28：94.

[212] Gu X S, Ding F, Yang Y M, et al. Construction of tissue engineered nerve grafts and their application in peripheral nerve regeneration. Progress in Neurobiology, 2011, 93: 204-230.

[213] Xia B, Lv Y G. Dual-delivery of VEGF and NGF by emulsion electrospun nanofibrous scaffold for peripheral nerve regeneration. Materials Science & Engineering C: Materials for Biological Applications, 2018, 82: 253-264.

[214] Horne M K, Nisbet D R, Forsythe J S, et al. Three-dimensional nanofibrous scaffolds incorporating immobilized BDNF promote proliferation and differentiation of cortical neural stem cells. Stem Cells and Development, 2010, 19: 843-852.

[215] Garcia-Orue I, Pedraz J L, Hernandez R M, et al. Nanotechnology-based delivery systems to release growth factors and other endogenous molecules for chronic wound healing. Journal of Drug Delivery Science and Technology, 2017, 42: 2-17.

[216] Li Q, Niu Y M, Diao H J, et al. *In situ* sequestration of endogenous PDGF-BB with an ECM-mimetic sponge for accelerated wound healing. Biomaterials, 2017, 148: 54-68.

[217] Garcia-Orue I, Gainza G, Gutierrez F B, et al. Novel nanofibrous dressings containing rhEGF and Aloe vera for wound healing applications. International Journal of Pharmaceutics, 2017, 523: 556-566.

[218] Sun X M, Cheng L Y, Zhao J W, et al. bFGF-grafted electrospun fibrous scaffolds via poly(dopamine) for skin wound healing. Journal of Materials Chemistry B, 2014, 2: 3636-3645.

[219] Lai H J, Kuan C H, Wu H C, et al. Tailored design of electrospun composite nanofibers with staged release of multiple angiogenic growth factors for chronic wound healing. Acta Biomaterialia, 2014, 10: 4156-4166.

[220] Wang J, Sun B B, Tian L L, et al. Evaluation of the potential of rhTGF-β3 encapsulated P(LLA-CL)/collagen nanofibers for tracheal cartilage regeneration using mesenchymal stems cells derived from Wharton's jelly of human umbilical cord. Materials Science & Engineering C: Materials for Biological Applications, 2017, 70: 637-645.

[221] Puhl S, Li L H, Meinel L, et al. Controlled protein delivery from electrospun non-wovens: novel combination of protein crystals and a biodegradable release matrix. Molecular Pharmaceutics, 2014, 11: 2372-2380.

[222] Luu Y K, Kim K, Hsiao B S, et al. Development of a nanostructured DNA delivery scaffold via electrospinning of PLGA and PLA-PEG block copolymers. Journal of Controlled Release, 2003, 89: 341-353.

[223] Lee S, Jin G, Jang J H. Electrospun nanofibers as versatile interfaces for efficient gene delivery. Journal of Biological Engineering, 2014, 8: 1-19.

[224] Jang J H, Rives C B, Shea L D. Plasmid delivery *in vivo* from porous tissue-engineering scaffolds: transgene expression and cellular transfection. Molecular Therapy, 2005, 12: 475-483.

[225] Monteiro N, Ribeiro D, Martins A, et al. Instructive nanofibrous scaffold comprising runt-related transcription factor 2 gene delivery for bone tissue engineering. ACS Nano, 2014, 8: 8082-8094.

[226] Behzadi S, Luther G A, Harris M B, et al. Nanomedicine for safe healing of bone trauma: opportunities and challenges. Biomaterials, 2017, 146: 168-182.

[227] Kim H S, Yoo H S. MMPs-responsive release of DNA from electrospun nanofibrous matrix for local gene therapyapy: *in vitro* and *in vivo* evaluation. Journal of Controlled Release, 2010, 145: 264-271.

[228] Kim H S, Yoo H S. Matrix metalloproteinase-inspired suicidal treatments of diabetic ulcers with siRNA-decorated nanofibrous meshes. Gene Therapy, 2013, 20: 378-385.

[229] Yang Y, Xia T, Chen F, et al. Electrospun fibers with plasmid bFGF polyplex loadings promote skin wound healing in diabetic rats. Molecular Pharmaceutics, 2012, 9: 48-58.

[230] Bai L C, Li Q, Duo X H, et al. Electrospun PCL-PIBMD/SF blend scaffolds with plasmid complexes for

endothelial cell proliferation. RSC Advances, 2017, 7: 39452-39464.

[231] Che H L, Muthiah M, Ahn Y, et al. Biodegradable particulate delivery of vascular endothelial growth factor plasmid from polycaprolactone/polyethylenimine electrospun nanofibers for the treatment of myocardial infarction. Journal of Nanoscience and Nanotechnology, 2011, 11: 7073-7077.

[232] Chen F, Wan H Y, Xia T, et al. Promoted regeneration of mature blood vessels by electrospun fibers with loaded multiple pDNA-calcium phosphate nanoparticles. European Journal of Pharmaceutics and Biopharmaceutics, 2013, 85: 699-710.

[233] Lee S, Cho S, Kim M, et al. Highly moldable electrospun clay-like fluffy nanofibers for three-dimensional scaffolds. ACS Applied Materials & Interfaces, 2014, 6: 1082-1091.

[234] Chen J J, Ding J X, Wang Y C, et al. Sequentially responsive shell-stacked nanoparticles for deep penetration into solid tumors. Advanced Materials, 2017, 29: 201701170.

[235] Yuan Z M, Wu W, Zhang Z W, et al. *In situ* adjuvant therapy using a responsive doxorubicin-loaded fibrous scaffold after tumor resection. Colloids and Surfaces B: Biointerfaces, 2017, 158: 363-369.

[236] Qiu K X, He C L, Feng W, et al. Doxorubicin-loaded electrospun poly(L-lactic acid)/mesoporous silica nanoparticles composite nanofibers for potential postsurgical cancer treatment. Journal of Materials Chemistry B, 2013, 1 (36): 4601-4611.

[237] Chen M X, Feng W, Lin S, et al. Antitumor efficacy of a PLGA composite nanofiber embedded with doxorubicin@MSNs and hydroxycamptothecin@HANPs. RSC Advances, 2014, 4 (95): 53344-53351.

[238] He L, Xu W G, Wang X Q, et al. Polymer micro/nanocarrier-assisted synergistic chemohormonal therapy for prostate cancer. Biomaterials Science, 2018, 6: 1433-1444.

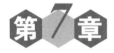

抗肿瘤高分子键合药与协同治疗

7.1 引言

1975 年，Ringsdorf 提出了高分子键合药/前药的概念[1]。与物理包埋的纳米药物相比，在高分子键合药中，药物和高分子载体通过化学键连接，因而，从结构上来说，高分子键合药具有天生的稳定性，可以在体内各种苛刻的生理条件下保持其结构。抗肿瘤高分子键合药由于其优异的性质，获得了广泛的关注[2-10]。目前，基于一些结构简单的、可以批量制备的聚合物（如聚天冬氨酸、聚谷氨酸和聚乙二醇等）和常见的化疗药（紫杉醇、表阿霉素和顺铂等）设计的抗肿瘤高分子键合药已经进入临床试验研究，在这些键合药中，药物与高分子载体主要通过酯键、酰胺键、腙键或者金属配位键键合[11-13]。

7.2 顺铂高分子键合药

顺铂（Cisplatin，*cis*-diamminedichloroplatinum，CDDP）是一类广谱抗肿瘤药物，具有抗癌谱广、作用强、活性高，可与阿霉素、5-氟尿嘧啶和博来霉素等多种抗肿瘤药物配伍。顺铂因为无交叉耐药性，可以与多种抗肿瘤药协同作用，所以是联合化疗中最常用的药物之一。顺铂对治疗生殖系统肿瘤、头颈部癌、肺癌、恶性淋巴瘤等肿瘤都具有显著疗效。但是顺铂在血液中的半衰期较短，静脉给药后会快速通过肾小球过滤向体外排泄，导致肾脏中铂最大峰值浓度很高，代谢很快，肾脏负担重，肾毒性大，极大程度上限制了其临床应用[14-17]。因此，设计并构建顺铂控制释放体系，降低顺铂毒副作用并增强其对肿瘤组织的靶向富集能力是十分必要的。常用的担载顺铂的载体有脂质体、高分子胶束等[18-23]，其中高分子键合顺铂的载药量和包封率都较高，同时不存在药物突释等问题，是当前的研究热点。

7.2.1 被动靶向顺铂高分子键合药

经典被动靶向理论认为：在实体肿瘤中，血管内皮细胞之间有较大的间隙，形成一个个"窗口"（40~1000nm），导致粒径较大的纳米药物（10~200nm）可以选择性地穿过这些窗口，而基本不能穿过正常组织的血管内皮细胞层（间隙小于等于8nm）；并且，实体肿瘤中淋巴系统功能是缺失的；从而经过时间累积，纳米药物在肿瘤部位富集，这就是日本熊本大学医学院 Hiroshi Maeda 教授所提出的增强渗透和滞留效应（EPR effect）[24-27]。高分子键合药一般既含有水溶性聚乙二醇单元，又含有疏水性单元，可以在水溶液中自组装形成纳米颗粒，具有在血液中长循环的特点，从而可以通过"被动靶向"选择性地在肿瘤部位富集，然后在肿瘤部位释放小分子抗肿瘤药物杀死肿瘤细胞，取得抗肿瘤效果[28-33]。

被动靶向纳米药物技术已被广泛地应用于顺铂的递送[30-36]。其中最有代表性的是 NC-6004（聚乙二醇嵌段聚谷氨酸络合顺铂胶束），目前，该纳米药物正在东亚和美国进行Ⅱ期、Ⅲ期临床试验研究[21, 37, 38]。Yu 等进一步开发了一种基于聚氨基酸接枝共聚物载体：聚谷氨酸接枝聚乙二醇单甲醚（PLG-*g*-mPEG）[39, 40]，该高分子载体可以在水溶液中络合顺铂形成 CDDP/PLG-*g*-mPEG 纳米颗粒，并在氯化钠存在条件下实现顺铂的再生（图 7.1）。

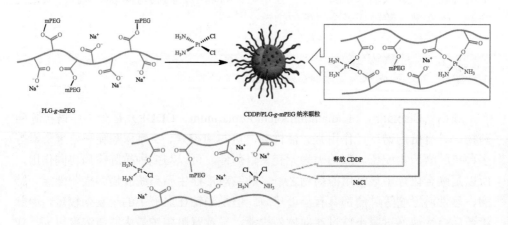

图 7.1 聚谷氨酸接枝聚乙二醇单甲醚对顺铂的担载及药物释放[40]

抗肿瘤纳米药物转化成功与否很大程度上取决于静脉给药后药物靶向递送到肿瘤的能力，以便最小化药物引起的全身毒副作用[41]。因此，非常有必要通过优化 CDDP/PLG-*g*-mPEG 的配方来改善其递送效率。作为一种"被动靶向"

纳米药物，CDDP/PLG-g-mPEG 在实体瘤中的蓄积依赖于血液循环和外渗，具有更长血液循环时间的纳米药物有更高的概率在肿瘤部位富集[42]。Yu 等系统研究了 PLG 段链长、mPEG 段链长、mPEG/PLG 比例、载药量和超滤纯化对 CDDP/PLG-g-mPEG 血浆药代动力学的影响，发现 CDDP/PLG-g-mPEG 纳米药物的血液循环时间随着 PLG 段链长、mPEG 段链长、mPEG/PLG 比例、载药量的增加和超滤纯化的使用而延长。与 CDDP 相比，优化的 CDDP/PLG-g-mPEG 纳米药物 NP10 表现出显著延长的血液循环时间。NP10 在路易斯肺癌（LLC）荷瘤小鼠的铂血浆浓度是相同给药剂量下 CDDP 的 46 倍，NP10 在 48h 内的血浆药时曲线下面积（AUC）是 CDDP 的 31 倍，NP10 与 CDDP 在肿瘤部位的铂含量比值为 9.4，肿瘤部位的 AUC 比值为 6。NP10 能够有效地抑制 C26 结肠癌肿瘤的生长，当 NP10 的给药剂量是 CDDP 的 2～3 倍时，可以得到与 CDDP 相当或者更高的抗肿瘤疗效[39]。与 CDDP 相比，CDDP/PLG-g-mPEG 纳米药物在动物体内有着更好的安全性和耐受性，同样给药剂量（5mg/kg eq. 顺铂）下，顺铂纳米药物治疗的小鼠肾脏铂浓度（4.4×10^3ng/g 组织，10min）显著低于顺铂裸药治疗的小鼠肾脏铂浓度（13.7×10^3ng/g 组织，10min）。单一静脉注射顺铂纳米药物后，肾脏铂浓度从 10min 时的 4.4×10^3ng/g 组织到 1h 后的 5.2×10^3ng/g 组织，变化较小，相比之下，顺铂裸药（5mg/kg eq. 顺铂）静脉注射后，肾脏中铂浓度从 10min 的 13.7×10^3ng/g 组织迅速减少到 1h 的 8.3×10^3ng/g 组织（图 7.2）。这些结果表明，与注射相同剂量的顺铂裸药相比，注射顺铂纳米药物通过肾脏排泄的铂较少，因此对肾脏的损伤也较小，肾毒性较低[43]。

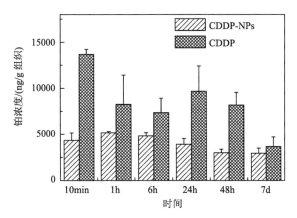

图 7.2　静脉给药后昆明小鼠肾脏中铂浓度[43]

给药剂量都相当于 5mg/kg eq. 顺铂

7.2.2 主动靶向顺铂高分子键合药

主动靶向递送是当前抗肿瘤纳米药物的重点研究方向。为了提高药物在肿瘤部位的浓度、增加纳米药物的内吞效率，可以在载药纳米颗粒表面修饰肿瘤特异性靶向配体，从而能够在高表达对应受体的肿瘤中发挥靶向作用。为此，多种靶向配体被发现并应用于纳米载体的设计中，其细胞及动物体层面的作用效果也得到大量验证。其中，多肽类靶向配体由于特异性强、结构稳定且易于修饰，是主动靶向递送抗肿瘤纳米药物的研究热点[44]。

促黄体激素释放激素（LHRH）是一种多肽荷尔蒙，主要功能是使垂体释放卵泡刺激素和黄体化激素。LHRH 受体在正常组织和细胞上表达较少，在多数性腺肿瘤中过表达，如卵巢癌和子宫内膜癌（约 80%）、前列腺癌（约 90%）和乳腺癌（约 50%），因此，LHRH 受体是一个理想的肿瘤靶向药物递送受体[45-47]。Li 等以羧基修饰的葡聚糖（Dex-SA）作为负载顺铂的高分子载体材料，通过顺铂与 Dex-SA 的羧基的金属配位作用实现顺铂的担载。首先制备尺寸均一的纳米药物 Dex-SA-CDDP，然后通过化学键合的方法将 LHRH 多肽修饰到纳米颗粒表面，获得了主动靶向顺铂纳米药物 Dex-SA-CDDP-LHRH（图 7.3）。该纳米药物的肿瘤靶向能力是非主动靶向纳米药物 Dex-SA-CDDP 的 2 倍[48]。

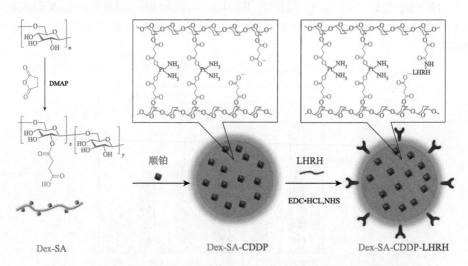

图 7.3　Dex-SA、Dex-SA-CDDP 和 Dex-SA-CDDP-LHRH 的制备过程[48]

RGD 多肽序列（Arg-Gly-Asp）是 Ruoslahti 等在 20 世纪 70 年代发现的一种细胞粘连蛋白作用位点，这种多肽序列能够与多种整联蛋白表面的 $\alpha_v\beta_3$ 受体特异性结合[49]。$\alpha_v\beta_3$ 整联蛋白在各种肿瘤的血管内皮细胞及一些肿瘤细胞的表面过表达，并在肿瘤的血管生成，肿瘤细胞的黏附、扩散和迁移中扮演着重要角色。但是，线型的 RGD 序列很容易被降解，Kessler 及其合作者利用固相合成方法开发了环状多肽 cRGDfK[50, 51]，这种环状多肽提高了结构的稳定性且具有更强的特异性，因此被广泛用于肿瘤血管的靶向和增加细胞内吞[52]。另外，因为 $\alpha_v\beta_3$ 整联蛋白在肿瘤细胞迁移中的重要作用，环状 RGD 多肽也显示出在迁移瘤抑制方面的应用价值[53, 54]。Song 等[55]制备了一种接枝共聚物药物载体，以聚（L-谷氨酸）为骨架，通过对侧羧基的修饰实现对聚氨基酸功能的拓展。首先，他们对聚（L-谷氨酸）的侧羧基分别进行了亲水 PEG（mPEG-OH 和 MAL-PEG-OH）和疏水小分子 α-生育酚（Ve）的接枝修饰，制备了两亲性聚氨基酸接枝共聚物 PLG-g-Ve/PEG。然后，分别利用纳米沉淀法和金属络合作用对多西紫杉醇（DTX）和 CDDP 进行共担载，制备非主动靶向载药纳米颗粒 M(DTX0.5/Pt)。最后，在载药纳米颗粒的表面通过巯基与双键的点击化学反应修饰了主动靶向配体 cRGDfK，获得了 cRGDfK 修饰的顺铂和多西紫杉醇共担载胶束 cRGD-M(DTX0.5/Pt)（图 7.4）。顺铂和多西紫杉醇共担载胶束比单一载药胶束对肿瘤细胞的毒性更强，而 cRGDfK 修饰增强了肿瘤细胞对纳米药物的内吞作用，因而进一步提高了纳米药物的细胞毒性。在 B16F1 黑色素瘤荷瘤小鼠模型的体内抑瘤实验中，与 M(DTX0.5/Pt)相比，cRGD-M(DTX0.5/Pt)显示了大幅提高的肿瘤生长抑制率，并且小鼠生存期显著延长。进一步的药代动力学和组织分布比较研究（图 7.5）表明，小分子顺铂和载药胶束的最高药物浓度都出现在给药后 3min（0.05h），而后小分子顺铂的肿瘤内药物浓度急剧下降。与此不同的是，载药胶束瘤内药物浓度下降速度显著降低，特别是 cRGDfK 靶

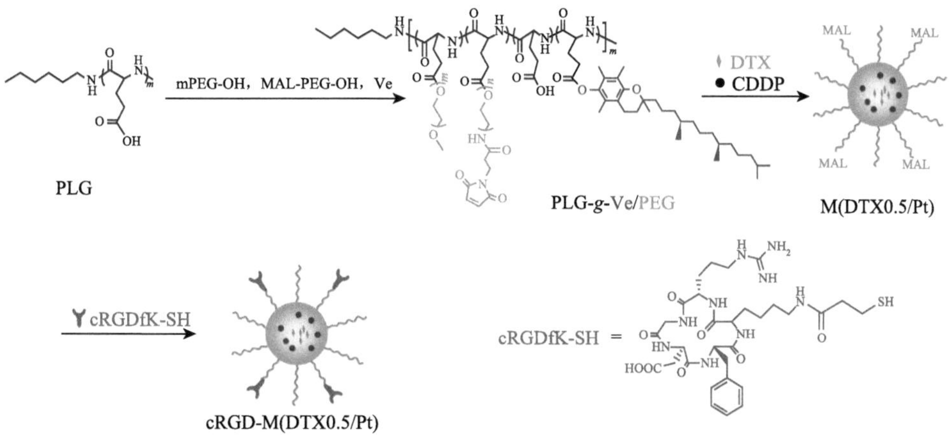

图 7.4 cRGDfK 修饰的顺铂和多西紫杉醇共担载胶束的制备[55]

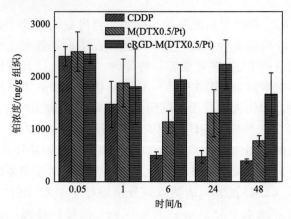

图 7.5　CDDP、M(DTX0.5/Pt)和 cRGD-M(DTX0.5/Pt)在给药 0.05～48h 的肿瘤内铂浓度柱状图[55]

肿瘤模型：B16F1 异体抑制瘤的 C57BL/6 小鼠，剂量：3mg/kg CDDP（当量）

向修饰的胶束 cRGD-M(DTX0.5/Pt)在给药后 48h 内一直维持较高的瘤内药物浓度，从 6h 到 48h，cRGD-M(DTX0.5/Pt)的瘤内浓度约是 M(DTX0.5/Pt)的 2 倍，小分子顺铂的 4 倍。这说明肿瘤内药物滞留的显著增加是主动靶向载药胶束 cRGD-M(DTX0.5/Pt)抑瘤能力显著提高的重要原因[44, 55]。

7.3　肿瘤微环境敏感高分子键合药

　　对于高分子键合药，除了优异的稳定性，在肿瘤部位有效的药物释放也是必要的。因为肿瘤细胞增殖快，药物释放过慢可能造成有效药物浓度不足，纳米药物难以发挥足够的抑瘤效果，影响其临床转化。为了实现在肿瘤部位快速释放药物的目的，很多研究者根据肿瘤组织微环境和正常组织的不同，设计了多种多样的肿瘤微环境敏感型抗肿瘤纳米药物。比起正常组织，多数肿瘤具有"三低一高"的特点，即低氧、低糖、低 pH 和高谷胱甘肽浓度[56]。实体肿瘤组织具有局部乏氧的特点，肿瘤细胞通过无氧呼吸方式产生大量乳酸，从而导致肿瘤细胞外微环境呈现微酸性（pH≈6.5）[57-60]。另外，纳米药物被肿瘤细胞内吞时，将经历早期内涵体（pH = 6.0～7.4）、晚期内涵体（pH = 5.5～6.0）、溶酶体（pH≈5.0）等呈弱酸性的细胞器。因此，pH 响应型抗肿瘤纳米药物获得了研究人员的大量关注[61-65]。除了 pH 外，GSH 在肿瘤细胞内和细胞外具有很大的浓度差异，细胞内 GSH 的浓度为 0.5～10.0mmol/L，而细胞外 GSH 的浓度只有 2.0～20.0μmol/L，相差约 3 个数量级[66, 67]。细胞内外 GSH 浓度的显著差异也常常被用于肿瘤微环境敏感型纳米药物的设计。其中，作为一种还原响应性的共价键，二硫键在正常生理条件下性质较为稳定，但是却可以与 GSH 反应而发生断裂，因此二硫键常被用于还原敏感的抗肿瘤纳米药物的设计[68-71]。另外，与正常组织相比，肿瘤内多种蛋白酶高表达，主要有基质金属蛋白酶、组织蛋白酶、天冬酰胺内肽酶等，这也常常被用于微环境敏感抗肿瘤纳米药物的设计和制备[72-74]。

7.3.1 肿瘤微环境敏感紫杉醇高分子键合药

紫杉醇是二萜生物碱类化合物，作用于微管/微管蛋白系统，通过打破微管和微管蛋白二聚体之间存在的动态平衡，导致微管蛋白聚合并防止解聚而使微管稳定，从而阻滞细胞于 G2 期和 M 期，抑制肿瘤细胞分裂和增殖，发挥抗肿瘤作用。紫杉醇具有高效广谱的抗肿瘤活性，在临床上已经广泛用于进展期卵巢癌、淋巴结阳性和转移性乳腺癌、非小细胞肺癌、获得性免疫缺陷综合征相关性卡氏肉瘤等的治疗。紫杉烷类化合物水溶性差，其早期上市的产品泰素采用表面活性剂聚氧乙烯蓖麻油和无水乙醇按照体积比 50∶50 增溶，过敏反应较为严重，并产生骨髓抑制、泌尿道/上呼吸道感染、贫血、关节痛/肌痛、恶心/呕吐、腹泻、黏膜炎等不良反应，这些导致紫杉醇的临床应用受到了严重限制，因此获得高效低毒的新紫杉醇制剂成为科研工作者的研究重点[75]。高分子键合药物策略可以显著降低药物的毒副作用，在紫杉醇新制剂领域占有重要地位[56, 76]。

紫杉醇上有多个羟基，其 2′位羟基（图 7.6）由于位阻较小，通常反应容易在 2′位羟基上发生[77]。为了制备肿瘤微环境敏感紫杉醇高分子键合药，Lv 等[56, 78] 首先制备了聚乙二醇单甲醚嵌段聚（L-赖氨酸）（mPEG-*b*-PLL），然后与 3, 3′-二硫代二丙酸酐（DTPAA）反应，获得 3, 3′-二硫代二丙酸官能化的聚乙二醇嵌段聚（L-赖氨酸）[mPEG-*b*-P(LL-DTPA)]，再将 PTX 通过酯键直接键合到 mPEG-*b*-P(LL- DTPA)上，获得了 pH 和还原微环境双敏感的紫杉醇高分子键合药 P(L-SS-PTX)。同时，为了做对比，合成了高分子载体材料丁二酸改性的聚乙二醇单甲醚嵌段聚（L-赖氨酸）[mPEG-*b*-P(LL-SA)]，并键合 PTX，获得了非肿瘤微环境敏感的紫杉醇高分子键合药 P(L-PTX)（图 7.6）。P(L-SS-PTX)在 pH 7.4 和 pH 7.4 含 20μmol/L GSH 的 PBS 溶液中基本上不释放药物，120h 内释放的药物不超过 8%，而在 pH 7.4 含 10mmol/L GSH 的条件下，P(L-SS-PTX)释放超过 75%的紫杉醇，表明 P(L-SS-PTX)释放具有极好的胞内还原响应性。而且结果显示 P(L-SS-PTX)在 pH 5.0 时也可以快速释放药物，因此 P(L-SS-PTX)释放具有 pH 和还原环境双敏感的特征。而另一个键合药 P(L-PTX)在所有的条件下基本很少释放药物，说明单纯的酯键键合紫杉醇结构比较稳定，很难快速在肿瘤细胞内快速释放药物（图 7.7）。

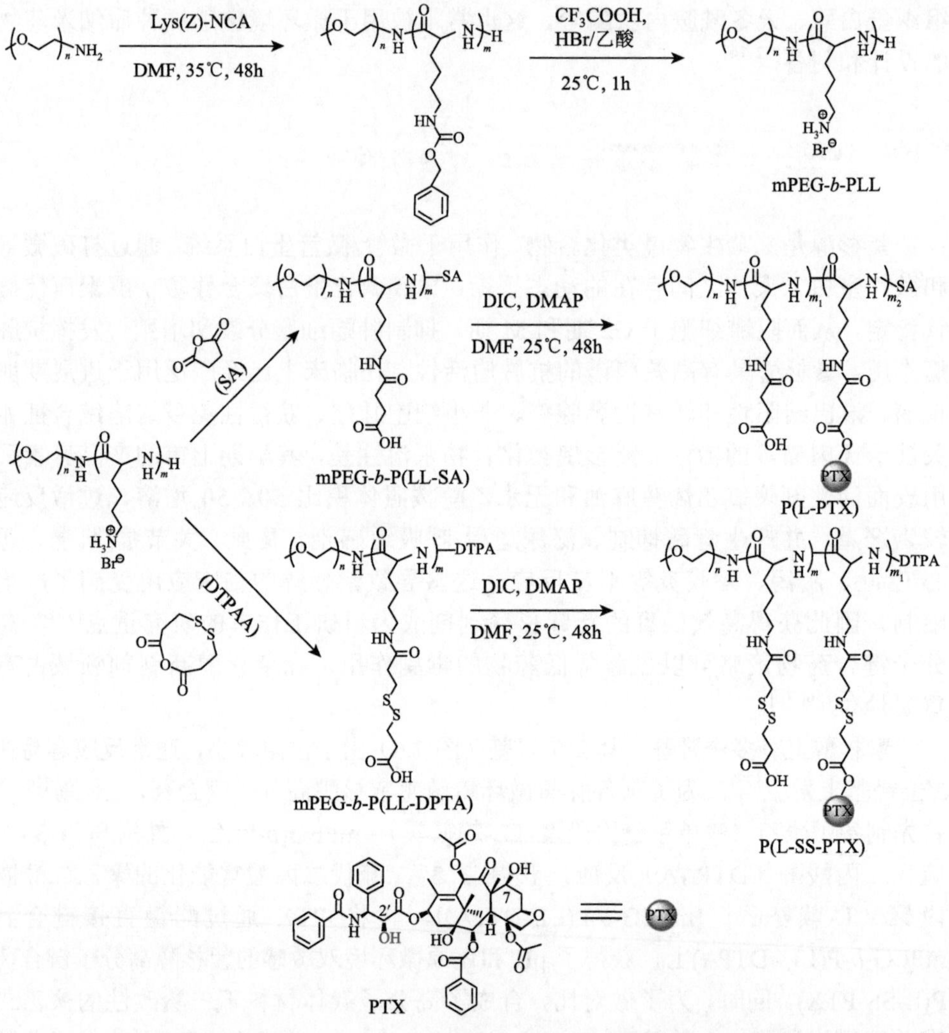

图 7.6　mPEG-*b*-PLL、P(L-PTX)和 P(L-SS-PTX)的合成路线[78]

　　P(L-SS-PTX)的 GSH 浓度和 pH 双敏感释放机理如图 7.8 所示，在高浓度的 GSH 下，P(L-SS-PTX)中二硫键被切断，掉落含有巯基丙酸残基的紫杉醇小分子，该中间结构可能通过一个六元环化结构快速转化为紫杉醇。而在酸性条件下，则可能通过质子化的硫原子形成的六元环化的中间体，进而促进紫杉醇的快速释放[56]。

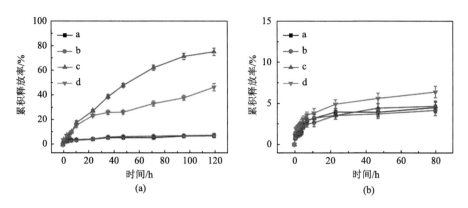

图 7.7 P(L-SS-PTX)（a）和 P(L-PTX)（b）在含有 0.2%（w/v）吐温 80 的 PBS 溶液中紫杉醇的释放曲线[78]

释放条件：a 代表 pH 7.4，b 代表 pH 7.4 含 20μmol/L GSH，c 代表 pH 7.4 含 10mmol/L GSH，d 代表 pH 5.0

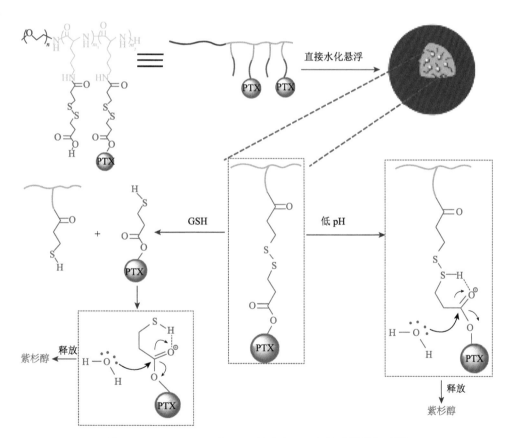

图 7.8 P(L-SS-PTX)的 GSH 浓度和 pH 双敏感释放机理[78]

他们进一步比较了紫杉醇纯药、P(L-SS-PTX)和P(L-PTX)对 A549、B16F1、HeLa 和 MCF-7 肿瘤细胞的毒性，研究发现：①紫杉醇纯药和高分子键合药都显示出剂量依赖的肿瘤细胞生长抑制效果；②不同肿瘤细胞系对紫杉醇药物的敏感性显著不同；③对于所有的肿瘤细胞来说，P(L-SS-PTX)的杀伤效果要远远强于P(L-PTX)，其主要原因应当是P(L-SS-PTX)可以在肿瘤细胞内快速释放PTX，从而高效抑制肿瘤细胞增殖；④对于某些恶性程度高、增殖旺盛的肿瘤细胞，纳米药物释放过慢可能完全起不到肿瘤抑制效果，如P(L-PTX)对 A549 和 B16F1 基本无抑制效果。上述细胞实验结果验证了设计肿瘤微环境敏感的高分子键合药对肿瘤细胞生长抑制的重要性（图 7.9）。体内抑瘤实验表明，P(L-PTX)不能有效抑制 B16F1 肿瘤的生长，紫杉醇纯药虽然有一定的抑瘤效果，但是也带来一定系统毒性，而 P(L-SS-PTX)的抑瘤效果显著高于紫杉醇纯药，并且系统毒性也显著降低。这说明这种肿瘤微环境敏感紫杉醇高分子键合药具有较好的应用开发价值[56, 78]。

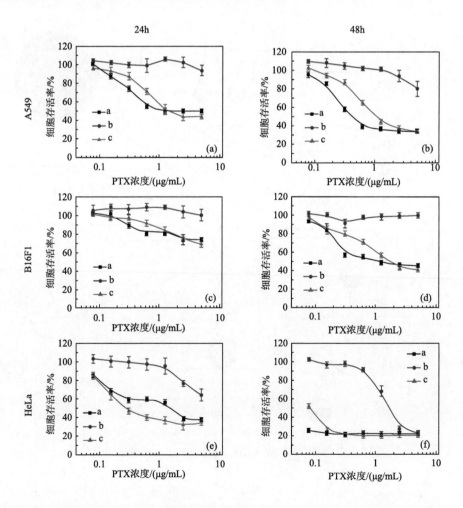

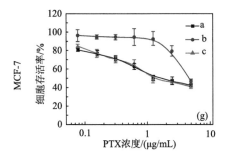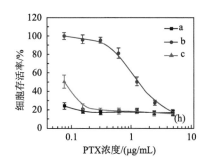

图 7.9　A549 [（a）、（b）]，B16F1 [（c）、（d）]、HeLa [（e）、（f）] 及 MCF-7 [（g）、（h）] 细胞和
紫杉醇纯药 a、P（L-PTX）b、P（L-SS-PTX）c 共培养 24h 和 48h 后细胞存活率[78]

7.3.2　肿瘤微环境敏感阿霉素高分子键合药

　　DOX 是一种常用的化疗药物，可用于治疗肉瘤、白血病和多种实体瘤[79]。然而，DOX 具有严重的毒副作用，主要是骨髓抑制和心脏毒性，这极大地限制了其可使用范围[80]。为了提高 DOX 的治疗指数，常用的方法是通过"被动靶向"或"主动靶向"策略，利用纳米载体实现 DOX 的肿瘤部位特异性递送[81-86]。然而，DOX 必须能够到达肿瘤细胞内的 DNA 才能发挥作用，而不仅仅是肿瘤组织部位。通过"被动靶向"或"主动靶向"策略可以将 DOX 递送至肿瘤组织，但 DOX 向 DNA 的递送仍然是纳米医学的挑战。一般而言，被纳米载体紧密包封的 DOX 很难从肿瘤组织中释放出来。例如，聚乙二醇化脂质体阿霉素（Doxil）非常稳定，它只能缓慢地释放出活性 DOX，因此其抗癌活性并不突出[87]。为了解决这个问题，人们开发了许多肿瘤细胞外和细胞内微环境敏感的阿霉素前药，主要包括酸敏感的、基质金属蛋白酶或组织蛋白酶 B 敏感的阿霉素前药[88-97]。

　　天冬酰胺内肽酶（Legumain, asparaginyl endopep-tidase，AEP）是一种溶酶体半胱氨酸蛋白酶，在生理条件下，Legumain 主要在肾脏中表达[98, 99]，在其他正常组织中不表达或表达水平极低。Legumain 在肿瘤相关巨噬细胞表面[100]和各种实体肿瘤中高表达，如乳腺癌、结肠癌、卵巢癌、前列腺癌、中枢神经系统肿瘤、淋巴瘤和黑色素瘤[101]。而且，Legumain 表达水平与肿瘤恶性程度正相关，在具有高侵袭和转移的肿瘤中，Legumain 表达水平显著提高[102-108]。这些提示 Legumain 可能是一种极好的肿瘤微环境敏感靶点。Zhou 等[109]用丙氨酸-丙氨酸-天冬氨酸-亮氨酸（AANL）短肽为间隔基，把 DOX 键合至羧基封端的四臂聚乙二醇上，合成了一种对 Legumain 酶敏感的聚乙二醇-阿霉素键合药（4-arm-PEG-AANL-DOX）（图 7.10）。4-arm-PEG-AANL-DOX 在水溶液中自组装成胶束，具有纳米药物的"被动靶向"能力。而且，由于 AANL 是 Legumain 的底物，4-arm-PEG-AANL-DOX 可以在高表达 Legumain 的肿瘤微环境中选择性地释放阿霉素。在以 MDA-MB-435

裸鼠肿瘤为模型的抑瘤实验中，4-arm-PEG-AANL-DOX 显示了其具有与游离阿霉素相当的抗肿瘤药效，而毒副作用显著降低，表明 4-arm-PEG-AANL-DOX 的治疗指数显著提高[109]。

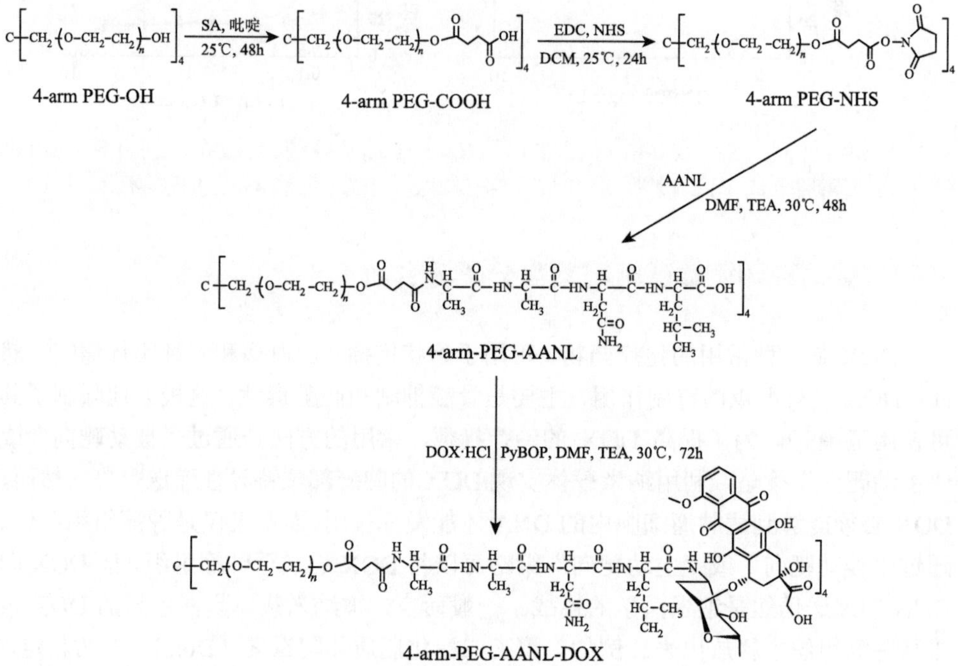

图 7.10　4-arm-PEG-AANL-DOX 的合成[109]

7.4 血管阻断剂高分子键合药

　　近年来，肿瘤血管成为肿瘤治疗研究的热门靶点之一。针对肿瘤血管的抗肿瘤药物可以分为血管新生抑制剂[110]和血管阻断剂（vascular disrupting agent，VDA）[111, 112]。其中，血管阻断这一概念最早由 Juliana Denekamp 于 1982 年提出[113]，VDA 可以选择性地破坏已经存在的肿瘤血管，从而瓦解实体肿瘤内部的脉管系统，导致肿瘤细胞因缺血而大量坏死。与传统的抗肿瘤化疗药物相比，VDA 类药物具有如下优势[114]：①安全：VDA 选择性地作用于缺少周细胞覆盖的肿瘤新生血管内皮细胞，而基本不影响正常组织的血管，因此副作用小。②高效：血液循环系统中的 VDA 直接作用于肿瘤血管内皮细胞，VDA 到达作用部位的障碍小；而且，一根肿瘤血管为成百上千个肿瘤细胞供应氧气和养分，VDA 通过阻断单根血管就可以杀死许多肿瘤细胞，放大了药物的抗肿瘤作用。③广谱：无论哪种肿瘤，其新生血管的生物学特性是没有区别的，因此，不同类型的肿瘤可以用同一种 VDA 来治疗；而且，血管内皮细胞的基因很少发生突变，因而 VDA 治疗不易耐药。④与传统放、化疗法互补：肿瘤中心区组织间隙压力较高，其中的肿瘤血管对 VDA 治疗更加敏感，VDA 对肿瘤中心区的杀伤作用更强，而传统的放、化疗法对供氧充足的肿瘤边缘区域更加有效，因此，VDA 治疗与传统的放、化疗法正好互补，非常适合联合运用，以达到对整个肿瘤"全面杀伤"的治疗效果。

VDA 的作用靶点位于肿瘤血管内皮细胞，这与细胞毒化疗药物作用靶点位于肿瘤细胞显著不同。由于纳米药物可以通过静脉给药直接进入血液循环系统，与肿瘤血管壁上的内皮细胞有大量直接接触的机会，因此 VDA 纳米药物可以方便地被靶细胞——肿瘤血管内皮细胞摄取，没有细胞毒化疗纳米药物所存在的实体肿瘤内渗透问题[115, 116]。同时，纳米药物具有的 EPR 效应和瘤内低渗透特性，使 VDA 纳米药物可以富集于肿瘤血管周围，更有利于提高肿瘤血管内皮细胞中 VDA 的浓度，充分发挥血管阻断剂对肿瘤血管的破坏作用，提高治疗效果。

7.4.1　康普瑞汀 A4 高分子键合药

康普瑞汀 A4（Combrestatin A4，CA4）是一种小分子微管蛋白结合类血管阻断剂药物，最早从南非的矮柳树（Combretum caffrum）树皮中分离得到。CA4 通过与血管内皮细胞的微管蛋白秋水仙碱结合位点相结合，使微管解聚、肌动蛋白与微管蛋白分离，血管内皮细胞骨架被破坏，从而导致血管内皮细胞形态改变、血管血流发生阻塞、血管通透性增加、肿瘤组织间隙压力升高、血流灌注下降。这些变化最终导致血管下游的肿瘤细胞因为发生缺血而大面积"饿死"[117-119]。

CA4 的血管阻断作用具有明显的肿瘤选择性，这一选择性作用主要来源于两个方面：①CA4 对于新生成的血管内皮细胞三维形状的影响比较明显，而对于静息状态的内皮细胞则几乎没有影响，后者由于具有成熟的肌动蛋白骨架，能够在微管蛋白解聚时依然保持正常细胞的形状[120]；②CA4 能够通过干扰血管内皮细胞的钙粘蛋白破坏内皮细胞之间的细胞-细胞接触，而这一干扰作用在平滑肌细胞存在时会被抑制，因此缺乏平滑肌细胞和周细胞保护的新生血管和病态血管对于这种作用比较敏感。由于肿瘤组织内大量存在新生血管及缺乏平滑肌细胞和周细胞保护的病态血管，因此，CA4 对于肿瘤具有显著的选择性血管阻断和破坏作用[121]。

尽管机理明确、优势明显，但是 CA4 的水溶性差，难以通过静脉血管直接给药。因此，近年来研究人员设计开发了多种 CA4 的水溶性小分子前药（图 7.11），主要包括康普瑞汀磷酸二钠（Combretastatin A4 phosphate，CA4P）[122]和奥瑞布林（Ombrabulin hydrochloride，AVE8062）[123]，但遗憾的是，它们在 III 期临床试验中都没有达到临床主要终点。所以，截至目前尚没有一种 CA4 小分子前药获得批准正式上市。CA4 小分子前药未能取得预期临床试验效果的原因可以从其作用机理进行分析。CA4 的作用靶点是血管内皮细胞微管蛋白的秋水仙碱结合位点，但是，与秋水仙碱不同，CA4 与之结合的速率非常快，同时解离速率也很快：37℃时，CA4 与秋水仙碱结合位点的结合半衰期为 3.6min，而秋水仙碱则为 405min。这种可逆性的结合提高了 CA4 相较于秋水仙碱的安全性，然而也大大削弱了其作用的持续性。水溶性的 CA4 小分子前药静脉输注后体内半衰期普遍较短（在 I 期临床试验中，CA4P 在 52mg/m² 给药剂量下的分布半衰期 $t1/2\alpha$ 仅为 0.103h，清除半衰期 $t1/2\beta$ 仅为 0.489h），从血管和组织中被快速清除[124]。因此，在经历短暂的血管关闭后，肿瘤血管能够得以恢复，继续为肿瘤的生长提供氧气和养分。这一原因可以基本解释 CA4 小分子前药在单独用药时，无论采用怎样的给药方案都很难达到理想的肿瘤治疗效果的困境。由此可见，开发新的 CA4 前药，维持肿瘤血管内皮细胞内持续的 CA4 药物浓度，是提高 CA4 治疗效果、充分发挥血管阻断剂类药物肿瘤治疗价值的关键突破点。

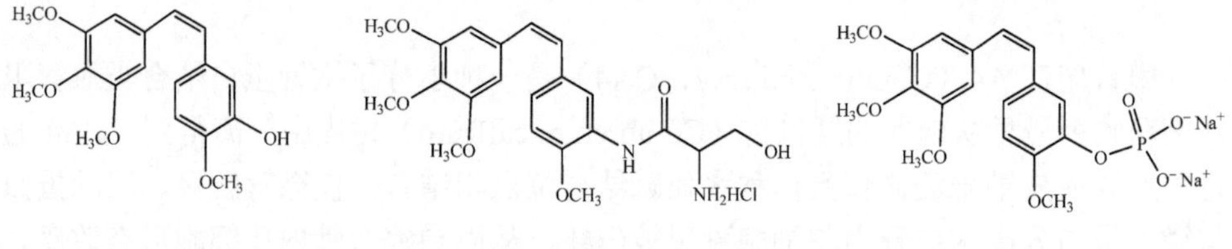

图 7.11　康普瑞汀 A4 及其代表性小分子前药

Liu 等[125]制备了 CA4 的高分子前药聚（L-谷氨酸）接枝聚乙二醇单甲醚/康普瑞汀 A4（PLG-CA4）（图 7.12），PLG-CA4 在水溶液中自组装成为纳米颗粒。由于 PLG-CA4 在实体肿瘤中的组织渗透性低，具有围绕肿瘤血管富集和长时间驻留的特点，因此大幅提高了 CA4 的肿瘤血管靶向能力（图 7.13）。他们比较了相同 CA4 剂量（50mg/kg）下 PLG-CA4 和小分子 CA4P 在小鼠 C26 结肠肿瘤模型中的治疗效果。病理学检查显示，PLG-CA4 治疗在单次注射 72h 后导致持续的血管破裂和肿瘤损伤，这与 CA4P 治疗不同，其在相同剂量下显示肿瘤快速复发。肿瘤抑制实验显示，PLG-CA4 治疗组的肿瘤抑制率为 74%，而相同剂量下 CA4P 组的肿瘤抑制率为 24%。这表明高分子键合策略可以显著提高血管阻断剂 CA4 的疗效。

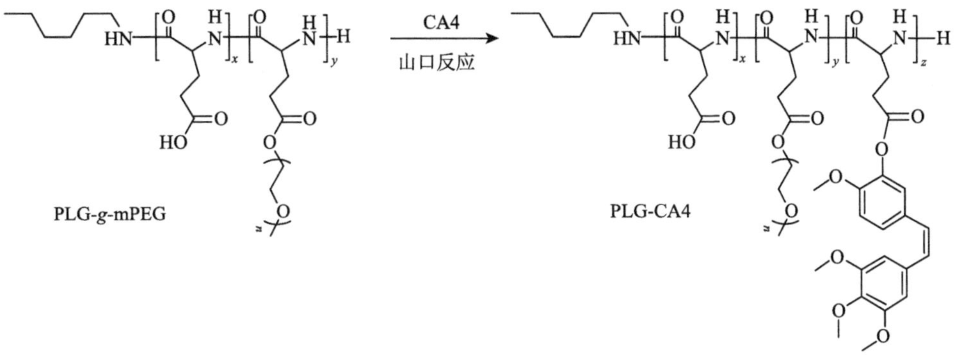

图 7.12 PLG-CA4 的制备[125]

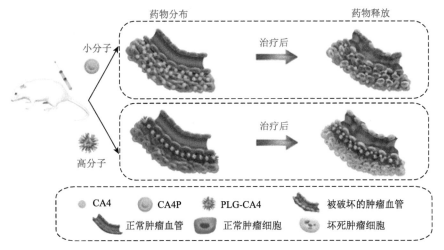

图 7.13 纳米药物 PLG-CA4 通过瘤内低渗透性提高对肿瘤血管靶向性和疗效示意图[125]

7.4.2 血管阻断剂与化疗药物的共载

纳米载体担载小分子化疗药物可以起到降低毒性和增强疗效的作用。通常认为,纳米药物如果能够更好地渗透到肿瘤组织并在肿瘤组织长时间滞留,则可以更好地治疗肿瘤。虽然目前已经有研究者开展了提高纳米药物在实体肿瘤内渗透性的研究,并且发现通过调整纳米颗粒的粒径及其他表面性质可以增强纳米颗粒在肿瘤组织的渗透能力[126-130],但是这些增强是有限的,真正能有效渗透到肿瘤中心区且实用的纳米药物仍然缺乏。在治疗实体肿瘤时,纳米药物往往仅聚集在肿瘤血管周围,只能杀死血管附近的肿瘤细胞,对于远离血管的肿瘤细胞无法有效杀伤,因此难以取得全面的治疗效果。纳米药物在实体肿瘤中渗透性差的原因与肿瘤的异质性和微环境有重要关系[131-134]。首先实体肿瘤具有和正常组织完全不同的血管分布，血管呈侵袭性的向外生长，内部反而缺少血管[135-137]。其次实体肿瘤内部有高的组织间隙液压，使得纳米药物往肿瘤中心区渗透更加困难[1, 42, 138]。因此，在纳米药物仅能够到达肿瘤组织表面的情况下，如何使纳米药物更加全面有效地抑制肿瘤是亟须解决的问题[56]。

　　肿瘤血管对肿瘤的生长有重要的作用。破坏肿瘤血管可以造成肿瘤部位营养缺乏，从而可以有效地抑制肿瘤生长[139]。血管阻断剂通过选择性地破坏肿瘤部位新生血管，切断肿瘤内部血液供给，使肿瘤内部因缺乏营养供给而坏死[139-141]。然而，血管阻断剂只是造成肿瘤内部营养供给缺乏，肿瘤高度血管化的外围处的肿瘤细胞仍然能正常生长。

　　Lv 等[56, 142]提出，即使纳米药物不渗透到肿瘤中心区域，通过血管阻断剂和细胞毒素类药物的共载获得纳米药物，也可能有效地抑制实体肿瘤的生长。在这种共载体系中，不同的药物发挥各自特定的功能，血管阻断剂选择性地破坏肿瘤血管，切断氧气和营养成分的供给，从而"饿死"远离血管的中心区肿瘤细胞，细胞毒素类药物杀死肿瘤边缘区细胞，进而在不进入肿瘤中心区的情况下完全抑制肿瘤（图 7.14）。他们以聚氨基酸材料为基础，制备了乙醇胺改性的聚乙二醇嵌段聚天冬氨酸［mPEG-*b*-P(ASP-EI)］，然后利用 mPEG-*b*-P(ASP-EI)通过酯键键合血管阻断剂 5, 6-二甲基磺醌-4-乙酸（5, 6-dimethylxanthenone-4-acetic acid，DMXAA，ASA404，Vadimezan）得到 DMXAA 的高分子键合药 PAED，进一步利用物理包埋的方法担载阿霉素，获得了共载的纳米药物 DOX-PAED（图 7.15）。

血管阻断剂和细胞毒素类药物共载纳米药物无需肿瘤渗透治疗实体肿瘤

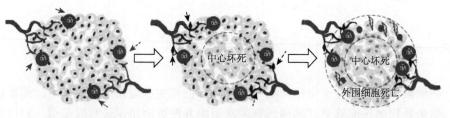

(i)纳米药物选择性地聚集在　　　(ii)释放的血管阻断剂切断血液　　　(iii)细胞毒素类药物杀死外围肿瘤细胞，
　　　肿瘤边缘区　　　　　　　　　　供给，饿死中心区肿瘤细胞　　　　　　　抑制整个肿瘤的生长

 共载纳米药物　　◆ 血管阻断剂　　● 细胞毒素类药物　　 活的肿瘤细胞
　　　　　　　　　　　　　　　　　　　　　　　　　　　　　　　　　　　死的肿瘤细胞

图 7.14　血管阻断剂和细胞毒素类药物共载纳米药物治疗实体瘤作用示意图[142]

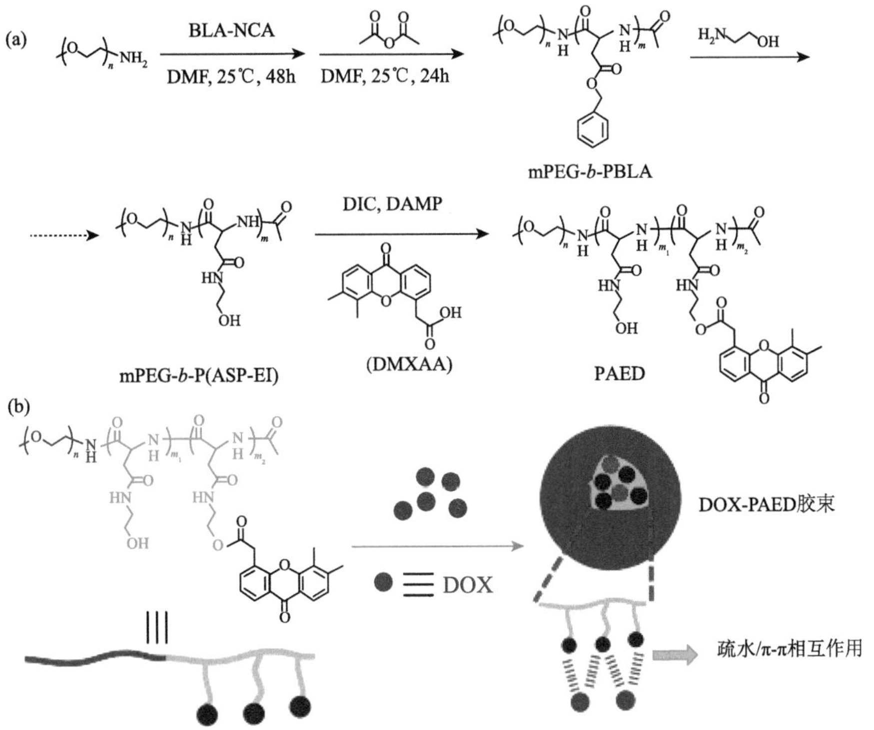

图 7.15　PAED（a）和 DOX-PAED（b）的制备示意图[142]

他们通过小动物活体多光谱光声断层扫描成像（multi-spectral optoacoustic tomography，MSOT）研究了纳米颗粒在肿瘤内部的分布情况，PAED 预先标记光声探针 IR830[143]。如图 7.16（a）所示，尾静脉注射 IR830-PAED 4h 后，IR830 的光声成像信号主要分布在肿瘤边缘。24h 后，IR830-PAED 依旧没有到达肿瘤内部。这说明纳米药物虽然可以通过 EPR 效应富集在肿瘤部位，然而主要集中在高度血管化的肿瘤外围，而极少进入肿瘤中心区。这种情况使得传统的担载小分子化疗药物的纳米药物难以发挥全面效果。即使纳米药物比小分子药物可以得到十倍甚至百倍的肿瘤富集，但是这些纳米药物仅仅作用于肿瘤靠近血管的部位，对于缺少血管的肿瘤内部细胞基本起不到有效的杀伤效果，最终对疗效的提升有限。利用离体激光共聚焦扫描显微镜（confocal laser scanning microscope，CLSM），Lv 等进一步观察了 DOX-PAED 所担载的小分子药物在肿瘤内部的分布，由于阿霉素自带荧光，因此可以直接观察阿霉素的荧光分布来观察释放的小分子的位置。如图 7.16（b）所示，阿霉素的荧光在注射 DOX-PAED 4h 和 24h 后，基本分布在肿瘤边缘，没有有效到达肿瘤中心部位。之所以如此，主要原因可能是其载体主要分布在肿瘤边缘[142]。

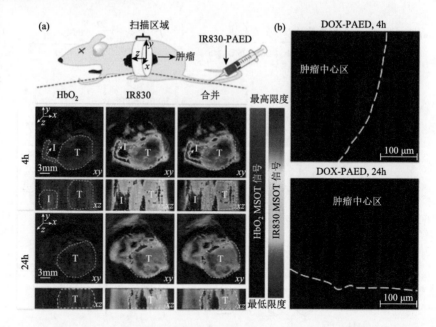

图 7.16 （a）在 MCF-7 荷瘤裸鼠上尾静脉注射 IR830-PAED 4h 和 24h 后的光声成像 MSOT 结果汇总，T 代表肿瘤位置，I 代表肠的位置，HbO_2 信号代表肿瘤部位的供血情况；（b）MCF-7 荷瘤裸鼠尾静脉注射 DOX-PAED 4h 和 24h 后肿瘤部位离体 CLSM 图片，红色为阿霉素荧光[142]

　　在 MCF-7 乳腺癌荷瘤裸鼠上进行的抑瘤实验表明，纯药阿霉素和 DMXAA 显示出一定的抑瘤效果，肿瘤生长抑制率都在 60.8%，PAED 组的肿瘤生长抑制率为 86.1%，相比 DMXAA，PAED 抑瘤效果显著提升，这应当归功于高分子键合策略提高了 DMXAA 在肿瘤部位尤其是高度血管化的肿瘤边缘的分布，而且长时间缓释 DMXAA，使得 PAED 发挥更加长效的血管破坏效果。这也说明利用纳米载体担载血管阻断剂有显著的优势，尤其是在治疗实体肿瘤方面，因为担载血管阻断剂的纳米药物不用考虑肿瘤渗透性的问题，只需在靠近血管的肿瘤边缘富集和滞留就可以使血管阻断剂发挥全面的效果。然而，由于无法杀死血管附近的肿瘤细胞，PAED 治疗组仍然显示出明显的肿瘤生长。抑瘤效果最明显的治疗组为 DOX-PAED，肿瘤生长抑制率达到 95.6%，而且在停药后肿瘤基本不生长。DOX-PAED 具有如此好的抑瘤效果的原因可以归结如下：①通过被动靶向在肿瘤部位的有效富集，并且利用肿瘤特殊的微环境，选择性地蓄积在高度血管化的肿瘤边缘，并由于肿瘤部位淋巴循环系统的缺失在此部位长时间驻留；②通过缓释 DMXAA 对该部位的肿瘤血管造成长效的破坏，大大加重肿瘤中心区细胞的养分供给缺乏，使肿瘤中心区细胞"饿死"；③通过释放的细胞毒素类药物把血管附近的肿瘤细胞杀死，最终全面抑制肿瘤的生长。

7.4.3 血管阻断剂与抗肿瘤纳米药物协同治疗系统

纳米药物虽然可以提高所担载药物的肿瘤靶向能力，但是在临床上其疗效与相应的小分子原药相比却没有显著的提高。纳米药物的瘤内渗透性不足是限制现有纳米药物疗效的瓶颈问题之一。绝大部分纳米药物因为实体肿瘤内部渗透性的限制而分布在边缘区域，在肿瘤中心区域，纳米药物分布很少，其浓度不足以杀死肿瘤细胞，从而导致纳米药物对实体肿瘤的治疗效果与对应的小分子相比没有显著提高。针对这一问题，Song 等提出了血管阻断剂与纳米药物联合使用的"边缘与中心"协同肿瘤治疗策略[144, 145]。

因为纳米药物在实体肿瘤内渗透性差，其在穿过肿瘤血管壁后绝大部分将围绕肿瘤血管分布，而肿瘤边缘区域的血管密度远远高于肿瘤中心区，因此纳米药物主要分布在肿瘤边缘区域。这致使单独使用细胞毒素类纳米药物时，可以较为高效地杀死肿瘤边缘区细胞，但是对于肿瘤中心区，药物浓度是不足的，肿瘤细胞因而得以继续增殖，从而导致单独使用细胞毒素类纳米药物疗效不理想。而血管阻断剂的作用机理与细胞毒素类药物不同，它们通过选择性地破坏肿瘤血管网络，切断血管下游肿瘤细胞的氧气和营养成分供给，使肿瘤"饿死"。然而，单独使用血管阻断剂，肿瘤边缘区域的细胞可以从附近正常组织获取渗透过来的氧气和营养成分，因此，单独使用血管阻断剂不能有效杀死肿瘤边缘区细胞，而只能杀死肿瘤中心区细胞。针对这一问题，Song 等[144]首次提出采用肿瘤"边缘与中心"协同治疗思路，通过血管阻断剂与细胞毒素类纳米药物联用，可以优势互补，杀死全部肿瘤细胞，从而解决纳米药物瘤内渗透性差这一限制疗效的瓶颈问题（图 7.17）。以聚谷氨酸接枝聚乙二醇单甲醚顺铂胶束（CDDP-NPs）为模型细胞毒纳米药物，以光声成像和组织学分析等为手段，Song 等确认 CDDP-NPs 的瘤内分布高度依赖血管，并富集在肿瘤边缘区域。H-E 病理切片分析结果显示，采用 CA4P（一种小分子血管阻断剂）与 CDDP-NPs 联用，静脉给药 72h 后，MDA-MB-435 肿瘤 92.8%区域坏死，这远远高于 CDDP-NPs（15.0%）或者 CA4P（62.2%）单独使用。在体内抑瘤实验中，CA4P 和 CDDP-NPs 联用组在小鼠皮下肿瘤模型上展现了显著的抑制肿瘤生长能力，其肿瘤抑制率达到了 87.5%，与 CA4P 和 CDDP-NPs 单独使用相比有显著的提高。这些说明采用肿瘤"边缘与中心"协同治疗思路，通过血管阻断剂与细胞毒纳米药物联合可以高效治疗实体肿瘤。

"主动靶向"有将抗肿瘤药物选择性地递送到肿瘤部位的潜力，因此受到广大抗肿瘤纳米药物研究人员的广泛关注[145-147]。最常用的"主动靶向"纳米药物的构建方法是[145]：在纳米药物的表面修饰一些"靶头"，这些"靶头"能够与肿

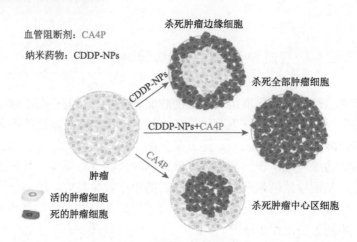

图 7.17 采用肿瘤"边缘与中心"协同治疗思路,通过血管阻断剂与细胞毒纳米药物协同治疗实体肿瘤示意图[144]

瘤细胞表面高表达的受体特异性结合,从而增加肿瘤部位的纳米药物浓度和驻留时间[28, 66, 148-160]。但是,荷瘤小鼠模型和人体临床试验的研究结果都表明,肿瘤具有很高的异质性,不同患者、同一患者不同肿瘤之间的受体表达情况可能大不相同,即使是同一肿瘤,其在疾病发展不同阶段、不同区域的受体表达情况也是不尽相同的,这导致"主动靶向"的真正实现非常困难[161-170]。到目前为止,还没有"主动靶向"的纳米药物取得临床试验成功。针对实体肿瘤异质性降低"主动靶向"效率这一问题,根据血管阻断剂治疗可选择性地触发肿瘤部位出血-凝血级联反应,Song 等[145, 171]提出了一种基于凝血机理的肿瘤主动靶向药物递送新策略:"凝血靶向"(图 7.18)。具体来说,首先给荷瘤小鼠注射血管阻断剂(如DMXAA),选择性地破坏肿瘤血管,引发肿瘤部位发生强烈的出血-凝血级联反应,激活凝血因子 FXIII,使之转变为活化形式的 FXIIIa。与此同时,通过荷瘤小鼠尾静脉注射凝血靶头 GNQEQVSPLTLLKXC(A15)修饰的顺铂纳米药物A15-PGA-NPs,A15 是谷氨酰胺转移酶 FXIIIa 的底物肽,能够通过谷氨酰胺转移反应把 A15-PGA-NPs 交联到凝血反应所形成的凝血块上,实现纳米药物对肿瘤部位的高效靶向。由于血管阻断剂有很好的肿瘤组织选择性,并选择性地在肿瘤部位产生强烈的凝血信号,"凝血靶向"大幅增加了纳米药物在肿瘤部位的选择性富集,正常器官(如心、肝、脾、肺、肾)内药物浓度与"被动靶向"策略相当,只有瘤内药物浓度增加到"被动靶向"的 2.5 倍,是小分子顺铂的 7.5 倍。因为瘤内药物浓度大幅度提高,"凝血靶向"治疗策略的肿瘤抑制率达到了 95.9%,显著高于"被动靶向"和单药治疗。在"凝血靶向"中,凝血靶头与血管阻断剂治疗所新产生的谷氨酰胺转移酶 FXIIIa 作用,有效规避了传统"主动靶向"依赖肿瘤细胞原有自身受体的限制，可以在一定程度上解决实体肿瘤异质性降低"主动靶向"效率的问题，是一种新型的普适性的"主动靶向"药物递送策略。

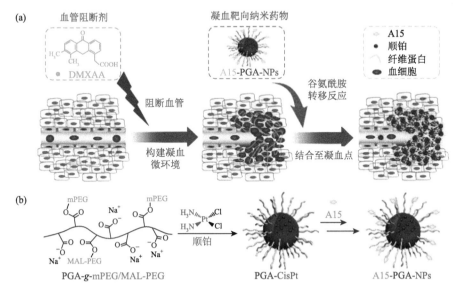

图 7.18　（a）"凝血靶向"原理示意图；（b）"凝血靶向"抗肿瘤高分子纳米药物的制备[171]

参 考 文 献

[1]　Ringsdorf H. Structure and properties of pharmacologically active polymers. Journal of Polymer Science：Polymer Symposia，1975，51：135-153.

[2]　Sanchis J，Canal F，Lucas R，et al. Polymer-drug conjugates for novel molecular targets. Nanomedicine，2010，5：915-935.

[3]　Duncan R. The dawning era of polymer therapeutics. Nature Reviews Drug Discovery，2003，2：347-360.

[4]　Phuong Ha-Lien T，Thao Truong-Dinh T，Toi Van V. Polymer conjugate-based nanomaterials for drug delivery. Journal of Nanoscience and Nanotechnology，2014，14：815-827.

[5]　Greco F，Vicent M J. Polymer-drug conjugates：current status and future trends. Frontiers in Bioscience-Landmark，2008，13：2744-2756.

[6]　Najlah M，D'Emanuele A. Synthesis of dendrimers and drug-dendrimer conjugates for drug delivery. Current Opinion in Drug Discovery & Development，2007，10：756-767.

[7]　Vasir J K，Reddy M K，Labhasetwar V D. Nanosystems in drug targeting：opportunities and challenges. Current Nanoscience，2005，1：47-64.

[8]　Sagnella S M，McCarroll J A，Kavallaris M. Drug delivery：beyond active tumour targeting. Nanomedicine-Nanotechnology Biology and Medicine，2014，10：1131-1137.

[9]　Bottini M，Sacchetti C，Pietroiusti A，et al. Targeted nanodrugs for cancer therapy：prospects and challenges. Journal of Nanoscience and Nanotechnology，2014，14：98-114.

[10] Etrych T, Kovar L, Stroholm J, et al. Biodegradable star HPMA polymer-drug conjugates: biodegradability, distribution and anti-tumor efficacy. Journal of Controlled Release, 2011, 154: 241-248.

[11] Hu X L, Jing X B. Biodegradable amphiphilic polymer-drug conjugate micelles. Expert Opinion on Drug Delivery, 2009, 6: 1079-1090.

[12] Greco F, Vicent M J. Combination therapy: opportunities and challenges for polymer-drug conjugates as anticancer nanomedicines. Advanced Drug Delivery Reviews, 2009, 61: 1203-1213.

[13] Duncan R. Polymer conjugates as anticancer nanomedicines. Nature Reviews Cancer, 2006, 6: 688.

[14] Aranya I, Safirsteina R L. Cisplatin nephrotoxicity. Seminars in Nephrology, 2003, 23: 460-464.

[15] Gomez Campdera F J, Gonzalez P, Carrillo A, et al. Cisplatin nephrotoxicity: symptomatic hypomagnesemia and renal failure. International Journal of Pediatric Nephrology, 1986, 7: 151-152.

[16] Levi F A, Hrushesky W J M, Halberg F, et al. Lethal nephrotoxicity and hematologic toxicity of *cis*-diamminedichloroplatinum ameliorated by optimal circadian timing and hydration. European Journal of Cancer and Clinical Oncology, 1982, 18: 471-477.

[17] Brillet G, Deray G, Jacquiaud C, et al. Long-term renal effect of cisplatin in man. American Journal of Nephrology, 1994, 14: 81-84.

[18] Harrington K J, Lewanski C R, Northcote A D, et al. Phase I-II study of pegylated liposomal cisplatin (SPI-077(TM)) in patients with inoperable head and neck cancer. Annals of Oncology, 2001, 12: 493-496.

[19] Boulikas T. Clinical overview on Lipoplatin(TM): a successful liposomal formulation of cisplatin. Expert Opinion on Investigational Drugs, 2009, 18: 1197-1218.

[20] Uchino H, Matsumura Y, Negishi T, et al. Cisplatin-incorporating polymeric micelles (NC-6004) can reduce nephrotoxicity and neurotoxicity of cisplatin in rats. British Journal of Cancer, 2005, 93: 678-687.

[21] Baba M, Matsumoto Y, Kashio A, et al. Micellization of cisplatin(NC-6004)reduces its ototoxicity in guinea pigs. Journal of Controlled Release, 2012, 157: 112-117.

[22] Nishiyama N, Okazaki S, Cabral H, et al. Novel cisplatin-incorporated polymeric micelles can eradicate solid tumors in mice. Cancer Research, 2003, 63: 8977-8983.

[23] Huang Y, Tang Z H, Zhang X L, et al. pH-triggered charge-reversal polypeptide nanoparticles for cisplatin delivery: preparation and *in vitro* evaluation. Biomacromolecules, 2013, 14: 2023-2032.

[24] Peer D, Karp J M, Hong S, et al. Nanocarriers as an emerging platform for cancer therapy. Nature Nanotechnology, 2007, 2: 751-760.

[25] Davis M E, Shin D M. Nanoparticle therapeutics: an emerging treatment modality for cancer. Nature Reviews Drug Discovery, 2008, 7: 771-782.

[26] Sun Q H, Radosz M, Shen Y Q. Challenges in design of translational nanocarriers. Journal of Controlled Release, 2012, 164: 156-169.

[27] Zhang X Q, Xu X, Bertrand N, et al. Interactions of nanomaterials and biological systems: implications to personalized nanomedicine. Advanced Drug Delivery Reviews, 2012, 64: 1363-1384.

[28] Lv S X, Tang Z H, Li M Q, et al. Co-delivery of doxorubicin and paclitaxel by PEG-polypeptide nanovehicle for the treatment of non-small cell lung cancer. Biomaterials, 2014, 35: 6118-6129.

[29] Yokoyama M, Okano T, Sakurai Y, et al. Introduction of cisplatin into polymeric micelle. Journal of Controlled Release, 1996, 39: 351-356.

[30] Avgoustakis K, Beletsi A, Panagi Z, et al. PLGA-mPEG nanoparticles of cisplatin: *in vitro* nanoparticle degradation, *in vitro* drug release and *in vivo* drug residence in blood properties. Journal of Controlled Release,

2002，79：123-135.

[31] Mattheolabakis G，Taoufik E，Haralambous S，et al. *In vivo* investigation of tolerance and antitumor activity of cisplatin-loaded PLGA-mPEG nanoparticles. European Journal of Pharmaceutics and Biopharmaceutics，2009，71：190-195.

[32] Matsumura Y，Kataoka K. Preclinical and clinical studies of anticancer agent-incorporating polymer micelles. Cancer Science，2009，100：572-579.

[33] Dhar S，Gu F X，Langer R，et al. Targeted delivery of cisplatin to prostate cancer cells by aptamer functionalized Pt(IV) prodrug-PLGA-PEG nanoparticles. Proceedings of the National Academy of Sciences of the United States of America，2008，105：17356-17361.

[34] Nishiyama N，Yokoyama M，Aoyagi T，et al. Preparation and characterization of self-assembled polymer-metal complex micelle from *cis*-dichlorodiammineplatinum(Ⅱ) and poly(ethylene glycol)-poly(α, β-aspartic acid) block copolymer in an aqueous medium. Langmuir，1999，15：377-383.

[35] Xiong Y R，Jiang W W，Shen Y，et al. A poly(γ, L-glutamic acid)-citric acid based nanoconjugate for cisplatin delivery. Biomaterials，2012，33：7182-7193.

[36] Song W T，Li M Q，Tang Z H，et al. Methoxypoly(ethylene glycol)-block-poly(L-glutamic acid)-loaded cisplatin and a combination with iRGD for the treatment of non-small-cell lung cancers. Macromolecular Bioscience，2012，12：1514-1523.

[37] Wilson R，Plummer R，Adam J，et al. Phase I and pharmacokinetic study of NC-6004, a new platinum entity of cisplatin-conjugated polymer forming micelles. Journal of Clinical Oncology，2008，26：2573.

[38] Plummer R，Wilson R，Calvert H，et al. A Phase I clinical study of cisplatin-incorporated polymeric micelles (NC-6004) in patients with solid tumours. British Journal of Cancer，2011，104：593-598.

[39] Yu H Y，Tang Z H，Zhang D W，et al. Pharmacokinetics，biodistribution and *in vivo* efficacy of cisplatin loaded poly(L-glutamic acid)-g-methoxy poly(ethylene glycol) complex nanoparticles for tumor therapy. Journal of Controlled Release，2015，205：89-97.

[40] Yu H Y，Tang Z H，Li M Q，et al. Cisplatin loaded poly(L-glutamic acid)-g-methoxy poly(ethylene glycol) complex nanoparticles for potential cancer therapy：preparation，*in vitro* and *in vivo* evaluation. Journal of Biomedical Nanotechnology，2016，12：69-78.

[41] Bae Y H，Park K. Targeted drug delivery to tumors：myths，reality and possibility. Journal of Controlled Release，2011，153：198-205.

[42] Danhier F，Feron O，Preat V. To exploit the tumor microenvironment：passive and active tumor targeting of nanocarriers for anti-cancer drug delivery. Journal of Controlled Release，2010，148：135-146.

[43] Shi C S，Yu H Y，Sun D J，et al. Cisplatin-loaded polymeric nanoparticles：characterization and potential exploitation for the treatment of non-small cell lung carcinoma. Acta Biomaterialia，2015，18：68-76.

[44] 宋万通. 基于生物可降解高分子的抗肿瘤药物纳米输送体系的设计与应用. 长春：中国科学院长春应用化学研究所，2013.

[45] Nukolova N V，Oberoi H S，Zhao Y，et al. LHRH-targeted nanogels as a delivery system for cisplatin to ovarian cancer. Molecular Pharmaceutics，2013，10：3913-3921.

[46] Wang R，Hu X，Yue J，et al. Luteinizing-hormone-releasing-hormone-containing biodegradable polymer micelles for enhanced intracellular drug delivery. Journal of Materials Chemistry B，2013，1：293-301.

[47] Wiradharma N，Zhang Y，Venkataraman S，et al. Self-assembled polymer nanostructures for delivery of anticancer therapeutics. Nano Today，2009，4：302-317.

[48] 李明强. 阿霉素和顺铂高分子纳米药物的制备及其抗肿瘤研究. 长春：中国科学院长春应用化学研究所，2014.

[49] Ruoslahti E，Pierschbacher M. New perspectives in cell adhesion：RGD and integrins. Science，1987，238：491-497.

[50] Haubner R，Gratias R，Diefenbach B，et al. Structural and functional aspects of RGD-containing cyclic pentapeptides as highly potent and selective integrin $\alpha_v\beta_3$ antagonists. Journal of the American Chemical Society，1996，118：7461-7472.

[51] Kapp T G，Rechenmacher F，Neubauer S，et al. A comprehensive evaluation of the activity and selectivity profile of ligands for RGD-binding integrins. Scientific Reports，2017，7：39805.

[52] Pike D B，Ghandehari H. HPMA copolymer-cyclic RGD conjugates for tumor targeting. Advanced Drug Delivery Reviews，2010，62：167-183.

[53] Murphy E A，Majeti B K，Barnes L A，et al. Nanoparticle-mediated drug delivery to tumor vasculature suppresses metastasis. Proceedings of the National Academy of Sciences of the United States of America，2008，105：9343-9348.

[54] Yang T，Wang Y，Li Z，et al. Targeted delivery of a combination therapy consisting of combretastatin A4 and low-dose doxorubicin against tumor neovasculature. Nanomedicine：Nanotechnology，Biology and Medicine，2012，8：81-92.

[55] Song W，Tang Z，Zhang D，et al. Anti-tumor efficacy of c(RGDfK)-decorated polypeptide-based micelles co-loaded with docetaxel and cisplatin. Biomaterials，2014，35：3005-3014.

[56] 吕世贤. 基于聚氨基酸的高分子纳米载药体系的设计及其抗肿瘤研究. 长春：中国科学院长春应用化学研究所，2016.

[57] Thambi T，Deepagan V G，Yoon H Y，et al. Hypoxia-responsive polymeric nanoparticles for tumor-targeted drug delivery. Biomaterials，2014，35：1735-1743.

[58] van Sluis R，Bhujwalla Z M，Raghunand N，et al. *In vivo* imaging of extracellular pH using ^{1}H MRSI. Magnetic Resonance in Medicine，1999，41：743-750.

[59] Leeper D B，Engin K，Thistlethwaite A J，et al. Human tumor extracellular pH as a function of blood-glucose concentration. International Journal of Radiation Oncology Biology Physics，1994，28：935-943.

[60] Ojugo A S E，McSheehy P M J，McIntyre D J O，et al. Measurement of the extracellular pH of solid tumours in mice by magnetic resonance spectroscopy：a comparison of exogenous F-19 and P-31 probes. NMR in Biomedicine，1999，12：495-504.

[61] Yoon S R，Yang H M，Park C W，et al. Charge-conversional poly(amino acid)s derivatives as a drug delivery carrier in response to the tumor environment. Journal of Biomedical Materials Research Part A，2012，100A：2027-2033.

[62] Pittella F，Miyata K，Maeda Y，et al. Pancreatic cancer therapy by systemic administration of VEGF siRNA contained in calcium phosphate/charge-conversional polymer hybrid nanoparticles. Journal of Controlled Release，2012，161：868-874.

[63] 徐玉笛，马胜，汤朝晖. 缩醛化葡聚糖的制备及其酸响应性. 功能高分子学报，2019，32：633-639.

[64] Du J Z，Du X J，Mao C Q，et al. Tailor-made dual pH-sensitive polymer-doxorubicin nanoparticles for efficient anticancer drug delivery. Journal of the American Chemical Society，2011，133：17560-17563.

[65] Du J Z，Mao C Q，Yuan Y Y，et al. Tumor extracellular acidity-activated nanoparticles as drug delivery systems for enhanced cancer therapy. Biotechnology Advances，2014，32：789-803.

[66] Wang K，Luo G F，Liu Y，et al. Redox-sensitive shell cross-linked PEG-polypeptide hybrid micelles for controlled drug release. Polymer Chemistry，2012，3：1084-1090.

[67] Mieyal J J，Gallogly M M，Qanungo S，et al. Molecular mechanisms and clinical implications of reversible protein S-glutathionylation. Antioxid Redox Signal，2008，10：1941-1988.

[68] Hu X L，Hu J M，Tian J，et al. Polyprodrug amphiphiles：hierarchical assemblies for shape-regulated cellular internalization，trafficking，and drug delivery. Journal of the American Chemical Society，2013，135：17617-17629.

[69] Li X Q，Wen H Y，Dong H Q，et al. Self-assembling nanomicelles of a novel camptothecin prodrug engineered with a redox-responsive release mechanism. Chemical Communications，2011，47：8647-8649.

[70] Austin C D，Wen X，Gazzard L，et al. Oxidizing potential of endosomes and lysosomes limits intracellular cleavage of disulfide-based antibody-drug conjugates. Proceedings of the National Academy of Sciences of the United States of America，2005，102：17987-17992.

[71] Wang Y C，Wang F，Sun T M，et al. Redox-responsive nanoparticles from the single disulfide bond-bridged block copolymer as drug carriers for overcoming multidrug resistance in cancer cells. Bioconjugate Chemistry，2011，22：1939-1945.

[72] Albright C F，Graciani N，Han W，et al. Matrix metalloproteinase-activated doxorubicin prodrugs inhibit HT1080 xenograft growth better than doxorubicin with less toxicity. Molecular Cancer Therapeutics，2005，4：751-760.

[73] Liang L，Lin S W，Dai W，et al. Novel cathepsin B-sensitive paclitaxel conjugate：higher water solubility，better efficacy and lower toxicity. Journal of Controlled Release，2012，160：618-629.

[74] Jin H Y，He Y Z，Zhao P F，et al. Targeting lipid metabolism to overcome EMT-associated drug resistance via integrin β3/FAK pathway and tumor-associated macrophage repolarization using legumain-activatable delivery. Theranostics，2019，9：265-278.

[75] 范迪，宋艳志，邓意辉. 紫杉烷及其胶束制剂的历史与发展. 中国药剂学杂志（网络版），2015，2：63-76.

[76] Nemunaitis J，Cunningham C，Senzer N，et al. Phase I study of CT-2103，a polymer-conjugated paclitaxel，and carboplatin in patients with advanced solid tumors. Cancer Investigation，2005，23：671-676.

[77] Xie Z G，Guan H L，Chen X S，et al. A novel polymer-paclitaxel conjugate based on amphiphilic triblock copolymer. Journal of Controlled Release，2007，117：210-216.

[78] Lv S X，Tang Z H，Zhang D W，et al. Well-defined polymer-drug conjugate engineered with redox and pH-sensitive release mechanism for efficient delivery of paclitaxel. Journal of Controlled Release，2014，194：220-227.

[79] Tacar O，Sriamornsak P，Dass C R. Doxorubicin：an update on anticancer molecular action，toxicity and novel drug delivery systems. Journal of Pharmacy and Pharmacology，2013，65：157-170.

[80] Li Q，Lv S X，Tang Z H，et al. A co-delivery system based on paclitaxel grafted mPEG-*b*-PLG loaded with doxorubicin：preparation，*in vitro* and *in vivo* evaluation. International Journal of Pharmaceutics，2014，471：412-420.

[81] Matsumura Y，Maeda H. A new concept for macromolecular therapeutics in cancer chemotherapy：mechanism of tumoritropic accumulation of proteins and the antitumor agent smancs. Cancer Research，1986，46：6387-6392.

[82] Maeda H，Tsukigawa K，Fang J. A retrospective 30 years after discovery of the enhanced permeability and retention effect of solid tumors：next-generation chemotherapeutics and photodynamic therapy—problems，solutions，and prospects. Microcirculation，2016，23：173-182.

[83] Li M Q，Tang Z H，Zhang D W，et al. Doxorubicin-loaded polysaccharide nanoparticles suppress the growth of murine colorectal carcinoma and inhibit the metastasis of murine mammary carcinoma in rodent models.

Biomaterials，2015，51：161-172.

[84] Tang Z H，He C L，Tian H Y，et al. Polymeric nanostructured materials for biomedical applications. Progress in Polymer Science，2016，60：86-128.

[85] Qiu L P，Hu Q，Cheng L，et al. cRGDyK modified pH responsive nanoparticles for specific intracellular delivery of doxorubicin. Acta Biomaterialia，2016，30：285-298.

[86] Hu W，Qiu L P，Cheng L，et al. Redox and pH dual responsive poly(amidoamine)dendrimer-poly(ethylene glycol) conjugates for intracellular delivery of doxorubicin. Acta Biomaterialia，2016，36：241-253.

[87] Maeda H. Toward a full understanding of the EPR effect in primary and metastatic tumors as well as issues related to its heterogeneity. Advanced Drug Delivery Reviews，2015，91：3-6.

[88] Jiang J，Shen N，Ci T Y，et al. Combretastatin A4 nanodrug-induced MMP9 amplification boosts tumor-selective release of doxorubicin prodrug. Advanced Materials，2019，31：1904278.

[89] Ruan S B，Yuan M Q，Zhang L，et al. Tumor microenvironment sensitive doxorubicin delivery and release to glioma using angiopep-2 decorated gold nanoparticles. Biomaterials，2015，37：425-435.

[90] Li J G，Li X M，Pei M L，et al. Acid-labile anhydride-linked doxorubicin-doxorubicin dimer nanoparticles as drug self-delivery system with minimized premature drug leakage and enhanced anti-tumor efficacy. Colloids and Surfaces B：Biointerfaces，2020，192：111064.

[91] Wang K，Zhang X F，Liu Y，et al. Tumor penetrability and anti-angiogenesis using iRGD-mediated delivery of doxorubicin-polymer conjugates. Biomaterials，2014，35：8735-8747.

[92] Jia Z F，Wong L J，Davis T P，et al. One-pot conversion of RAFT-generated multifunctional block copolymers of HPMA to doxorubicin conjugated acid- and reductant-sensitive crosslinked micelles. Biomacromolecules，2008，9：3106-3113.

[93] Mansour A M，Drevs J，Esser N，et al. A new approach for the treatment of malignant melanoma：enhanced antitumor efficacy of an albumin-binding doxorubicin prodrug that is cleaved by matrix metalloproteinase 2. Cancer Research，2003，63：4062-4066.

[94] Banerjee S，Todkar K，Chate G，et al. Prodrug Conjugate Strategies in Targeted Anticancer Drug Delivery Systems. Targeted Drug Delivery：Concepts and Design. Berlin：Springer，2015.

[95] DiPaola R S，Rinehart J，Nemunaitis J，et al. Characterization of a novel prostate-specific antigen-activated peptide-doxorubicin conjugate in patients with prostate cancer. Journal of Clinical Oncology，2002，20：1874-1879.

[96] Zhu L，Wang T，Perche F，et al. Enhanced anticancer activity of nanopreparation containing an MMP2-sensitive PEG-drug conjugate and cell-penetrating moiety. Proceedings of the National Academy of Sciences，2013，110：17047-17052.

[97] Chen W H，Luo G F，Lei Q，et al. MMP-2 responsive polymeric micelles for cancer-targeted intracellular drug delivery. Chemical Communications，2015，51：465-468.

[98] Liu Z，Xiong M，Gong J B，et al. Legumain protease-activated TAT-liposome cargo for targeting tumours and their microenvironment. Nature Communications，2014，5：4280.

[99] Chen J M，Dando P M，Rawlings N D，et al. Cloning，isolation，and characterization of mammalian legumain，an asparaginyl endopeptidase. Journal of Biological Chemistry，1997，272：8090-8098.

[100] Lin Y Y，Wei C Y，Liu Y，et al. Selective ablation of tumor-associated macrophages suppresses metastasis and angiogenesis. Cancer Science，2013，104：1217-1225.

[101] Liu C，Sun C Z，Huang H N，et al. Overexpression of legumain in tumors is significant for invasion/metastasis and a candidate enzymatic target for prodrug therapy. Cancer Research，2003，63：2957-2964.

[102] Haugen M H, Boye K, Nesland J M, et al. High expression of the cysteine proteinase legumain in colorectal cancer: implications for therapeutic targeting. European Journal of Cancer, 2015, 51: 9-17.

[103] Gawenda J, Traub F, Lück H J, et al. Legumain expression as a prognostic factor in breast cancer patients. Breast Cancer Research and Treatment, 2007, 102: 1-6.

[104] Wang L, Chen S, Zhang M, et al. Legumain: a biomarker for diagnosis and prognosis of human ovarian cancer. Journal of Cellular Biochemistry, 2012, 113: 2679-2686.

[105] Ohno Y, Nakashima J, Izumi M, et al. Association of legumain expression pattern with prostate cancer invasiveness and aggressiveness. World Journal of Urology, 2013, 31: 359-364.

[106] Sandberg A, Lindell G, Källström B N, et al. Tumor proteomics by multivariate analysis on individual pathway data for characterization of vulvar cancer phenotypes. Molecular & Cellular Proteomics, 2012, 11: M112.016998.

[107] Murthy R V, Arbman G, Gao J, et al. Legumain expression in relation to clinicopathologic and biological variables in colorectal cancer. Clinical Cancer Research, 2005, 11: 2293-2299.

[108] Li N, Liu Q L, Su Q, et al. Effects of legumain as a potential prognostic factor on gastric cancers. Medical Oncology, 2013, 30: 1-12.

[109] Zhou H C, Sun H, Lv S X, et al. Legumain-cleavable 4-arm poly(ethylene glycol)-doxorubicin conjugate for tumor specific delivery and release. Acta Biomaterialia, 2017, 54: 227-238.

[110] Cook K M, Figg W D. Angiogenesis inhibitors: current strategies and future prospects. CA: A Cancer Journal for Clinicians, 2010, 60: 222-243.

[111] Lippert J W. Vascular disrupting agents. Bioorganic & Medicinal Chemistry, 2007, 15: 605-615.

[112] Tozer G M, Kanthou C, Baguley B C. Disrupting tumour blood vessels. Nature Reviews Cancer, 2005, 5: 423.

[113] Denekamp J, Hill S A, Hobson B. Vascular occlusion and tumour cell death. European Journal of Cancer and Clinical Oncology, 1983, 19: 271-275.

[114] 蔡于琛, 邹永, 冼励坚. 小分子血管阻断剂抗肿瘤研究进展. 药学学报, 2010, 45: 283-288.

[115] Sun Q H, Sun X R, Ma X P, et al. Integration of nanoassembly functions for an effective delivery cascade for cancer drugs. Advanced Materials, 2014, 26: 7615-7621.

[116] Lee H, Fonge H, Hoang B, et al. The effects of particle size and molecular targeting on the intratumoral and subcellular distribution of polymeric nanoparticles. Molecular Pharmaceutics, 2010, 7: 1195-1208.

[117] Tozer G M, Prise V E, Wilson J, et al. Combretastatin A-4 phosphate as a tumor vascular-targeting agent: early effects in tumors and normal tissues. Cancer Research, 1999, 59: 1626-1634.

[118] Tozer G M, Prise V E, Wilson J, et al. Mechanisms associated with tumor vascular shut-down induced by combretastatin A-4 phosphate: intravital microscopy and measurement of vascular permeability. Cancer Research, 2001, 61: 6413-6422.

[119] Rich L J, Seshadri M. Photoacoustic imaging of vascular hemodynamics: validation with blood oxygenation level—dependent MR imaging. Radiology, 2015, 275: 110-118.

[120] Galbraith S M, Chaplin D J, Lee F, et al. Effects of combretastatin A4 phosphate on endothelial cell morphology in vitro and relationship to tumour vascular targeting activity in vivo. Anticancer Research, 2001, 21: 93-102.

[121] Vincent L, Kermani P, Young L M, et al. Combretastatin A4 phosphate induces rapid regression of tumor neovessels and growth through interference with vascular endothelial-cadherin signaling. Journal of Clinical Investigation, 2005, 115: 2992-3006.

[122] Siemann D W, Chaplin D J, Walicke P A. A review and update of the current status of the vasculature-disabling agent combretastatin-A4 phosphate（CA4P）. Expert Opinion on Investigational Drugs, 2009, 18: 189-197.

[123] Delmonte A, Sessa C. AVE8062: a new combretastatin derivative vascular disrupting agent. Expert Opinion on Investigational Drugs, 2009, 18: 1541-1548.

[124] Rustin G J S, Galbraith S M, Anderson H, et al. Phase I clinical trial of weekly combretastatin A4 phosphate: clinical and pharmacokinetic results. Journal of Clinical Oncology, 2003, 21: 2815-2822.

[125] Liu T, Zhang D, Song W, et al. A poly(L-glutamic acid)-combretastatin A4 conjugate for solid tumor therapy: markedly improved therapeutic efficiency through its low tissue penetration in solid tumor. Acta Biomaterialia, 2017, 53: 179-189.

[126] Cabral H, Matsumoto Y, Mizuno K, et al. Accumulation of sub-100 nm polymeric micelles in poorly permeable tumours depends on size. Nature Nanotechnology, 2011, 6: 815-823.

[127] Zhang Y R, Lin R, Li H J, et al. Strategies to improve tumor penetration of nanomedicines through nanoparticle design. WIREs Nanomedicine and Nanobiotechnology, 2019, 11: e1519.

[128] Tang L, Yang X J, Yin Q, et al. Investigating the optimal size of anticancer nanomedicine. Proceedings of the National Academy of Sciences of the United States of America, 2014, 111: 15344-15349.

[129] Tang L, Cheng J J. Nonporous silica nanoparticles for nanomedicine application. Nano Today, 2013, 8: 290-312.

[130] Tang L, Fan T M, Borst L B, et al. Synthesis and biological response of size-specific, monodisperse drug-silica nanoconjugates. ACS Nano, 2012, 6: 3954-3966.

[131] Whiteside T L. The tumor microenvironment and its role in promoting tumor growth. Oncogene, 2008, 27: 5904-5912.

[132] Liotta L A, Kohn E C. The microenvironment of the tumour-host interface. Nature, 2001, 411: 375-379.

[133] Fukumura D, Jain R K. Tumor microvasculature and microenvironment: targets for anti-angiogenesis and normalization. Microvascular Research, 2007, 74: 72-84.

[134] Sheth R A, Hesketh R, Kong D S, et al. Barriers to drug delivery in interventional oncology. Journal of Vascular and Interventional Radiology, 2013, 24: 1201-1207.

[135] Baish J W, Stylianopoulos T, Lanning R M, et al. Scaling rules for diffusive drug delivery in tumor and normal tissues. Proceedings of the National Academy of Sciences of the United States of America, 2011, 108: 1799-1803.

[136] Holash J, Wiegand S J, Yancopoulos G D. New model of tumor angiogenesis: dynamic balance between vessel regression and growth mediated by angiopoietins and VEGF. Oncogene, 1999, 18: 5356-5362.

[137] Graff B A, Benjaminsen I C, Brurberg K G, et al. Comparison of tumor blood perfusion assessed by dynamic contrast-enhanced MRI with tumor blood supply assessed by invasive imaging. Journal of Magnetic Resonance Imaging, 2005, 21: 272-281.

[138] Nichols J W, Bae Y H. EPR: evidence and fallacy. Journal of Controlled Release, 2014, 190: 451-464.

[139] Siemann D W. The unique characteristics of tumor vasculature and preclinical evidence for its selective disruption by tumor-vascular disrupting agents. Cancer Treatment Reviews, 2011, 37: 63-74.

[140] Rustin G J, Bradley C, Galbraith S, et al. 5, 6-dimethylxanthenone-4-acetic acid (DMXAA), a novel antivascular agent: phase I clinical and pharmacokinetic study. British Journal of Cancer, 2003, 88: 1160-1167.

[141] Liu Z L, Tang Z H, Zhang D W, et al. A novel GSH responsive poly(alpha-lipoic acid) nanocarrier bonding with the honokiol-DMXAA conjugate for combination therapy. Science China Materials, 2020, 63: 307-315.

[142] Lv S X, Tang Z H, Song W T, et al. Inhibiting solid tumor growth *in vivo* by non-tumor-penetrating nanomedicine. Small, 2017, 13: 1600954.

[143] Niu Y W, Song W T, Zhang D W, et al. Functional computer-to-plate near-infrared absorbers as highly efficient photoacoustic dyes. Acta Biomaterialia, 2016, 43: 262-268.

[144] Song W T, Tang Z H, Zhang D W, et al. Coadministration of vascular disrupting agents and nanomedicines to eradicate tumors from peripheral and central regions. Small, 2015, 11: 3755-3761.

[145] 汤朝晖, 陈学思. 聚谷氨酸接枝聚乙二醇抗肿瘤药物靶向输送系统. 高分子学报, 2019, 50: 543-552.

[146] Dreaden E C, Morton S W, Shopsowitz K E, et al. Bimodal tumor-targeting from microenvironment responsive hyaluronan layer-by-layer (LbL) nanoparticles. ACS Nano, 2014, 8: 8374-8382.

[147] Dharap S, Wang Y, Chandna P, et al. Tumor-specific targeting of an anticancer drug delivery system by LHRH peptide. Proceedings of the National Academy of Sciences of the United States of America, 2005, 102: 12962-12967.

[148] Yang L X, Xiao H H, Yan L S, et al. Lactose targeting oxaliplatin prodrug loaded micelles for more effective chemotherapy of hepatocellular carcinoma. Journal of Materials Chemistry B, 2014, 2: 2097-2106.

[149] Kawakami S, Hashida M. Glycosylation-mediated targeting of carriers. Journal of Controlled Release, 2014, 190: 542-555.

[150] Neutsch L, Wirth E M, Spijker S, et al. Synergistic targeting/prodrug strategies for intravesical drug delivery: Lectin-modified PLGA microparticles enhance cytotoxicity of stearoyl gemcitabine by contact-dependent transfer. Journal of Controlled Release, 2013, 169: 62-72.

[151] Porta F, Lamers G E M, Morrhayim J, et al. Folic acid-modified mesoporous silica nanoparticles for cellular and nuclear targeted drug delivery. Advanced Healthcare Materials, 2013, 2: 281-286.

[152] Yang Z, Lee J H, Jeon H M, et al. Folate-based near-infrared fluorescent theranostic gemcitabine delivery. Journal of the American Chemical Society, 2013, 135: 11657-11662.

[153] Kunjachan S, Pola R, Gremse F, et al. Passive versus active tumor targeting using RGD- and NGR-modified polymeric nanomedicines. Nano Letters, 2014, 14: 972-981.

[154] Smith B R, Zavaleta C, Rosenberg J, et al. High-resolution, serial intravital microscopic imaging of nanoparticle delivery and targeting in a small animal tumor model. Nano Today, 2013, 8: 126-137.

[155] Ruiz-Rodriguez J, Miguel M, Preciado S, et al. Polythiazole linkers as functional rigid connectors: a new RGD cyclopeptide with enhanced integrin selectivity. Chemical Science, 2014, 5: 3929-3935.

[156] Chen F, Hong H, Zhang Y, et al. In vivo tumor targeting and image-guided drug delivery with antibody-conjugated, radiolabeled mesoporous silica nanoparticles. ACS Nano, 2013, 7: 9027-9039.

[157] Ding M M, Song N J, He X L, et al. Toward the next-generation nanomedicines: design of multifunctional multiblock polyurethanes for effective cancer treatment. ACS Nano, 2013, 7: 1918-1928.

[158] Xu W J, Siddiqui I A, Nihal M, et al. Aptamer-conjugated and doxorubicin-loaded unimolecular micelles for targeted therapy of prostate cancer. Biomaterials, 2013, 34: 5244-5253.

[159] Wang R W, Zhu G Z, Mei L, et al. Automated modular synthesis of aptamer-drug conjugates for targeted drug delivery. Journal of the American Chemical Society, 2014, 136: 2731-2734.

[160] Lao Y H, Phua K K L, Leong K W. Aptamer nanomedicine for cancer therapeutics: barriers and potential for translation. ACS Nano, 2015, 9: 2235-2254.

[161] Li J, Chen Y C, Tseng Y C, et al. Biodegradable calcium phosphate nanoparticle with lipid coating for systemic siRNA delivery. Journal of Controlled Release, 2010, 142: 416-421.

[162] Völker P, Gründker C, Schmidt O, et al. Expression of receptors for luteinizing hormone-releasing hormone in human ovarian and endometrial cancers: frequency, autoregulation, and correlation with direct antiproliferative activity of luteinizing hormone-releasing hormone analogues. American Journal of Obstetrics and Gynecology, 2002, 186: 171-179.

[163] Rajasekaran A K, Anilkumar G, Christiansen J J. Is prostate-specific membrane antigen a multifunctional protein?

American Journal of Physiology Cell Physiology，2005，288：C975-C981.

[164] Felding-Habermann B，Mueller B M，Romerdahl C A，et al. Involvement of integrin alpha V gene expression in human melanoma tumorigenicity. Journal of Clinical Investigation，1992，89：2018-2022.

[165] Salazar M A，Ratnam M. The folate receptor：what does it promise in tissue-targeted therapeutics? Cancer and Metastasis Reviews，2007，26：141-152.

[166] Cobleigh M A，Vogel C L，Tripathy D，et al. Multinational study of the efficacy and safety of humanized anti-HER2 monoclonal antibody in women who have HER2-overexpressing metastatic breast cancer that has progressed after chemotherapy for metastatic disease. Journal of Clinical Oncology，1999，17：2639.

[167] Bedard P L，Hansen A R，Ratain M J，et al. Tumour heterogeneity in the clinic. Nature，2013，501：355-364.

[168] Junttila M R，de Sauvage F J. Influence of tumour micro-environment heterogeneity on therapeutic response. Nature，2013，501：346-354.

[169] Ruoslahti E，Bhatia S N，Sailor M J. Targeting of drugs and nanoparticles to tumors. The Journal of Cell Biology，2010，188：759-768.

[170] Marusyk A，Almendro V，Polyak K. Intra-tumour heterogeneity：a looking glass for cancer? Nature Reviews Cancer，2012，12：323-334.

[171] Song W T，Tang Z H，Zhang D W，et al. A cooperative polymeric platform for tumor-targeted drug delivery. Chemical Science，2016，7：728-736.

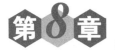

高分子基因载体

8.1 引言

基因治疗（gene therapy）是指将外源基因转入靶细胞以纠正或补偿因基因缺陷或异常而导致的疾病，从而实现治疗目的[1]。目前，基因治疗作为一种新兴的生物治疗方法，已在科学研究和临床试验中广泛采用，为多种疑难疾病的治疗带来了新的希望[2]。基因治疗所用的治疗基因主要有质粒 DNA（pDNA）、信使 RNA（mRNA）、干扰小 RNA（siRNA）或微 RNA（miRNA）等，其中 pDNA 需要进入细胞核内转录后才能实现基因的有效表达，而 RNA 的作用部位则在细胞质。由此可知，外源性的治疗基因需进入细胞内才能发挥其治疗作用[3]。因此，基因治疗的关键在于如何将目的基因有效地由体外传输到体内特定靶细胞中并在胞内发挥基因治疗的作用。

治疗基因在体内应用过程中面临着重重障碍和困境，包括核酸酶的降解、免疫系统的清除等。为了克服这些障碍，研究者设计开发了有效的基因传输载体来压缩和保护治疗基因，实现基因的体内运输和靶细胞内转运，提高基因治疗效率。因此，开发新型有效的基因载体成为基因治疗研究领域的重点。

基因载体目前分为病毒基因载体和非病毒基因载体两大类[4]。常见的病毒基因载体主要有慢病毒、腺病毒、逆转录病毒和单纯疱疹病毒等。病毒基因载体是目前应用最多、转染效率最高的基因传递体系，但是存在制备困难、载药量较小、缺乏特异性等问题。更重要的是存在较高的安全隐患，病毒基因载体会引起一定的免疫刺激与毒副反应，并且易将外源基因整合到宿主基因组中[5]。1999 年，美国宾夕法尼亚大学人类基因治疗中心出现一例使用腺病毒载体进行基因治疗导致死亡的病例，加重了人们对于病毒载体安全性的担忧。非病毒基因载体主要包括聚合物、脂质体和无机纳米材料等。与病毒基因载体相比，非病毒基因载体则具有载药量大、低毒性、低免疫原性、易制备和成本低廉等优点[6]。其中，高分子基因载体具有结构与性能的多样性等优点，成为基因载体开发和应用的热点[7]。

高分子基因载体材料具有很多独特的优势,如良好的生物相容性和可降解性,尺寸和表面性质的可控性,根据功能需求来对材料的结构进行灵活改变等。阳离子聚合物是最常用的高分子基因载体。阳离子聚合物递送基因物质的过程为:通过静电作用,阳离子聚合物压缩基因物质形成带正电的复合物颗粒,再与负电性细胞膜作用,通过内吞作用进入细胞,随后基因载体复合物经过内涵体逃逸进入细胞质,释放治疗基因,从而实现保护和递送基因的作用[8]。

8.1.1 常见高分子基因载体

目前研究较多的阳离子聚合物基因载体有聚乙烯亚胺(polyethyleneimine,PEI)、聚赖氨酸(poly-L-lysine,PLL)、聚酰胺-胺和壳聚糖(chitosan,CS)等[9](图 8.1)。

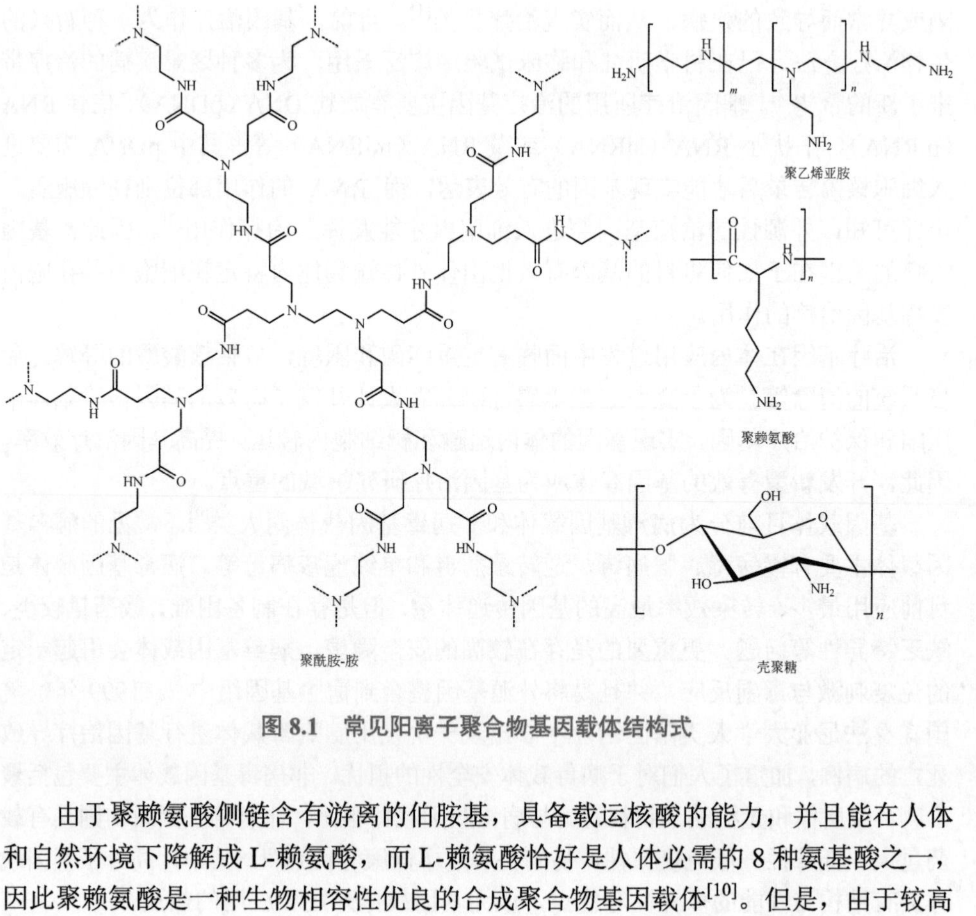

图 8.1 常见阳离子聚合物基因载体结构式

由于聚赖氨酸侧链含有游离的伯胺基,具备载运核酸的能力,并且能在人体和自然环境下降解成 L-赖氨酸,而 L-赖氨酸恰好是人体必需的 8 种氨基酸之一,因此聚赖氨酸是一种生物相容性优良的合成聚合物基因载体[10]。但是,由于较高的细胞毒性以及缺乏溶酶体逃逸能力，单纯聚赖氨酸的转染效率低，需要进一步改性提高其综合性能[11]。

聚乙烯亚胺具有线型和支化两种结构，其分子中含有伯胺、仲胺、叔胺基团，因此正电荷密度较大，可以与 DNA 通过静电相互作用紧密结合，细胞内吞后，内涵体中较低的 pH 会使更多的氨基质子化，大量的质子化会使内涵体中 H^+ 浓度急剧减小。一方面，pH 的改变致使内涵体中蛋白质结构发生改变，能够抑制降解酶的活性，从而保护核酸物质不被酶降解；另一方面，内涵体环境的平衡被打破后，造成内涵体氯离子回流，致使内涵体溶胀和破裂，从而使复合物被提前释放出来。这就是聚乙烯亚胺的"质子海绵"效应[12]。其中 PEI25K 被选定为衡量非病毒基因载体转染性能的"黄金标准"。研究表明，聚乙烯亚胺的转染效率与其分子量紧密相关，高分子量的聚乙烯亚胺具有更高的转染效率，但高分子量的聚乙烯亚胺通常也具有较大的细胞毒性，这主要是由于其过高的表面正电荷密度和不可降解性[13]。

在 pH 低于 6.5 时，壳聚糖会带有大量的正电荷，可以通过静电作用结合基因物质。实验证明，壳聚糖的细胞毒性很低，但转染效率也低于阳离子脂质体和病毒基因载体，主要原因是壳聚糖溶解性差，且与 DNA 的复合能力不足[14, 15]。

聚酰胺-胺型树枝状物是一种树枝状大分子，具有结构规整、分子量明确等优点，通过 Michael 加成和氨解重复反应而合成，每增加一个支化层便增加一"代"，最终得到高度支化单分散的球形大分子。分子量与电荷密度可通过不同代数来控制，代数大于 3 的聚酰胺-胺具有良好的转染效率，但相对的代数越高，载体的毒性也越大[16]。

聚（β-氨酯）是一种合成阳离子聚合物，可通过调整单体氨基数量和双键的数量得到线型、超支化和交联结构的聚（β-氨酯）。聚（β-氨酯）材料的降解性能较好且具有较低的细胞毒性，但也因为降解速度过快限制了其进一步应用[17]。

高分子基因载体在单独使用时存在生物相容性差、转染效率低等缺点，但由于聚合物材料结构多样性及易于功能化修饰等特点，可通过化学改性等方式增强载体的生物相容性和转染效率。在本章的后续内容中会有详细介绍。

8.1.2 高分子基因载体面临的主要障碍及解决办法

一直以来，研究人员致力于开发可系统性给药的阳离子聚合物载运体系，该体系介导基因传递是一个复杂的过程，包括纳米颗粒的制备、体内循环、组织的渗透与富集、靶细胞的内吞、内涵体逃逸、基因物质的释放与核转运，以及外源基因的转录与翻译等。在上述过程中，载运体系需要克服血液屏障、组织屏障、细胞屏障和细胞内屏障等障碍，才能实现高转染效率，最终取得优异的治疗效果[18]。为了克服阳离子聚合物在基因传输过程中各个阶段的主要障碍，研究人员可采用下述多种策略。

1. 基因载运纳米颗粒的体内循环

聚合物载运纳米颗粒经过静脉注射进入体内，首先接触的是血液。人体的血液成分是十分复杂的，富含血细胞与蛋白质，能够与纳米颗粒或基因物质作用，如核酸酶会降解外源性的核酸物质。相较于单纯使用核酸药物，阳离子聚合物能有效避免基因物质被体内的酶降解，以保持基因的完整性和生物活性[19]。

纳米颗粒的表面性质和稳定性是影响其体内循环时间的关键因素。其中，基因载运纳米颗粒的电位和粒径被广泛研究[20]，通常表面带正电荷的纳米颗粒循环时间短，而表面不带电荷或带负电荷纳米颗粒在血液中的循环时间较长。同时，粒径较小的纳米颗粒的长循环能力要优于粒径较大的纳米颗粒，但粒径小于5.5nm 的颗粒在经过肾脏时会通过肾小球基质膜进入膀胱，随后被清除出体外，体内循环时间极短。此外，网状内皮系统（RES）对于纳米颗粒的识别和清除也是影响纳米颗粒长循环的一个主要因素[21]。RES 包括肝、脾、肺和骨髓等器官或组织，含有丰富的吞噬细胞，这些细胞广泛分布于体内，有的固定于局部组织，有的在周身组织内游走，以清除血管中的颗粒状异物。纳米颗粒在血液循环过程中极易发生蛋白质的非特异性吸附，进而会通过调理作用被巨噬细胞识别和吞噬，无法到达病变组织，进而大大降低治疗效果。因此，延长纳米颗粒在体内的循环时间在实际治疗中具有重大意义。PEG 是一种被美国 FDA 批准的生物相容性极好的合成聚合物，已广泛用于生物材料领域。纳米颗粒的 PEG 化是延长体内循环时间最常见的策略[22]。PEG 会在纳米颗粒的表面形成一层亲水层，有效地避免了纳米颗粒之间的相互吸引，增强了载运体系的稳定性。PEG 化后的纳米颗粒表面通常带负电荷，与体内带负电荷的蛋白质发生静电排斥，进而减少血浆蛋白的非特异性吸附，有效延长了载运体系在体内的循环时间[23]。

2. 基因载运纳米颗粒的靶向蓄积

基因治疗通常需要载体将治疗基因运输到病变部位，因此载体的靶向蓄积能力尤为重要。基因载运纳米颗粒通常通过两种方式在靶组织处富集。第一种是被动靶向。被动靶向与颗粒的直径和靶组织部位的生理环境密切相关。静脉给药后，粒径大于 1000nm 的颗粒会被肺部毛细血管网拦截，从而在肺部聚集。粒径小于50nm 的颗粒可以透过肝脏内皮细胞孔洞被肝细胞摄取，大于 200nm 则会被肝脏中的巨噬细胞摄取。对于肿瘤部位，几十到几百纳米的颗粒可以被动靶向于肿瘤组织[24]。这是肿瘤特殊的生理构造所导致的，正常组织中的微血管内皮间隙致密、结构完整，大分子和脂质颗粒不易透过血管壁，而实体肿瘤组织中血管丰富、血管壁间隙较宽、结构完整性差以及淋巴回流的缺失，造成大分子类物质和脂质颗粒具有选择性、高通透性和滞留性，这种现象被称作实体肿瘤组织的高通透性和滞留效应,简称 EPR 效应[25]。EPR 效应促进了基因载运纳米颗粒在肿瘤组织的选择性分布,可以增加药效并减少副作用。第二种是主动靶向。主动靶向则需要在载体上修饰一些靶向分子,如 RGD 短肽[26]、叶酸[27]、转铁蛋白[28]、半乳糖残基[29]等,通过靶向分子与其配体分子的特异性相互作用实现主动靶向。例如,RGD 短肽可与肿瘤细胞表面过表达的整合素特异性结合,从而实现主动靶向肿瘤细胞的作用。此外,还可通过抗体与细胞表面特异性表达蛋白之间的相互作用实现主动靶向[30]。无论是主动靶向还是被动靶向,最终目的都是提高基因治疗效果,降低对正常生理组织的毒副作用。

3. 基因载运纳米颗粒的靶组织渗透

纳米颗粒在经过血液循环到达病变组织,往往要穿过细胞外基质到达靶细胞表面。基因载运纳米颗粒在靶组织中的低渗透性严重影响了基因治疗的效率。尤其在抗肿瘤基因治疗中,肿瘤细胞的恶性增殖增加了肿瘤组织的密度,杂乱无章的血液淋巴系统,致密的细胞外基质,增加的间隙压力都导致了纳米颗粒在肿瘤组织中的渗透性降低,这些障碍使得组织内部的癌细胞无法接触到基因载运颗粒,得不到有效治疗[31]。克服这些障碍,最直接的办法是减小基因载运纳米颗粒的尺寸。据报道,尺寸较小的纳米颗粒更容易渗透进入肿瘤组织。在载体表面修饰肿瘤渗透肽,也可增强粒子在肿瘤组织中的渗透[32]。此外,可以运用一些能破坏细胞外基质的物质,增强组织自身的通透性,例如,透明质酸酶可降解细胞外基质中的透明质酸变为寡聚透明质酸,进而增强基因载运纳米颗粒的渗透能力[33]。

4. 基因载运纳米颗粒的细胞内吞

基因载运纳米颗粒到达靶细胞周围,需要进入细胞内才能发挥治疗作用。通常细胞膜对于生物大分子或者纳米颗粒是不通透的,因此无法通过穿膜作用直接进入细胞质,只能依靠细胞膜形成的囊泡运输至细胞内,这一过程称为细胞内吞[34]。细胞内吞具有特异性与非特异性两种方式。细胞对不同的物质采取的内吞方式也不同。直径大于 $1\mu m$ 的颗粒是通过胞吞的形式进入细胞质。对于细胞外液体及其内部的溶质,细胞会采用胞饮方式摄入。以上两种方式是非特异性的。对于一些能与细胞表面发生特异性相互作用的分子,包括生长因子、激素等是通过受体介导的内吞作用进入细胞质。对于纳米颗粒来说,其内吞方式与颗粒表面的理化性能紧密相关。如果纳米颗粒在表面修饰有靶向基团,它们既可以通过受体介导的内吞方式进入细胞,也可以通过非特异性的内吞方式被摄入。若无靶向基团,表面带电性质对于其细胞内吞作用至关重要。带正电的阳离子载体易与细胞膜发生静电作用,形成囊泡进入细胞质。中性纳米颗粒或带负电的纳米颗粒虽然也可以通过内吞作用进入细胞,但内吞效率极低。目前广泛采用的方式有靶向基团修饰、阳离子化以及疏水性修饰等。

5. 基因载运纳米颗粒的内涵体逃逸

基因载运纳米颗粒通过内吞作用进入细胞形成内涵体，在胞浆中的内涵体会迅速与溶酶体结合形成吞噬溶酶体。溶酶体中含有大量的水解酶和蛋白酶，能将治疗基因降解，因此载体如果不能有效保护核酸物质并及时从内涵体中逃逸出来，将无法实现有效基因转染[35]。阳离子聚合物如 PEI、PAMAM 等在酸性的内涵体中会发生质子海绵效应，导致内涵体中离子浓度和渗透压增大，大量的水分子会涌入内涵体中导致内涵体膨胀和破裂，最终使得纳米颗粒从内涵体中逃逸出来。阳离子聚合物的这种质子海绵效应促进了基因载运纳米颗粒的内涵体逃逸，避免了治疗基因被核酸酶所破坏，实现了高效的基因转染[36]。

6. DNA 的细胞核转运

治疗基因由载体载运到胞浆后需进入细胞核才能发挥其最终的治疗作用，核膜阻碍了 DNA 进入细胞核的这一过程。通常 DNA 进入细胞核有两种方式，一种是在细胞有丝分裂期间，DNA 在核膜消失时进入细胞核[37]；另一种方式是通过核膜上嵌有的核孔复合物进入细胞核。核孔复合物的内部通道直径约为 39nm，一般的小分子可以通过自由扩散的形式进入，但蛋白质和核酸等生物大分子必须依赖转运蛋白的协助才能进入细胞核[38]。为了提高纳米颗粒或 DNA 进入细胞核的效率，研究者开发出了核定位肽（一段富含精氨酸或赖氨酸等碱性氨基酸的短肽）将其修饰到载体上，引导其所在序列定位于细胞核，并介导基因物质的跨核膜运输[39]。此外，核定位肽在酸性条件下具有的 α 螺旋结构，可插入核膜形成空洞，介导 DNA 或纳米颗粒进入细胞核。

8.2 高效基因载体的制备

8.2.1 可降解基因载体

高分子材料作为基因载体具备很多特有的优势，如良好的生物相容性、可降解性、尺寸和表面性质易于控制、可对材料结构进行设计来满足不同需求等。通常，高分子基因载体采用物理包埋、静电相互作用、化学键键合等方式来担载基因物质，进而形成纳米颗粒。在进入机体内部之后，利用载体将基因传输到目标组织或细胞中，并协助基因在机体内进行有效的表达。目前，常用的高分子基因载体主要是阳离子聚合物，如多肽类：聚赖氨酸及其衍生物、聚谷氨酸衍生物、聚天冬氨酸衍生物[40,41]；聚胺类：聚乙烯亚胺、树枝状聚丙烯亚胺（PPI）；聚甲基丙烯酸类：聚酰胺-胺型树枝状物；天然高分子：壳聚糖、明胶等。其中，可降解基因载体主要包括壳聚糖、聚（β-氨酯）以及改性的可降解高分子。

壳聚糖又称脱乙酰甲壳素，是几丁质（chitin）部分脱乙酰后的产物，具有较好的生物相容性、生物可降解性等优点。早在 1995 年，Mumper 等[42]首次报道壳聚糖可以与 DNA 通过静电相互作用复合形成 150～500nm 的纳米颗粒。体外细胞实验表明，与阳离子脂质体和病毒类载体相比，壳聚糖纳米颗粒的转染效率较低，但材料本身的生物相容性好、细胞毒性低。此后，载体材料本身的毒性及代谢过程受到了越来越多研究者的关注[43]。利用天然高分子低毒安全、生物可降解性等优点，对壳聚糖的研究也越来越深入。研究者利用其作为可降解、生物相容的骨架，再进一步接枝改性来提高转染效率。2007 年，Jiang 等[44]在分子质量为 100kDa 的壳聚糖上采用席夫碱键来接枝分子质量为 1800Da 的 PEI，该聚合物具备壳聚糖的低毒性，与此同时，较壳聚糖，其转染效率提高了数倍。2009 年，Zhuo 等[45]用马来酸酐将分子质量为 423Da 的线型寡聚乙烯亚胺接枝到壳聚糖上，同样具有较高的转染效率[46]。

8.2.2 聚乙烯亚胺类

由氮丙啶单体通过阳离子开环聚合得到的高聚物是聚乙烯亚胺，作为经典的非病毒基因载体，聚乙烯亚胺是当前研究最多的阳离子聚合物基因载体材料之一[47]。根据合成时的反应条件不同，形成的聚乙烯亚胺类型也不同，分为线型和支化形两种，示意图见图 8.2。

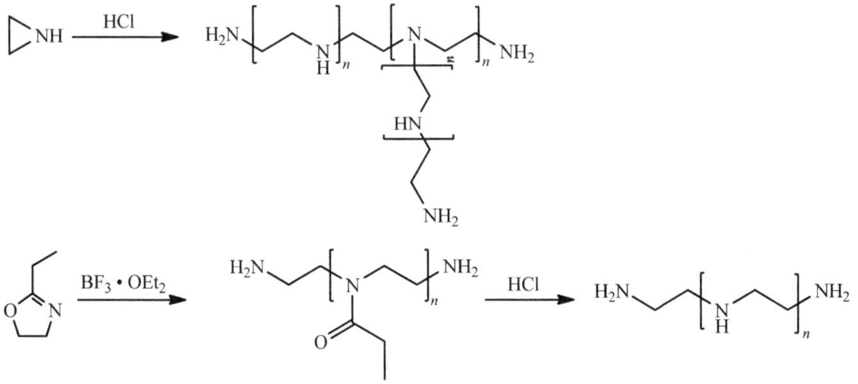

图 8.2 氮丙啶阳离子开环合成线型和支化形聚乙烯亚胺的示意图

聚乙烯亚胺是一种易被质子化的聚合物，富含易被质子化的氨基，这使得其具有电荷密度大、极性强、易溶于水的特点。聚乙烯亚胺在最初的时候并不是用于生命科学领域，而是作为絮凝剂用来处理废水。在 1995 年，Boussif 等首次将聚乙烯亚胺用作非病毒基因载体的研究，取得了较好的效果[46]。随着研究的深入，科研人员发现聚乙烯亚胺的转染效率与其结构、分子量等性质有着紧密的联系，其中超支化的聚乙烯亚胺转染效果要好于线型的聚乙烯亚胺。聚乙烯亚胺分子质量小于 5000Da 时毒性很小，但是转染效率会很差，并且发现转染效率随着分子质量增加而上升，同时毒性也变大，经过筛选发现重均分子质量为 25kDa 的超支化聚乙烯亚胺（PEI25K）转染效率最高。由于其杰出的转染效果，PEI25K 成为"黄金标准"用于衡量非病毒基因载体的各项性能。在超支化的聚乙烯亚胺中，伯胺占氨基含量的 25%，仲胺占 50%，余下的 25%为叔胺[48]。

聚乙烯亚胺虽然与一些阳离子聚合物相比转染效率较高，但是与病毒基因载体相比转染效率还是相对较低。除此之外，经典的聚乙烯亚胺材料在分子量高时生物相容性也不理想，因其丰富的阳离子会使其与细胞膜发生黏附，从而在膜表面聚集，这种情况将会导致核膜表面蛋白不能正常执行其功能，从而影响细胞信号的传导过程[49]。高分子量的聚乙烯亚胺在体内难以降解的问题也困扰着科研人员。所以传统的聚乙烯亚胺因其固有的缺点将极大地限制其在实际中的应用。因此，如何提高聚乙烯亚胺类载体的实用性，一直也是科研人员的研究热点，主要工作表现在聚乙烯亚胺的修饰方面。

1. 聚乙二醇修饰聚乙烯亚胺

聚乙二醇具有毒性低、易水溶的特点，具有良好的生物相容性，被广泛应用于药物载体。聚乙二醇的水合能力强，分子链段柔软，经其修饰后的阳离子聚合物/DNA 复合物的稳定性可以得到大幅度提升，并且因其在表面的遮蔽作用，使得复合物的 Zeta 电位显著降低，进而使得复合物的生物相容性得到改善，在体内的循环时间延长。

有研究表明[50]，当聚乙烯亚胺接枝聚乙二醇后，改善了聚乙烯亚胺/DNA 复合物的溶解性，能够降低复合物的电荷密度和细胞毒性。细胞毒性一般与聚乙二醇的分子量无关，与其接枝率有关。复合物的转染效率也与聚乙二醇的接枝率相关，调整 N/P（聚乙烯亚胺与 DNA 的比例，氨基与磷酸基团的摩尔比）可得到理想的转染效率。当聚乙二醇的分子质量大于 5000Da 时复合物表面的电荷明显减少，但低分子量的聚乙二醇无法起到电荷屏蔽作用。另外，聚乙烯亚胺/DNA 复合物经过聚乙二醇修饰后可以降低微粒间的聚集程度，在复合物进入细胞后保持各自微粒结构，互相独立，有助于基因表达时间的延长。

虽然经过聚乙二醇修饰后的复合物的性能较修饰之前得到了大幅度的改善，但是单纯的聚乙二醇修饰得到的复合物颗粒较大。这是聚乙二醇的亲水性造成的。当聚乙烯亚胺/DNA 形成复合物时，通过静电相互作用形成的是不溶于水的纳米颗粒，而聚乙二醇在颗粒表面向外伸展形成一种向外拉的趋势，导致聚乙二醇-聚乙烯亚胺/DNA 复合物结构疏松，颗粒较大，不利于细胞的内吞以及影响转染效果。因此，聚乙二醇虽然改善了复合物的水溶性、屏蔽了电荷，但是还有很多问题需要解决，需要开发出更全面、性能更好的材料来修饰聚乙烯亚胺。

2. 聚乙烯亚胺表面疏水改性

研究表明[51]，当在聚乙二醇-聚乙烯亚胺/DNA 复合物中引入疏水链段将克服复合物颗粒大的缺陷。疏水链段在复合物中能够压缩复合物颗粒，有利于形成独立、致密、粒径小的颗粒。这将有助于提高基因载体在体内循环时的稳定性，有助于细胞的内吞、载体的逃逸、转染效率的提高。

通常在聚乙烯亚胺上引入疏水链段大多是通过与伯胺进行反应来实现的，但是这种反应往往会以损失伯胺的代价来实现，载体的质子化程度大大降低，缓冲能力削弱，导致转染效率的下降。科研人员[52]在聚乙烯亚胺上引入胆固醇时对伯胺进行了保护，利用仲胺来实现反应过程，引入胆固醇后再将伯胺脱去保护。这种策略能够对伯胺进行有效保护而不影响载体的质子化能力，且能够显著提高载体的转染效率。

PBLG 是通过谷氨酸 NCA 开环聚合得到的聚合物，是一种生物相容性好、可生物降解的疏水性高分子材料，广泛应用于生物医药领域。复合物中引入 PBLG 疏水链段能够更好地包裹 DNA，形成较小的纳米颗粒，提高转染效率。2005 年，Tian 等[53]首次用聚乙烯亚胺作为大分子引发剂引发谷氨酸 NCA 开环聚合，制备一种两亲性新型阳离子聚合物 PEI-PBLG（图 8.3）。疏水片段 PBLG 的存在会增强复合物纳米颗粒的压缩作用和细胞膜融合作用，有利于细胞的内吞，同时还具有较高的转染效率[54]。该策略虽然以聚乙烯亚胺的伯胺引发聚合，但是 PBLG 的末端氨基补偿了伯胺的消耗使得伯胺的数量不变，这种方法既实现了聚乙烯亚胺的修饰又保留了氨基，不会降低质子化及缓冲能力，是一种可行的方案。相关实验结果还表明，疏水链段的引入压缩了复合物的尺寸形成利于细胞吞噬的、致密的结构。

3. 普朗尼克修饰聚乙烯亚胺

普朗尼克（Pluronic）是一种表面活性剂，拥有环氧乙烷-环氧丙烷-环氧乙烷（PEO-PPO-PEO）结构，改变各嵌段的分子量可以改变普朗尼克的亲水亲油性质（图 8.4）。因其好的生物相容性，已经被美国 FDA 批准用于修饰多种药品[55]。普朗尼克具有良好生物相容性的原因是疏水的环氧丙烷会促进复合物与细胞的融合，疏水链段插入细胞膜内，促进复合物的内吞，提高转染效率[56]。

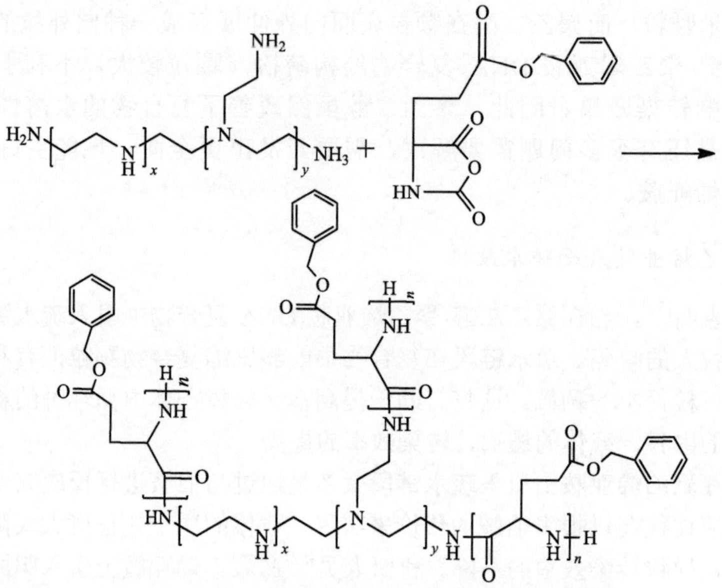

图 8.3　合成聚乙烯亚胺-聚（γ-苄基-L-谷氨酸酯）

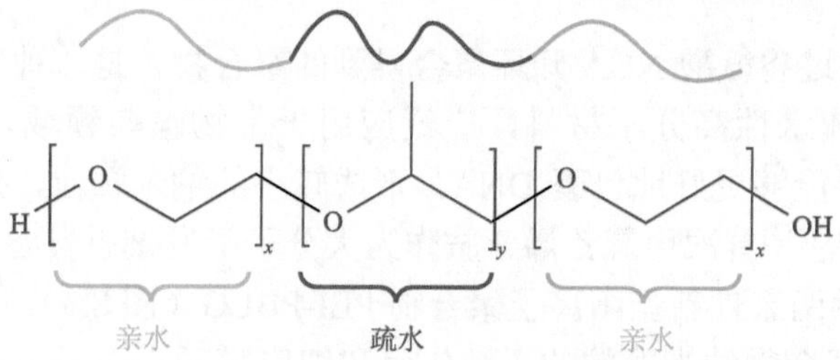

图 8.4　普朗尼克结构示意图

　　有研究表明，未经修饰的聚乙烯亚胺/DNA 复合物在体内循环中因自聚集容易发生肺部蓄积，易造成毛细血管栓塞并引发相应的并发症。这种情况不仅会对生命体造成伤害，还会使 DNA 局部富集不利于体内循环分布。用普朗尼克 123 修饰聚乙烯亚胺得到普朗尼克 123-聚乙烯亚胺嵌段聚合物，再形成的 DNA 复合物能够透过肺毛细血管，有利于 DNA 复合物在体内循环分布。实验表明，普朗尼克能够形成核-壳结构，环氧乙烷链段外壳使复合物在生理环境下稳定存在，与未经过修饰的阳离子聚合物相比，这种复合物能够提高转染效率，改善 DNA 在体内的分布[57]。

4. 小分子修饰聚乙烯亚胺

　　PEI25K 是基因转染效率的黄金标准，但是有着致命的缺点——细胞毒性过大，这是聚乙烯亚胺分子量大时表面正电荷过多导致的。所以还有研究通过表面接枝小分子减少部分正电荷来降低 PEI25K 的细胞毒性。

研究表明，用乙酸、丁酸和正己酸分别修饰 PEI25K，形成的复合物的细胞毒性均有不同程度的下降，当接枝比例为 25%时载体的效果最佳，转染效率随着修饰的小分子的疏水性的增加而降低[58]。另外，通过酰化和季铵盐化的方法对 PEI25K 进行修饰，但是其结果并没有规律性，有的材料转染效果好，部分材料转染效果不是很理想。对 PEI25K 进行乙酰化修饰，结果表明修饰后的复合物粒径并没有变小，细胞毒性依旧很大，但是令人意外的是转染效率竟然是 PEI25K 的 20 倍[59]。

5. 低分子量聚乙烯亚胺聚合

低分子量的聚乙烯亚胺 [又称寡聚乙烯亚胺（OEI）] 毒性低、体内可代谢，但其与 DNA 的静电相互作用较弱，不能紧密结合，形成的颗粒粒径较大，作为基因载体的转染效率很低。理想的载体应该兼具 PEI25K 对 DNA 较强的结合能力，又具备 OEI 毒性低的特性。基于 OEI 的高效、低毒，并具有生物降解能力的聚阳离子基因载体备受关注[60]。此类新型载体能够有效地与 DNA 复合，电荷密度相对较低，从而有更好的生物相容性。通常，这种聚阳离子材料采用以下两种途径来制备：一是选择含有可降解键（如酯键、二硫键等）的交联剂与 OEI 直接发生交联反应；二是选择可降解的聚合物作为骨架，将 OEI 通过化学反应接枝到骨架分子上，形成新的聚阳离子。2002 年，Ahn 等[61]在 OEI 的基础上，用交联剂制备出聚阳离子载体，其细胞毒性较 PEI25K 明显降低，而且具有更好的转染效率。在 2007 年，Arote 等[62]研究表明，使用可降解的短链 PCL 将 OEI 交联，实现低毒性的同时，还在多种细胞系中获得较高的转染效率。

此外，使用不同的交联剂将 OEI 进行交联制备的聚合物可以具有更多的特性，如肿瘤部位具有微酸环境、谷胱甘肽和过氧化氢高表达等特点。通过交联剂的选择，可以实现肿瘤部位特异性响应。例如，二硫键在生物体的体液循环中会保持稳定，但是在肿瘤细胞中谷胱甘肽的含量较高，二硫键会在谷胱甘肽的存在下发生断裂，被还原为巯基。因此，可以利用肿瘤细胞的这一特性，用含二硫键的交联型聚阳离子载体，以期在肿瘤部位实现基因的可控释放。2005 年，Kim 等[63]使用戊二醛与 OEI 发生交联反应，得到一种酸敏感的聚阳离子载体。实验表明，在正常体液环境即 pH 7.4 时，该聚合物能基本保持稳定，而在 pH 5.0 的环境中，聚合物在 2h 内会发生大部分的降解，从而实现肿瘤部位的微酸响应。Chen 等[64]制备了一种新型的含二硫键交联的 OEI 载体（OEI-CBA），利用胱胺双丙烯酰胺（CBA）作交联剂，制备出交联型聚阳离子。由于含有二硫键，该交联型聚阳离子可以在谷胱甘肽作用下降解，同时还具备很好的转染性能。此外，Chen 等进一步制备出一种新的交联单元 OEI-PBLG。首先将 OEI 分子表面引入疏水片段 PBLG，然后用聚乙二醇双烯酸酯（PEGDA）对 OEI-PBLG 进行交联反应合成出新型阳离子聚合物 OEI-PBLG-PEGDA（OPP），并将其与 OEI、PEI25K 以及单纯 OEI 与 PEGDA 的交联物 OEI-PEGDA 进行对比，结果表明其具有较好的转染性能。但通过交联剂来制备聚阳离子时也会发生 OEI 分子内或分子间的过度交联，反应过程不好控制，最终导致聚阳离子溶解性下降，不利于对结构进行分析表征。另外一种方案是通过接枝反应完成的，其反应进程可控，且所选择的高分子骨架具有明确的分子结构。通过对接枝型聚阳离子的研究，不仅能够获得性能优异的载体材料，更有利于探索和理解聚阳离子的分子结构与转染性能的规律性。聚天冬氨酸是一种可生物降解的聚多肽，不仅可以有效地增强载体材料的生物相容性，还能降低传递过程中对细胞的毒性。Chen 等[65, 66]选用多臂聚天冬氨酸作为骨架分子，设计合成了一系列基于 OEI 且结构新颖的接枝型阳离子聚合物 MP-g-OEI。首先选择结构和分子量明确的多臂聚天冬氨酸作为可降解的分子骨架，再将不同类型的 OEI 分子（线型 OEI423、支化 OEI600 和超支化 OEI1800）接枝到可降解骨架上，分别制备出 MP423、MP600 和 MP1800 共三种接枝型阳离子聚合物，均具有较好的生物相容性[67]。

8.2.3　聚酰胺-胺类

PAMAM 类高分子又称树枝状 PAMAM，通常是由丙烯酸甲酯和乙二胺逐级缩合得到的树枝状聚合物。树枝状聚合物是一类分散性好、支化程度高的对称性三维高分子材料[68]。树枝状聚合物（dendrimer）来源于希腊语 Dendra（树）和 Mer（枝节）[69, 70]。

树枝状聚合物按结构分类主要包括内核、中间层和壳层。其中，内核部分影响树枝状聚合物的整体形貌，中间层部分与主-客体相互作用有关，树枝状聚合物的壳层部分通过一系列反应还可以修饰上其他功能分子。内核部分，树枝化结构单元的数目、种类共同参与树枝状聚合物整体形貌的构建。树枝状聚合物的直径随代数增加而增大，其表面基团数目也随着代数增加而呈指数增长。正是由于这种特性，树枝状聚合物在代数较低时通常柔性好、空腔大，而当其代数升高后，能够形成紧凑的三维结构，刚性增强。树枝状聚合物 PAMAM 在达到 4.5 代时刚性变强[71]。目前被用于生物医学领域的树枝状聚合物大多在第 4 代或更高代数，因为这种聚合物具有独特的物理化学行为。

在水溶液中，离子强度和 pH 会影响树枝状聚合物的构象，构象会因表面带电荷的种类而不同。末端为氨基的树枝状聚合物 PAMAM 在高 pH 条件下，结构为一个紧凑的球形，在低 pH 条件（pH＜5）下，由于中间层的三级胺（$pK_a \approx 5$）以及外部的伯胺（$pK_a \approx 9$）被质子化产生排斥作用，这会使树枝状聚合物构象表现为伸展状态。这种表现为 pH 响应的构象变化能够使树枝状聚合物 PAMAM 被细胞内吞后从内涵体（pH≈5）中逃逸出来[72]。

　　树枝状聚合物通常是通过扩散法或收敛法合成的，每一种方法都有其优点和缺点。在扩散法中，内核具有多个官能团，与只含有单个活性位点单体单元发生反应，这些反应单元具有多个被保护的官能团或者多个不参与反应的官能团，然后被保护的官能团或不参与之前反应的官能团被激活与单体单元进行下一步反应[73]。这种通过扩散反应途径制备出的树枝状聚合物通常是 AB2 或 AB3 类型的支化基元。扩散法合成树枝状聚合物是最常见的反应方法，然而这种方法存在缺陷，即在反应过程中不能保证末端基团的完全反应，这将会造成树枝状聚合物存在缺陷结构，不是理想状态。为了克服这个局限性，在进行每一步反应时单体都要过量投入，即便如此，大多数情况也伴随着副反应产物的产生，并且难以去除，这就给每一步的纯化过程带来了困难。例如，树枝状聚合物 PAMAM，扩散法制备到第 4 代时，仅剩余 8%的无缺陷树枝状聚合物存在。因而，对于扩散法合成的树枝状聚合物，通过计算显示其接近单分散时，它们的纯度也取决于统计学方法，结构缺陷是始终存在的。

　　第二种经典的树枝状聚合物的合成方法是由 Fréchet 等创立的收敛法[74]。收敛法是一种自外向内的合成方式，通过将树枝状（dendron）结构接枝到合适的内核上来实现树枝状聚合物的构建。收敛法相对于扩散法，可以有效避免树枝状聚合物结构缺陷的产生。利用收敛法可以得到更高比例的无缺陷树枝状聚合物，并且反应副产物分离过程更简单。但是，收敛法也存在其固有的缺点，通常只能用于制备较低代数的树枝状结构，因为存在着位阻问题难以将较大的树枝状结构接枝到小的内核上合成高代数的树枝状聚合物。此外，还有一种被称为两步收敛法的合成方法，其过程是首先通过收敛法合成较低代数的树枝状结构，然后将其作为一个较大的单体再通过扩散法合成出高代数树枝状聚合物。在临床应用中，树枝状聚合物的表面有多个可修饰的反应位点。随着反应的进行，树枝状聚合物表面反应位点呈指数级增长，反应位点可以修饰靶向分子，由于"螯合效应"和"临近效应"，具有靶向功能的树枝状聚合物可以显示出更有效的亲和能力。

　　随着科研工作者不断探索以及合成方法学的进步，不断有线型-树枝状嵌段聚合物被合成出来[75]。线型-树枝状嵌段共聚物是一种非常重要的树枝化聚合物，结构如图 8.5 所示。将这些线型-树枝状嵌段共聚物总结概括为三种制备方法：①树枝状结构先合成好再与低官能化的线型聚合物键合，称为"耦合策略"（coupling strategy）途径；②首先合成线型聚合物，再通过扩散法与单官能化或低官能化的线型聚合物接枝合成线型-树枝状嵌段共聚物，称为"链优先"（chain-first）途径；③首先合成树枝状结构，然后利用树枝状结构的顶端

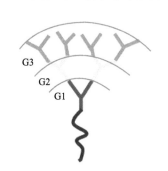

图 8.5　线型-树枝状嵌段共聚物

引发单体聚合，这种合成线型-树枝状嵌段共聚物的方法称为"dendron-first"途径。

在阳离子化合物中，树枝状 PAMAM 备受科研人员的关注[76]。阳离子聚合物在血液中会发生聚集同时具有细胞毒性，使其应用受到限制。为解决这个问题，可利用聚乙二醇来修饰阳离子聚合物，遮蔽阳离子化合物与核酸分子复合物表面的正电荷。当在树枝状结构顶端修饰聚乙二醇时，可以得到聚乙二醇线型-树枝状嵌段共聚物，这样得到的核酸复合物表面电位较低，可以在体内循环时稳定存在，延长了循环时间，并且降低了细胞毒性。科研人员基于聚乙二醇、树枝状 PAMAM 制备出一系列 AB 型和 ABA 型的聚合物。当它们与核酸复合后，形成的复合物水溶性良好、细胞毒性降低。对于这类材料，科研人员研究发现，高代数的阳离子树枝状结构有助于和核酸相结合，保护 DNA 不被降解。含有树枝状 PAMAM 结构的聚合物由于 PAMAM 中三级胺具有质子缓冲能力，能够使复合物从内涵体中逃逸，但是聚乙二醇的存在使复合物与细胞的相互作用又受到了限制，转染效果往往不好。有实验表明，表面用精氨酸修饰的第五代 PAMAM-PEG-PAMAM 三嵌段聚合物与核酸形成复合物时转染效果比单纯的树枝状聚合物显著提高[77]。

含树枝状结构的脂质分子是一类新兴的树枝化聚合物。树枝状结构的脂质分子同样具有明确的结构和单分散的性质，它们是由树枝状结构与其亲疏水性不同的小分子杂化而成的嵌段聚合物。自从 Lovejoy、Florence 以及 Kono 等提出这一概念以来，这类物质的合成得到了迅速的发展，多种含树枝状结构的脂质分子被合成出来[78]。树枝状脂质分子的亲水性头部以 PAMAM 居多，相应的疏水性小分子却是多种多样，如不同碳链长度的烷烃、脂肪酸和胆固醇等，疏水小分子也可以按需求接枝到脂质头部。总体来说，这类材料的合成方法主要有两种：第一种是将树枝状结构和与它亲疏水性相反的小分子键合起来，即"coupling strategy"途径。第二种方法是以疏水性小分子为核，通过扩散法合成含树枝状结构的脂质分子，即"chain-first"途径。因为此类材料合成过程复杂，耗时长且产物较少，因此主要应用于生物医用领域。将含树枝状结构的脂质分子用于基因载体的构建，Kono 等进行了详细的研究。在 2003 年，他们以疏水的小分子双十二烷基胺为核，通过反复的丙烯酸甲酯、乙二胺反应合成了从第 1 代到第 4 代的含树枝状结构的脂质分子，并将其命名为 DL-G1、DL-G2、DL-G3 和 DL-G4，将它们用于基因载体的构建，发现对于这类树枝状脂质分子，当树枝状结构代数升高时与核酸的结合能力会增强。当加入一种具有膜融合能力的化合物 DOPE 后，DL-G3/DOPE/DNA 复合物的转染效果进一步增强。该类含树枝状结构的脂质分子在基因载体构建方面具有良好的应用前景[78]。Kono 等又以双十八烷基胺为核，制备了树枝状脂质分子 DL-G3-2C18（含第 3 代树枝状结构聚酰胺-胺及两条十八个碳原子的饱和烷烃链），在含血清培养基条件下表现出更高的转染效率。这类含树枝状结构的脂质分子用作基因载体时烷烃链成分对于基因传输效果有着重要影响[79]。

8.2.4 聚（β-氨酯）类

聚（β-氨酯）[poly(β-amino esters)，PAE] 是一种人工合成的阳离子聚合物，通常采用的制备方法是双丙烯酸酯与伯胺或仲胺进行 Michael 加成反应来合成所需聚合物。根据单体氨基和双键数量的不同，可以制备线型、超支化和交联结构的 PAE。早在 20 世纪 70 年代，PAE 的合成就已有报道，但直到 2000 年，Langer 等[80]才首次报道这种聚合物的 DNA 结合能力、细胞毒性和降解行为。起初，PAE 受到关注是因为其具备优异的可降解性与低毒性等性质。随后，Anderson 和 Langer 将高通量筛选法引入 PAE 的合成与表征，发现大部分 PAE 材料的转染性能较差，因此需要对基因载体材料进行大规模筛选优化。通过筛选获得了少量性能出色的聚阳离子基因载体。然而，PAE 存在快速降解、分子量分布较宽、功能化困难等缺点。2011 年，Chen 等[81]为了解决这些缺点，合成了一种含有 PEG 链段且侧链带羟基的 PAE，具有安全低毒、可降解的特性，且能够根据需求自由调节载体性能的新型聚阳离子网状聚（β-氨酯）接枝寡聚乙烯亚胺共聚物（N-PAE-g-OEI），此载体同时具备 PAE 与 OEI 的优点，N-PAE 使材料具备良好的生物相容性，而 OEI 则赋予材料出色的转染性能。

8.2.5 聚碳酸酯类

脂肪族聚碳酸酯（aliphatic polycarbonates）是一种重要的可生物降解高分子，具有良好的生物相容性、较好的机械性能、低毒性和生物可降解性。在脂肪族聚碳酸酯的侧链引入不同的官能团可以改变其性质，这种方法不仅可以用于调节聚碳酸酯的性质，还有助于进一步对聚合物进行改性。含有侧链官能团的脂肪族聚碳酸酯可以通过开环聚合（ROP）来合成，其侧链官能团包括羟基、氨基、烯丙基、羧基等。还可以通过合成含有多种官能团的新型环状单体来制备脂肪族聚碳酸酯。这也有利于开发出具有特殊性能的新型可生物降解高分子材料，进一步拓展其应用领域[82, 83]。Chen 等[84, 85]开发出一种新颖的载体材料，选用带有侧羧基功能基团的聚碳酸酯（PMCC）作为主链，将 OEI 通过接枝的方式键合到主链上，使材料同时兼具二者的特性，既具有生物相容性，又赋予其高效的转染性能。这种结构的聚阳离子在基因传递过程中具有如下特点：①由于 OEI 分子内含有氨基会带正电荷，能与负电性的质粒 DNA 通过静电相互作用复合形成纳米颗粒；②PMCC 的主链含有酯键，具备一定的疏水性质，对复合后的纳米颗粒有进一步压缩作用，可以起到减小粒径、提高稳定性的作用；③在疏水作用与静电相互作用的条件下，mPEG-b-PMCC-g-OEI 与 DNA 复合后趋向于形成离子复合胶束。由于 PEG 的溶解性较好，会游离在胶束的外层，可以进一步提高载体材料的生物相容性和传递过程中的稳定性，延长在体内的循环时间。

8.2.6　高分子改性无机纳米颗粒类

基于金的无机纳米颗粒具有生物成像的特性，其作为基因载体已经被广泛研究。在多种纳米颗粒中，金纳米棒（GNRs）由于其形貌的特性，受到越来越多的关注。GNRs 具有局域表面等离子体共振（LSPR）的特性，使其在可见-近红外光谱图中有特征吸收带。此外，与有机染料相比，GNRs 能产生更强、更稳定的光声信号。由于存在固有的生物惰性，它还具备生物相容性、低毒等特点。光声成像是一种非入侵的成像技术，兼具光学与声学成像的优点。GNRs 是一种很好的光声成像造影剂。由于近红外光可以穿透到深层的皮肤与组织，但血液不会对其有很强的吸收，因此选用近红外光作为光声成像的光源。组织在接受光源照射后 GNRs 会释放热量，诱导周围组织发生热弹性膨胀，在超声波频率上产生机械波。而超声波可以通过宽波段超声波来收集。光声信号可以通过适当的数学方法进行重建，进而获得超声图像。此外，近红外辐射介导的 GNRs 光热效应可以治疗肿瘤，其可以作为光热试剂杀伤病变细胞或肿瘤组织。由于组织对近红外光的吸收较弱，其可以更深地穿透组织而不损伤组织。

另外，GNRs 易于制备和修饰，同时具有较高的光热转换效率，因此可用作生物成像的造影剂。2016 年，Chen 等[86]开发出极具特色的可实现诊疗一体的纳米颗粒——GNRs-PEI1.8K。用硫金键将低分子量 PEI（PEI1.8K）与 GNRs 相结合，可以利用 PEI 通过静电相互作用与 DNA 复合；同时 GNRs 赋予纳米颗粒光声能力和光热治疗的特性。与市售的 PEI25K 进行比较，此纳米颗粒具备高转染效率的同时细胞毒性很低；进一步研究了 GNRs-PEI1.8K 的光声成像能力和光热效应，在体内也具有较好的杀伤肿瘤的效果。

8.3　适用于体内应用的高分子基因载体体系的开发

8.3.1　PEG 化高分子基因载体

基因载运纳米颗粒经静脉注射后在血液循环过程中，需要克服体内长循环的障碍。基因载运纳米颗粒经过静脉注射后，首先接触到的是血液循环系统中的各种组分，包括血浆蛋白、巨噬细胞等。大多数基因载运纳米颗粒仍带有一定的正电荷，会与血浆蛋白发生非特异性吸附，进而被巨噬细胞所清除，大大缩短了纳米颗粒的循环时间，进而影响了基因治疗的效果。

PEG 化是最为常用的解决手段[87]。PEG 的免疫原性低、遮蔽免疫系统的能力强，在高分子基因载体的发展史上具有举足轻重的地位。PEG 化能降低载体材料的毒性和免疫原性，防止材料聚集，提高基因载运纳米颗粒的稳定性，最终实现载运粒子在血液中的长循环。

Guan 等报道了一种简便的 pH 敏感的 PEG 可逆遮蔽策略用于体内抗肿瘤治疗基因的传输[88]（图 8.6）。以阳离子聚合物 PEI 为基因载体，通过静电作用与 DNA 形成复合物，双醛基修饰的 mPEG 上的醛基与 PEI/DNA 上的氨基反应生成席夫碱键，实现对载体/DNA 复合物的原位 PEG 化遮蔽。在血液循环中性条件下，席夫碱键保持完整，能维持体内循环过程中基因载运纳米颗粒的遮蔽状态。到达肿瘤区域时，微酸环境使得席夫碱键断裂，PEG 遮蔽层脱去，PEI/DNA 复合物内吞进入细胞，实现基因的转录与表达。通常 PEG 通过不可逆共价键键合到 PEI 载体上，改善基因载体的长循环性能，虽然能对生物材料的性能有所改善，但是不可分割的 PEG 会扰乱细胞摄取，严重影响聚阳离子的转染效率。为避免这种不利影响，该体系利用可逆的 pH 敏感的席夫碱键将 PEG 键合到待修饰材料上，避免了 PEG 化修饰对体系产生的不良影响。

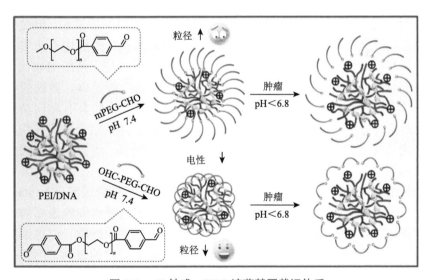

图 8.6　pH 敏感 mPEG 遮蔽基因载运体系

8.3.2　靶向化高分子基因载体

纳米颗粒可以通过两种方式蓄积到靶组织，一种是被动靶向，一种是主动靶向。被动靶向主要由纳米颗粒本身的性质和病灶部位的生理结构决定。经尾静脉注射后，粒径小于 50nm 的纳米颗粒很容易被动运输到肝脏部位，被肝细胞吞噬；大于 200nm 的纳米颗粒会被肝脏中的 Kupffer 细胞摄取；而大于 1000nm 的纳米颗粒则会被肺毛细血管网拦截，在肺部聚集。纳米颗粒很难透过结构完整的正常组织的血管壁。但是在实体肿瘤组织中，肿瘤细胞生长迅速，为了给肿瘤细胞提供充足的营养成分，肿瘤血管也迅速增殖。恶性增殖的肿瘤新生血管与正常血管相比，具有成熟性差、结构不完整、血管较细、免疫细胞数量少、血管壁间隙较宽等特点，赋予纳米药物在肿瘤部位的 EPR 效应[24, 89, 90]。被动靶向在肿瘤治疗中有着举足轻重的作用。影响纳米颗粒被动靶向的主要有粒径、电位和亲疏水性质等。一般粒径为 20~200nm，带电性较弱，并且亲水性良好的纳米颗粒具有明显被动肿瘤靶向效果[91, 92]。带正电的纳米颗粒很容易吸附血液中游离的蛋白质，进而发生聚集，堵塞血管，很快被免疫细胞清除。因此，带负电的纳米颗粒在体内应用中更加稳定，有利于被动靶向。同样，疏水性纳米颗粒更容易吸附蛋白质，不利于其在肿瘤组织的蓄积。另外，纳米颗粒的长循环能力也影响其最终的被动靶向效果。因为纳米颗粒在肿瘤内的蓄积是概率性依赖的，循环的时间越长，纳米颗粒在肿瘤组织的滞留越多[93]。在高分子基因载体的制备中，最关键的就是控制纳米颗粒的粒径、Zeta 电位和表面基团的种类，使其可以高效地被动靶向到病灶组织。

被动靶向可以在一定程度上提高纳米颗粒在肿瘤组织的蓄积，但是不具有特异性。为了更好地实现基因治疗的效果，降低基因治疗过程中对正常组织的毒性，具有主动靶向能力的高分子载体越来越受关注。与正常细胞相比，肿瘤细胞表面常常高表达一些受体或者抗原（靶点），如叶酸受体、转铁蛋白受体（TFR）等[94-100]。主动靶向主要通过在纳米载体上修饰一些具有靶向功能的分子，借助靶向分子与肿瘤细胞表面的受体分子进行特异性结合发挥作用。高分子纳米载体可以通过共价键实现其表面靶向分子的修饰，进而实现基因货物的主动靶向输送。

常见的靶向配体大致有三类：①核酸类，主要是指核酸适配体（aptamers），一类小分子的 DNA 或 RNA 片段。核酸适配体能够识别肿瘤细胞表面的特定靶点，在进行特异性识别后，很容易在蛋白介导下内化进入细胞，促进细胞对纳米颗粒的内吞作用。将核酸适配体键合到高分子纳米颗粒的表面，用于基因物质的担载，可以实现对基因的主动靶向输送[101]。②蛋白质类，主要包括抗体及其片段和多肽，如专一性强的单克隆抗体（mAbs）[102]。③靶向配体分子，如维生素、多糖、小分子肽、透明质酸、叶酸以及转铁蛋白（TF）等[103]。这些靶向配体会在特定的肿瘤细胞表面过表达，因此可以用来靶向癌症细胞。

RGD（图 8.7）是一段短的多肽序列，能有效促进细胞对高分子纳米颗粒的黏附。RGD 是载体靶向化常用靶向分子，常用的策略是将 RGD 通过共价键接枝到高分子载体上，或者通过弱相互作用力担载在纳米颗粒上。已有很多的文章报道此类靶向分子，并在小鼠肿瘤模型上具有良好的效果。

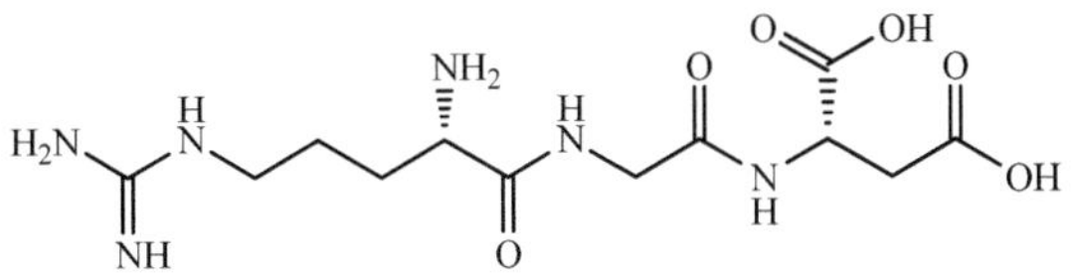

图 8.7　RGD 结构式

叶酸（folic acid，FA）（图 8.8）是一种水溶性的维生素，也称维生素 B$_9$，是人体必需维生素，但是人体不能自身合成，需要从外界摄入。叶酸受体（FR）是一种糖基化磷脂酰肌醇连接的膜糖蛋白，在肿瘤细胞表面高表达。叶酸能够与细胞表面的 FR 特异性结合，通过内吞作用进入细胞。因此，在高分子载体上引入叶酸后，可以极大地提高载体与过表达 FR 肿瘤细胞的结合能力[104]。

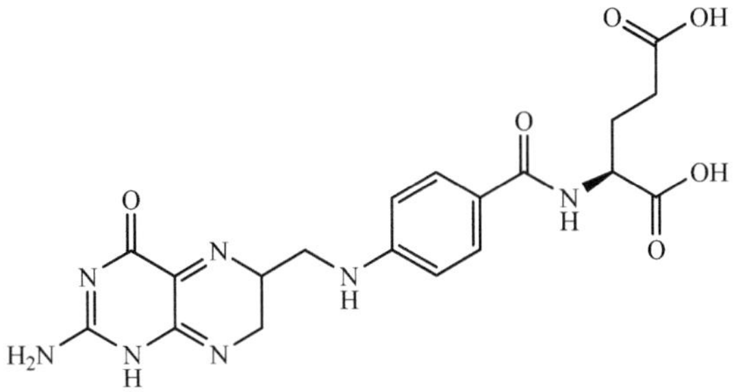

图 8.8　叶酸结构式

8.3.3　环境敏感型高分子基因载体

（1）pH 敏感载体

正常组织和病灶组织有不同的微环境，如 pH、活性氧浓度、炎症、间质压力和血管渗透性等都有差异。利用这些差异，可以设计特定的载体来实现对疾病的高效治疗。

人正常组织和癌变组织的 pH 存在差异，人正常组织血液中的 pH 在 7.4 左右，但是在一些癌变组织中，pH 偏酸性，为 7.2～6.5。造成这种差异的原因有两点，一方面，由于肿瘤细胞恶性增殖并生长迅速，比正常细胞糖酵解程度大，而肿瘤部位又是缺氧的微环境，进一步推动了糖酵解的发生，生成大量的乳酸[105]。另一方面，肿瘤部位的血管生长迅速，血管较细，代谢产生的乳酸不能及时排除，因而造成肿瘤部位的 pH 低于正常组织。而当外来物被内吞进入细胞后，细胞内的内涵体和溶酶体的 pH 又分别低至 5.0～6.5 和 4.5～5.0[106]。因此，设计在一定 pH 范围内敏感的高分子运载体系，可实现基因在内涵体或者溶酶体的可控释放，降低其毒副作用，更有效地杀伤肿瘤细胞。

通常 pK_a 为 3～10 的可电离聚合物可用于 pH 敏感体系的制备，如一些弱酸和弱碱，如羧酸、磷酸和胺等。在不同 pH 条件下，这些聚合物的电离状态会发生相应的改变，导致可溶性聚合物构象发生变化。含有羧基的聚合物在酸性条件下呈疏水性，随着 pH 增加，羧酸电离程度增加，亲水性增强，通过亲疏水作用结合在一起的聚合物就会发生解离，具有 pH 响应性（图 8.9）。这种具有可离子化基团的 pH 敏感性高分子已经被广泛用于生物医用领域。这类高分子主要分为两类：一类是酸性聚电解质，一类是碱性聚电解质。侧基含有羧基的酸性聚电解质，因为羧基质子化和去质子化，在低 pH 时呈现疏水的特性，而在高 pH 时呈现亲水的特性，其中研究最多的有聚丙烯酸（PAA）和聚甲基丙烯酸。另一种碱性聚电解质，其侧基带有胺基，在 pH 比较高时表现为疏水，而在中性或低 pH 时氨基质子化，表现为亲水。两种典型的碱性聚电解质聚甲基丙烯酸-N, N-二甲氨基乙酯（PDMAEMA）和聚甲基丙烯酸-N, N-二乙氨基乙酯（PDEAEMA）都含有侧基为疏水基团的叔胺基团，在 pH 大于 7.5 时胺基会去质子化，整个叔胺基团呈现出强疏水作用[107]。此外，还有合成类的聚氨基酸碱性聚电解质，如聚（L-组氨酸）、聚（L-赖氨酸）和聚（L-精氨酸）等。衡量一个聚合物的 pH 敏感程度，主要是依据 pK_a，它是聚合物的离子化程度发生突变的特定 pH。在此 pH，聚合物侧基的解离程度会发生突变，由此也会使其溶解性发生转变。聚（L-赖氨酸）和聚（L-精氨酸）的侧链为伯胺，pK_a 较高，而聚（L-组氨酸）因为侧链含咪唑基团，pK_a 较低，因而具有很好的 pH 响应性[108]。聚（β-氨酯）也是一类可降解的 pH 敏感聚合物，它的主链中含有叔胺基，在 pH 小于 6.5 时溶解性迅速增加，而大于 6.5 时则不溶于水。

此外，还有一些具有酸敏感化学键的高分子聚合物，它们自身含有的化学键对 pH 敏感。例如，腙键、缩醛/缩酮、原酸酯等，都会在一定 pH 下发生键的断裂或重排[109]。这类聚合物中研究较早的有聚原酸酯，由于骨架中含有原酸酯基团，它在中性条件下是稳定的，而在弱酸性条件下就会由于骨架水解而发生降解。类似地，缩酮或缩醛基团也是在中性稳定、酸性条件下会水解。除此之外，酰肼键也是一种 pH 敏感的基团，它在 pH 7.0 时会缓慢水解，而当 pH 降低至 5.0 时就会迅速水解，生成含有肼基的部分和酮。形式各样的 pH 敏感聚合为基因传递的载体提供了巨大的材料库。针对肿瘤组织微酸的环境，科学家已经设计了许多载体策略，利用酸敏感聚合物运输基因或者药物，既能促进纳米颗粒在体内的长循环，又能在肿瘤组织很好的释放，实现更好的治疗效果。

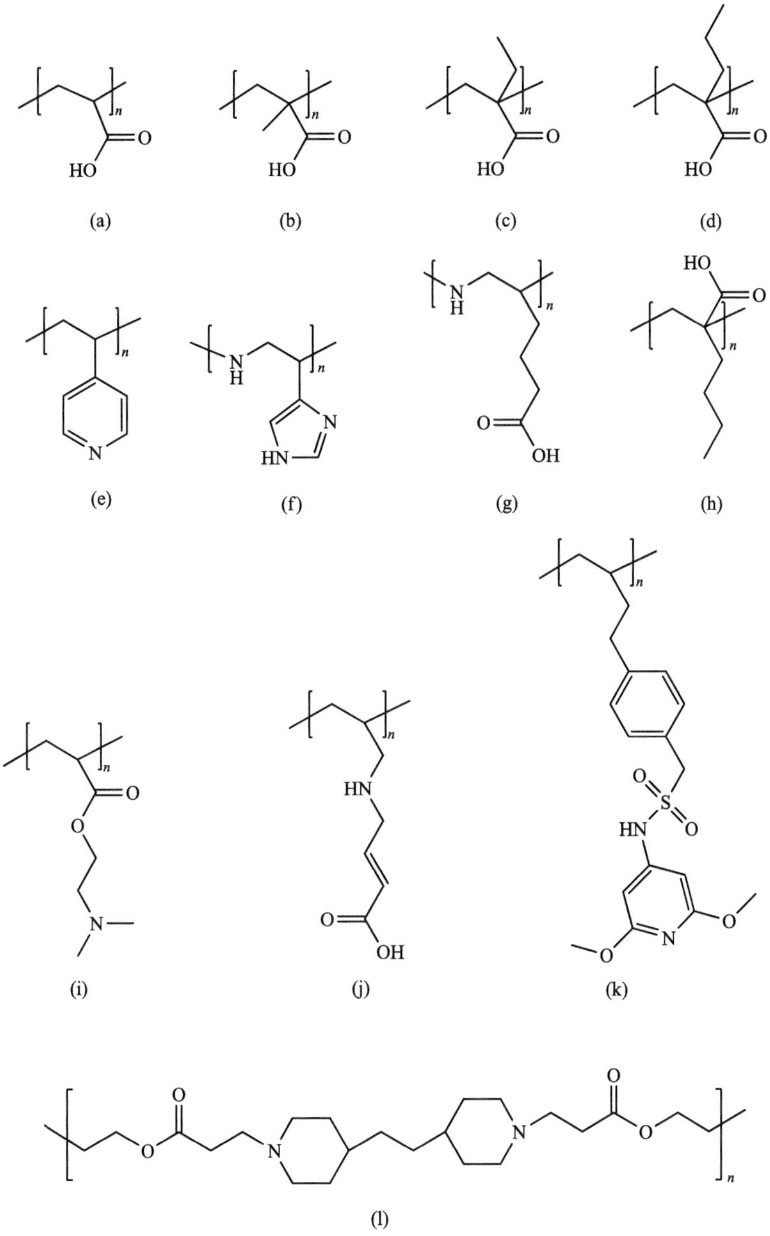

图 8.9　代表性的 pH 敏感聚合物

（a）聚丙烯酸；（b）聚甲基丙烯酸；（c）聚乙基丙烯酸（PEAA）；（d）聚丙基丙烯酸（PPAA）；
（e）聚（4-乙烯基吡啶）（P4-VP）；（f）聚（L-组氨酸）（PHis）；（g）聚谷氨酸；（h）聚丁基丙烯酸（PBAA）；
（i）聚甲基丙烯酸-N,N-二甲氨基乙酯；（j）聚（烯丙胺盐酸盐）-柠康酸酐（PAH-CIT）；（k）含磺酰胺基
团聚合物；（l）聚（β-氨酯）

电荷翻转是一种比较经典的 pH 敏感策略，借助能够响应微酸 pH 的载体材料，使之形成能够电荷翻转的纳米体系（图 8.10）[110]。乌头酸酐形成的酰胺键在酸性条件会断裂，整个载体就由负电转化为正电状态。体系在正常组织中呈负电性，在体内运输过程中不易被吸附，延长循环；而在肿瘤组织中，酸敏感材料脱去负电的保护层，变为正电，更容易与细胞膜表面的磷酸基团相互作用，促进细胞内吞作用。

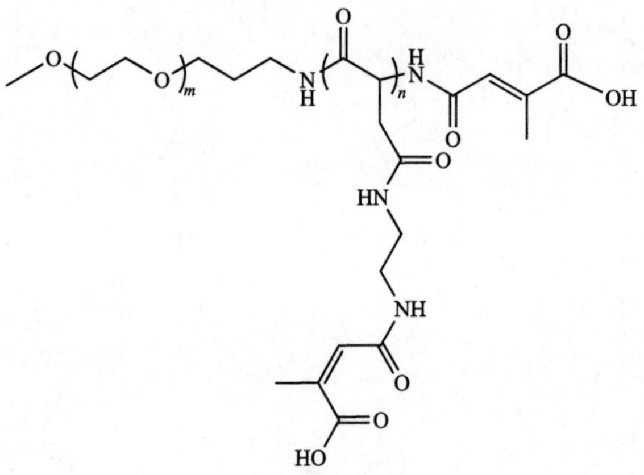

图 8.10　电荷翻转类高分子

（2）还原敏感载体

此外，肿瘤微环境中各种氧自由基和非氧自由基形式存在的 ROS 的浓度明显高于正常组织，例如，过氧化氢在肿瘤组织中的含量明显升高。在癌变组织中，由于癌细胞恶性增殖，代谢比正常细胞快，ROS 的浓度会较正常组织显著提高[111]。研究表明，癌变组织中，为了消耗自身产生的过多的 ROS，GSH 的含量会显著提高。GSH 是一段含有巯基（—SH）的短肽，广泛分布于机体各器官中。细胞内 GSH 浓度为 0.5～10mmol/L，而细胞外浓度只有 $(2\sim20)\times10^{-3}$mmol/L。利用这种浓度的差异，科学家设计了还原敏感型高分子聚合物（图 8.11）[112]。这种含有二硫键的聚合物在细胞外稳定，一旦进入肿瘤细胞，高浓度的 GSH 会导致二硫键断裂，促进基因物质的快速释放。

此外，还有一些酶敏感的高分子材料，许多基质金属蛋白酶（MMPs）（如 MMP-2 和 MMP-9）在肿瘤中高度表达[113]。除了肿瘤自身微环境的特异性外，外界人为进行肿瘤部位局部的物理变化也是一种容易实施且相对安全的治疗方法，像光、热和超声波等手段。利用一些温敏的高分子载体，在磁共振成像的指导下可以定点进行肿瘤治疗。

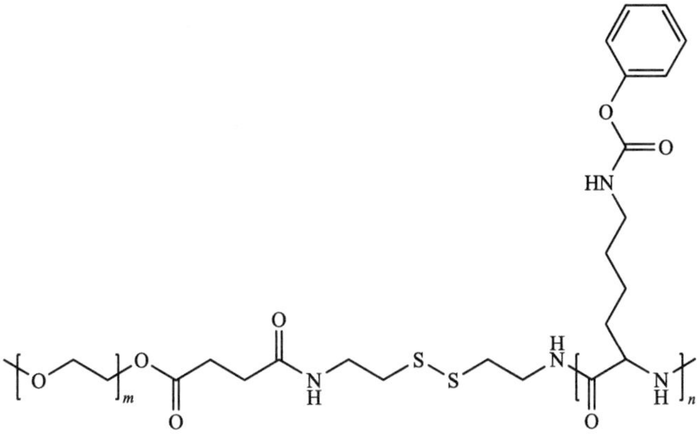

图 8.11 还原敏感型高分子 mPEG-S$_2$-PZLL

8.3.4 带有遮蔽层的高分子基因载体

阳离子聚合物与基因复合后形成的纳米颗粒表面呈现较强的正电性，有利于纳米颗粒和带负电的细胞膜发生静电吸附，进而实现高效的内吞。但是一旦进入到体内环境，这些带有大量正电荷的纳米颗粒很容易和体液中带负电的物质相互作用，导致纳米颗粒的凝聚或者解离。不仅如此，带正电的纳米颗粒复合物还会和人体内的正常细胞发生非特异性性结合，进而杀伤正常细胞，降低基因治疗的效率和安全性[114]。针对这个问题，对阳离子聚合物的合理修饰即进行遮蔽是十分必要的。通过引入带负电的遮蔽体系来掩盖复合物表面的正电荷是常用的遮蔽策略。常见的遮蔽体系有聚乙二醇、聚谷氨酸、透明质酸和葡聚糖等。

聚乙二醇化是一种典型的遮蔽策略。常用的聚乙二醇修饰手段主要是通过共价键将聚乙二醇键合到阳离子聚合物上（图 8.12）。在早期研究中，设计的这种共

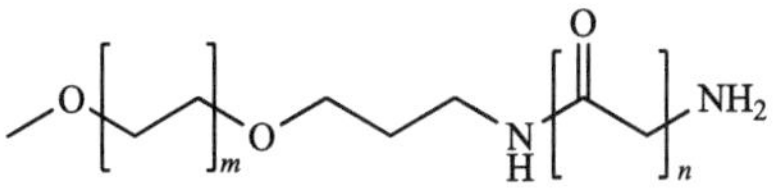

(a)

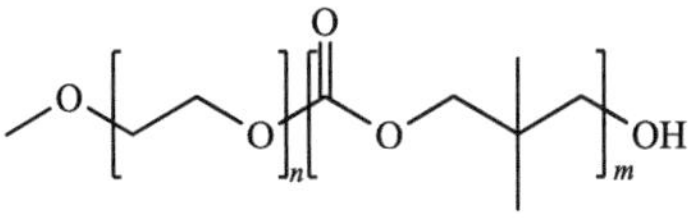

(b)

图 8.12 常见的聚乙二醇化聚合物

（a）聚乙二醇-*b*-聚（L-谷氨酸）（mPEG-*b*-PLG）；（b）聚乙二醇-*b*-聚（2-甲基羧基丙烯碳酸酯）（PEG-*b*-PMBC）

价键通常是不可逆的，虽然高分子载体的生物相容性会提高，但是聚乙二醇的遮蔽作用会影响细胞对纳米颗粒的摄取，影响转染效果。为了避免这些影响，在不降低转染效率的情况下改善载体的生物相容性，可逆的聚乙二醇化策略流行起来。当聚乙二醇修饰的体系应用于人体时，通过一些特殊的环境响应的化学键而实现特定的去聚乙二醇化，如 pH 敏感键、光敏感键和氧化还原敏感键等[115-117]。

透明质酸，又称玻尿酸，是一种天然的带负电的糖胺聚糖，具有优异的生物相容性。透明质酸有丰富的反应位点，像羟基、羧基和末端还原基团等，利用这些特定的基团可以设计并合成各种各样的透明质酸衍生物，从而增强其在作为载体方面的功能性。另外，透明质酸容易获得，广泛存在于自然界中，并具有良好的生物相容性和生物降解性。透明质酸带负电，可以与带正电的载体/DNA 复合物静电复合，使载体表面覆盖一层负电的保护层，降低载体与血液中其他物质的相互作用，延长体内循环时间[118]（图 8.13）。透明质酸不仅具有遮蔽的效果，还有一定的靶向作用。CD44 糖蛋白是一种特异性受体，广泛分布于多种细胞表面，是细胞表面最重要的透明质酸受体。

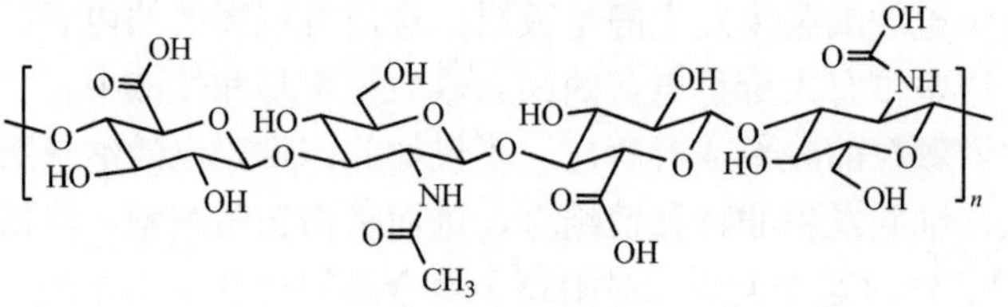

图 8.13　透明质酸

8.4　高分子基因载体的应用

基因治疗是人类疾病史上的一次革命，能够用于治疗许多令常规治疗方法束手无策的严重疾病，因此具有较大的应用潜力[2]。高分子基因载体因其特殊的优势而具有很好的应用前景。随着基因治疗策略在恶性肿瘤治疗领域的普遍关注，研究人员开发了一系列针对恶性肿瘤治疗的策略[119]。

8.4.1　肿瘤的基因治疗

随着科技水平的不断发展，基因治疗技术也在不断进步。目前，癌症基因治疗主要有以下几类：免疫基因治疗、抑癌基因治疗、RNA 干扰治疗等。RNA 干扰技术在癌症治疗中应用十分广泛，由于 RNA 干扰具有高效性、特异性等优点，能够针对较多的肿瘤靶点，实现基因水平上对肿瘤的抑制。但是，单纯的 RNA 干扰在体内容易被降解，不利于循环，所以一种安全高效运输的载体是十分必要的。

针对 CT26 细胞的皮下移植瘤模型，Guan 等开发出一种超敏感 pH 触发的电位/粒径双回弹基因传递体系，用于运载能够表达沉默血管内皮生长因子的短发卡RNA（shRNA）进行治疗[88]（图 8.14）。运载体系由超支化 PEI、PLG、双端醛基化的 PEG 构成。带负电的治疗基因与 PEI 和 PLG 通过静电作用形成载基因复合物纳米颗粒，进一步借助席夫碱反应将双端醛基化的 PEG 原位遮蔽/捆绑在载基因复合物表面。这种超 pH 敏感的席夫碱键对酸性刺激的响应比大多数已报道的酸性可断裂化学键要快得多[120-123]。该治疗体系的优点有：合成简便、复合快速、毒性小且体内循环时间长、酸敏感性使得肿瘤区域细胞内吞高于正常组织细胞。

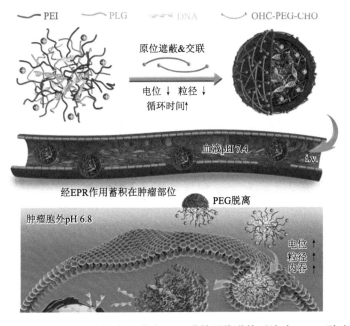

图 8.14　超敏感 pH 触发的电位/粒径双回弹基因传递体系治疗 CT26 肿瘤模型

i.v. 代表静脉注射

体内治疗结束后，载体担载治疗基因组肿瘤体积最小。采用免疫荧光染色的方法，利用 CD31 抗体标记肿瘤组织的新生血管，载体治疗组的荧光远低于非治疗组与单纯的治疗基因组，该响应型高分子载体担载治疗基因起到很好的抗肿瘤效果。H&E 染色也证明载体对正常组织没有明显的细胞毒性。

胶质瘤被称为最难治愈的疾病之一，是一种起源于神经上皮细胞的脑部肿瘤，按照病理学特点可以分为：星形细胞瘤、混合性胶质肿瘤、胶质母细胞瘤等[124]。

由于是脑部肿瘤,大部分纳米药物、载体都面临着血脑屏障的阻拦。血脑屏障可以阻碍大多数有害物质及药物进入脑部内环境,但并不是完全封闭的。它的表面有许多转胞吞运输体系受体,通过这些受体,可以大大降低高分子基因载体穿过血脑屏障的尺寸要求。Angiopep-2 是一个含有 19 个氨基酸的多肽,与在血脑屏障中高表达的低密度脂蛋白受体相关蛋白 1(LRP1)互为配受体。采用 Angiopep-2 修饰基因载体,可以起到血脑屏障穿透与靶向胶质瘤的双重优势[125]。Gao 等针对脑胶质瘤制备了一种运载自杀基因 HSV-TK 的基因载体[126],由键合 Angiopep-2 与 PEG 的 PEI-PLL 构成。该体系的优点有:①对 PEI-PLL 进行 PEG 修饰后,可以降低其与 DNA 复合物表面电荷,并增强其在血清环境中的稳定性;②对 PEI-PLL 进行 PEG 与 Angiopep-2 共修饰后,不仅保留了 PEG 修饰的优点,还特异性地提升了在高表达 LRP1 的胶质瘤中的内吞和转染效率。在脑部肿瘤组织中可观察到显著的肿瘤细胞凋亡现象,而在其他主要脏器中则没有明显的细胞毒性,证明了纳米药物的安全性,具有一定的临床价值。

8.4.2 肿瘤的免疫治疗

随着人们对癌症机理研究的深入,更多的关注点不是集中在尝试用某种药物阻碍肿瘤的生长,而是着眼于能够对全身免疫系统产生影响的治疗方案。临床上针对治疗某一疾病为目的,而对免疫系统进行抑制或活化的治疗方案称为免疫疗法[127]。癌症免疫治疗位于 *Science* 期刊 2013 年度十大科学突破的榜首,这种新的治疗手段是利用人体自身的免疫细胞、免疫系统来对抗肿瘤。

近年来,人们在癌症免疫治疗方面开展了大量的研究工作,例如:在激活肿瘤抗原方面的 DC 细胞的活化、靶向以及特异性抗原内吞提升等[128];从 T 淋巴细胞入手的共刺激信号的激活、抑制性检查点的阻断,使得毒性 T 细胞能够正常执行对肿瘤的杀伤功能[129];以及从复杂的肿瘤微环境入手,对免疫抑制性的肿瘤相关巨噬细胞[130]、骨髓来源细胞[131]、Treg 细胞[132]等的调控,或是以阻碍免疫细胞浸润的肿瘤细胞外基质,以及低表达 MHC I 类分子影响免疫细胞识别的肿瘤本身性质为治疗目标[133]。

Guan 等利用 PEI 静电复合卵清蛋白(OVA)抗原和寡核苷酸(CpG)佐剂,制备了一种纳米疫苗,结合透明质酸酶降解肿瘤细胞外基质提高渗透性,针对 B16 OVA 细胞取得了良好的治疗效果[134](图 8.15)。形成纳米颗粒的 PEI/CpG/OVA 粒径为 210.7nm,显著增加了 BMDC 细胞的内吞作用。在 CpG 完成对溶酶体上 Toll 9 受体的刺激后[135],PEI 的内涵体逃逸功能可以使得 OVA 抗原释放到细胞质。进行体内治疗后,CD8$^+$ T 细胞的整体数量、OVA 特异性的 CD8$^+$ T 细胞数量、IFN-γ、TNF-α 均有显著的上升,结合透明质酸酶治疗组取得了最好的治疗效果。

H&E 染色显示，治疗后主要组织、器官并未出现病理学变化，而肿瘤区域则出现了细胞核脱落的现象，说明该治疗方案的安全性。这是首次利用纳米疫苗联用透明质酸酶的治疗方案，具有很好的临床应用前景。

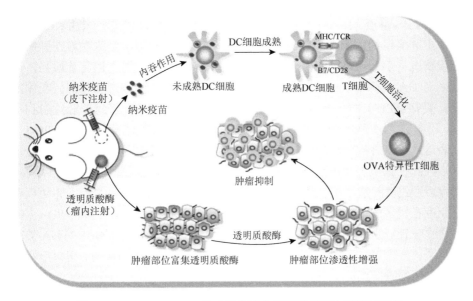

图 8.15　PEI/CpG/OVA 纳米疫苗联合透明质酸酶治疗黑色素瘤

　　针对免疫检查点的阻断是众多激活抗肿瘤免疫的有效策略之一。免疫检查点是指免疫系统中存在的一些抑制性信号通路，通过调节外周组织中免疫反应的持续性和强度避免组织损伤，并参与维持对于自身抗原的耐受。利用免疫检查点的抑制性信号通路抑制 T 细胞活性是肿瘤逃避免疫杀伤的重要机理[136]。

　　美国 FDA 不断批准临床应用的检查点药物，如用于治疗黑色素瘤的 CTLA-4 抗体 Ipilimumab、PD-1 抗体 Pembrolizumab、PD-L1 抗体 Atezolizumab 等。目前临床治疗效果最好的靶点就是 PD-1/PD-L1。利用免疫检查点的治疗方案也成为人们关注的热点。PD-1 是程序性死亡受体，表达于 T 细胞表面，而很多肿瘤细胞、肿瘤微环境的免疫抑制细胞在表面高表达程序性死亡受体配体 1（PD-L1），结合 PD-1 后，抑制 T 细胞的活化，从而实现肿瘤的免疫逃逸[137]。直接采用抗体药物进行治疗虽然有效，但是面临着全身性的免疫系统活化带来的自身免疫疾病、价格昂贵、易产生针对抗体药物的抗体等缺点。采用 shRNA 或 siRNA 对 PD-L1 的表达进行干扰，是一种代替抗体治疗的策略[138]。

　　Guan 等进一步利用上述超敏感 pH 触发的电位/粒径双回弹基因传递体系，运载能够表达 PD-L1 shRNA（shPD-L1）质粒作为治疗基因，同时配合透明质酸酶

（HAase）降解细胞外基质，缓解肿瘤血管压迫，增加纳米颗粒的渗透。通过简单的策略，实现了恶性黑色素瘤中的 PD-L1 基因沉默和肿瘤抑制[106]。为了证明 HAase 对 HA 的降解可以增加纳米颗粒在肿瘤组织的渗透和蓄积，在 C57BL/6 小鼠的后背构建了皮下对侧肿瘤模型，两个肿瘤分别注射 PBS 溶液或含不同量 HAase 的 PBS 溶液。1h 后，尾静脉注射载有 Cy5-DNA 的 P[(GP)D]纳米颗粒，24h 后解剖出肿瘤组织，通过离体荧光定量分析考察不同对照组纳米颗粒在肿瘤组织的蓄积情况。随着 HAase 用量的增加，肿瘤中平均信号强度也显著增强，说明 HAase 对 HA 的降解能够有效增强纳米颗粒在肿瘤组织的渗透和蓄积。在体内治疗中，载有 shPD-L1 的 P[(GP)D]纳米颗粒（shPD-L1@NP）经尾静脉注射到小鼠体内，伴随透明质酸酶的协助，纳米颗粒很好地在肿瘤部位蓄积，沉默 PD-L1 基因的表达，降低肿瘤微环境细胞通过 PD-L1/PD-1 结合来抑制 T 细胞活性的概率，恢复活性的 T 细胞展现出强大的抗肿瘤能力。联合治疗组展现出最好的治疗效果，且治疗后通过对肿瘤组织切片的免疫荧光染色，通过对 PD-1 的标记，也可以看出 PBS 组存在较多的 PD-L1，而经过 shPD-L1@NP 治疗后可以有效降低 PD-L1 的生成。通过对 HA 进行标记，能够看出联合 HAase 治疗后，肿瘤组织中的 HA 被有效地降解了。该联合治疗体系在抗肿瘤治疗领域具有很大的应用潜力，可以广泛用于抗肿瘤的研究。

8.4.3　肿瘤的联合治疗

肺癌在世界范围内都是一种高致死率的癌症[139]，五年存活率只有 15%，绝大部分肺癌患者只能存活两年[140]。尽管手术、化疗与放疗技术不断进步，想要提高转移性肺癌患者的存活率仍是一个巨大的挑战[141]。肺癌治疗的一个主要难点是传统静脉注射疗法运输效率低，且副作用大[142]。通过肺部给药的方式可以很好地解决这些问题，它的优点有：肺部肿瘤组织中很快可以具有高的药物浓度、避免经过肝脏代谢后导致的副反应、提高运输效率等[143]。此外，肺组织有相对大的表面积，可以更有效地吸收药物并延长药物在肺部的滞留时间[144]。目前，一些化疗药通过肺部给药的方式进行了临床试验，这是一种很有实际应用前景的治疗方式[145]。

DOX 可以通过抑制拓扑异构酶Ⅱ对 DNA 与 RNA 造成破坏，从而引发细胞凋亡[146]。此外，Bcl2 是一种关键的抗细胞凋亡蛋白调控因素，存在于线粒体外膜上，并与线粒体凋亡途径相关。因此，联合阿霉素与 Bcl2 siRNA 能够发挥协同作用。Xu 等开发了一种 DOX、Bcl2 siRNA 的共载体系[147]（图 8.16），DOX 通过酸敏感的乌头酸酐键键合在一种常见的阳离子基因载体 PEI 上，随后通过静电作用与 Bcl2 siRNA 复合形成纳米颗粒。这种药物/基因共载系统可以通过喷雾的方式直接作用于肺部。通过 B16F10 来构建肺部转移瘤模型，只需要两到三周就能够在肺部形成大量转移瘤。通过对肺部转移瘤的抑制情况，来衡量不同给药组的治疗效果。

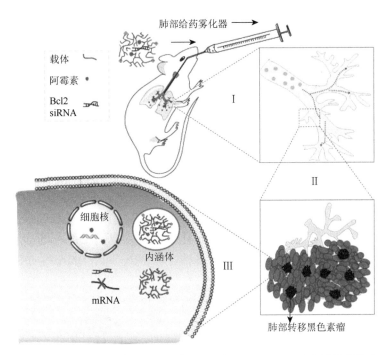

图 8.16　通过肺部给药的方式共载 DOX 与 Bcl2 siRNA 治疗肺转移肿瘤

体外的药物释放实验通过三种 pH（7.4、6.8 和 5.0）的 PBS 溶液来模拟不同的体内环境（正常组织、肿瘤和内涵体）。经过 72h，pH 7.4 条件下 DOX 释放了30%，而在 pH 6.8 和 5.0 条件下分别释放了 60% 和 80%，充分说明了由于酸敏感键的存在，酸性条件下药物释放量更多。在体外的细胞凋亡实验中，PEI-CA-DOX/Bcl2 siRNA 组引发了 64.2% 细胞的凋亡，远高于单独的 siRNA 组（35.9%）和 DOX（18.1%）。这说明共载体系主要通过引发细胞凋亡来抑制 B16F10细胞的生长。PBS 对照组小鼠的肺部几乎全被黑色的肿瘤所占据，而 PEI-CA-DOX/Bcl2 siRNA 几乎没有观察到肺部的肿瘤，说明药物/基因共载体系通过肺部给药的方式可以很好地抑制肿瘤。PEI-CA-DOX/Bcl2 siRNA 复合物纳米颗粒是一种很有前景的转移性肺癌治疗策略。

另一种药物联合基因治疗的策略是采用能够发挥协同作用的药物和基因，达到更好地抑制肿瘤生长的目的。Chen 等[148]利用 PEI 担载能够沉默凋亡抑制基因 *survivin* 的 siRNA，与顺铂联合治疗，用于抑制肿瘤细胞的耐药性。A549细胞是一种顺铂敏感的细胞，而 A549[DDP] 是一种 *survivin* 基因过度表达的细胞。

耐药性实验证明了 A549^{DDP} 的耐药性是 A549 细胞的 8 倍。逆转录-聚合酶链反应（RT-PCR）实验验证了 PEI-siRNA 对目标基因的有效沉默，且与顺铂药物联用后不影响基因沉默效果。细胞凋亡结果显示单独药物引发的细胞凋亡仅有 30.2%，单独 PEI-siRNA 引发的凋亡为 19.8%，而协同作用后细胞凋亡高达 60.9%，验证了 PEI 担载的 *survivin* siRNA 与顺铂联合治疗能够实现有效的协同抗肿瘤效果。

带有阳离子组分的基因载体展现出很好的性能，因为它们可以附着在带负电的细胞膜上，更容易进入细胞内部[149]。然而，大部分载体只能高效运载一种类型的基因（DNA 或 RNA），能够同时运载两种不同性质的核酸的载体很少[150]。PEI 虽然有高的基因运载效率，但是过多的阳离子带来很大的细胞毒性，限制了其进一步的体内应用。Chen 等[151]以 PEI 为基础开发出一种阳离子多重基因载体 PEI-PSer（图 8.17），它是 L-丝氨酸-*N*-羧基-环内酸酐［Ser(OBz)-NCA］由 PEI 引发开环聚合制备。这种载体具有很高的 DNA 转染与 RNA 沉默效率。载体担载 *pKH3-rev-casp-3* 与 *siBcl2* 基因后，针对 HeLa 细胞引发了 50.9% 的细胞凋亡，高于单独使用任何一种基因的组，说明在载体存在情况下，pDNA 与 siRNA 发挥了协同的抗肿瘤作用。

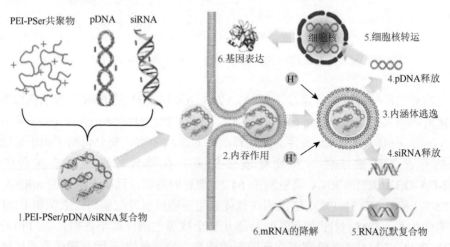

图 8.17　PEI-PSer 共载 pDNA 和 siRNA 用于联合抗肿瘤研究

参 考 文 献

[1]　Wang K，Kievit F M，Zhang M. Nanoparticles for cancer gene therapy：recent advances，challenges，and strategies. Pharmacological Research，2016，114：56-66.

[2]　Naldini L. Gene therapy returns to centre stage. Nature，2015，526：351.

[3]　Yin H，Kanasty R L，Eltoukhy A A，et al. Non-viral vectors for gene-based therapy. Nature Reviews Genetics，2014，15：541.

[4]　Nayerossadat N，Maedeh T，Ali P A. Viral and nonviral delivery systems for gene delivery. Advanced Biomedical Research，2012，1：27.

[5]　Lehrman S. Nature Publishing Group. Nature，1999，401：517-518.

[6]　Li S，Huang L. Gene therapy progress and prospects：non-viral gene therapy by systemic delivery. Gene Therapy，2006，13：1313.

[7]　de Smedt S C，Demeester J，Hennink W E. Cationic polymer based gene delivery systems. Pharmaceutical Research，2000，17：113-126.

[8]　Blau H，Khavari P. Gene therapy：progress，problems，prospects. Nature Medicine，1997，3：612-613.

[9]　Park T G，Jeong J H，Kim S W. Current status of polymeric gene delivery systems. Advanced Drug Delivery Reviews，2006，58：467-486.

[10]　Laemmli U. Characterization of DNA condensates induced by poly(ethylene oxide) and polylysine. Proceedings of the National Academy of Sciences，1975，72：4288-4292.

[11]　Mintzer M A，Simanek E E. Nonviral vectors for gene delivery. Chemical Reviews，2008，109：259-302.

[12]　Boussif O，Lezoualc'h F，Zanta M A，et al. A versatile vector for gene and oligonucleotide transfer into cells in culture and *in vivo*：polyethylenimine. Proceedings of the National Academy of Sciences，1995，92：7297-7301.

[13]　Kichler A，Leborgne C，Coeytaux E，et al. Polyethylenimine-mediated gene delivery：a mechanistic study. The Journal of Gene Medicine，2001，3：135-144.

[14]　Douglas K L，Piccirillo C A，Tabrizian M. Effects of alginate inclusion on the vector properties of chitosan-based nanoparticles. Journal of Controlled Release，2006，115：354-361.

[15]　Kong X Y，Li X Y，Wang X H，et al. Synthesis and characterization of a novel MPEG-chitosan diblock copolymer and self-assembly of nanoparticles. Carbohydrate Polymers，2010，79：170-175.

[16]　Jevprasesphant R，Penny J，Jalal R，et al. The influence of surface modification on the cytotoxicity of PAMAM dendrimers. International Journal of Pharmaceutics，2003，252：263-266.

[17]　Jere D，Xu C X，Arote R，et al. Poly(β-amino ester) as a carrier for si/shRNA delivery in lung cancer cells. Biomaterials，2008，29：2535-2547.

[18]　Zhang Y，Satterlee A，Huang L. *In vivo* gene delivery by nonviral vectors：overcoming hurdles? Molecular Therapy，2012，20：1298-1304.

[19]　Hwang S，Davis M. Cationic polymers for gene delivery：designs for overcoming barriers to systemic administration. Current Opinion in Molecular Therapeutics，2001，3：183-191.

[20]　Wolff J A，Rozema D B. Breaking the bonds：non-viral vectors become chemically dynamic. Molecular Therapy，2008，16：8-15.

[21]　Li S D，Huang L. Stealth nanoparticles：high density but sheddable PEG is a key for tumor targeting. Journal of Controlled Release：Official Journal of the Controlled Release Society，2010，145：178.

[22]　Jokerst J V，Lobovkina T，Zare R N，et al. Nanoparticle PEGylation for imaging and therapy. Nanomedicine，2011，6：715-728.

[23]　Knop K，Hoogenboom R，Fischer D，et al. Poly(ethylene glycol) in drug delivery：pros and cons as well as potential alternatives. Angewandte Chemie International Edition，2010，49：6288-6308.

[24]　Maeda H，Nakamura H，Fang J. The EPR effect for macromolecular drug delivery to solid tumors：improvement of tumor uptake，lowering of systemic toxicity，and distinct tumor imaging *in vivo*. Advanced Drug Delivery

Reviews，2013，65：71-79.

[25] Maeda H，Wu J，Sawa T，et al. Tumor vascular permeability and the EPR effect in macromolecular therapeutics：a review. Journal of Controlled Release，2000，65：271-284.

[26] Oba M，Fukushima S，Kanayama N，et al. Cyclic RGD peptide-conjugated polyplex micelles as a targetable gene delivery system directed to cells possessing $\alpha_v\beta_3$ and $\alpha_v\beta_5$ integrins. Bioconjugate Chemistry，2007，18：1415-1423.

[27] Sudimack J，Lee R J. Targeted drug delivery via the folate receptor. Advanced Drug Delivery Reviews，2000，41：147-162.

[28] Bellocq N C，Pun S H，Jensen G S，et al. Transferrin-containing，cyclodextrin polymer-based particles for tumor-targeted gene delivery. Bioconjugate Chemistry，2003，14：1122-1132.

[29] Kunath K，von Harpe A，Fischer D，et al. Galactose-PEI-DNA complexes for targeted gene delivery：degree of substitution affects complex size and transfection efficiency. Journal of Controlled Release，2003，88：159-172.

[30] Chiu S J，Ueno N T，Lee R J. Tumor-targeted gene delivery via anti-HER2 antibody（trastuzumab，Herceptin®）conjugated polyethylenimine. Journal of Controlled Release，2004，97：357-369.

[31] Liu S，Wei W，Xie B，et al. Breaching the hyaluronan barrier with PH20-Fc facilitates intratumoral permeation and enhances antitumor efficiency：a comparative investigation of typical therapeutic agents in different nanoscales. Advanced Healthcare Materials，2016，5：2872-2881.

[32] Sha H Z，Zou Z Y，Xin K Y，et al. Tumor-penetrating peptide fused EGFR single-domain antibody enhances cancer drug penetration into 3D multicellular spheroids and facilitates effective gastric cancer therapy. Journal of Controlled Release，2015，200：188-200.

[33] Kohno N，Ohnuma T，Truog P. Effects of hyaluronidase on doxorubicin penetration into squamous carcinoma multicellular tumor spheroids and its cell lethality. Journal of Cancer Research and Clinical Oncology，1994，120：293-297.

[34] Besterman J M，Low R B. Endocytosis：a review of mechanisms and plasma membrane dynamics. Biochemical Journal，1983，210：1.

[35] Cho Y W，Kim J D，Park K. Polycation gene delivery systems：escape from endosomes to cytosol. Journal of Pharmacy and Pharmacology，2003，55：721-734.

[36] Grabe M，Oster G. Regulation of organelle acidity. The Journal of General Physiology，2001，117：329-344.

[37] Pouton C W，Seymour L W. Key issues in non-viral gene delivery1. Advanced Drug Delivery Reviews，2001，46：187-203.

[38] Panté N，Kann M. Nuclear pore complex is able to transport macromolecules with diameters of ～39nm. Molecular Biology of the Cell，2002，13：425-434.

[39] Zanta M A，Belguise-Valladier P，Behr J P. Gene delivery：a single nuclear localization signal peptide is sufficient to carry DNA to the cell nucleus. Proceedings of the National Academy of Sciences，1999，96：91-96.

[40] Dekie L，Toncheva V，Dubruel P，et al. Poly-L-glutamic acid derivatives as vectors for gene therapy. Journal of Controlled Release，2000，65：187-202.

[41] Dubruel P，Dekie L，Christiaens B，et al. Poly-L-glutamic acid derivatives as multifunctional vectors for gene delivery. Part B. Biological evaluation. Biomacromolecules，2003，4：1177-1183.

[42] Mumper R J，Wang J，Claspell J M，et al. Novel polymeric condensing carriers for gene delivery. Proceedings of the Controlled Release Society，1995，22：178-179.

[43] 陈建海. 阳离子聚合物在基因传递系统中的应用. 药学学报，2003，38（4）：316-320.

[44] Jiang H L，Kim Y K，Arote R，et al. Chitosan-graft-polyethylenimine as a gene carrier. Journal of Controlled

Release，2007，117：273-280.

[45] Lu B，Wang C F，Wu D Q，et al. Chitosan based oligoamine polymers：synthesis，characterization，and gene delivery. Journal of Controlled Release，2009，137：54-62.

[46] Boussif O，Lezoualch F，Zanta M A，et al. A versatile vector for gene and oligonucleotide transfer into cells in culture and *in-vivo*：polyethylenimine. Proceedings of the National Academy of Sciences of the United States of America，1995，92：7297-7301.

[47] Fischer D，Bieber T，Li Y，et al. A novel non-viral vector for DNA delivery based on low molecular weight，branched polyethylenimine：effect of molecular weight on transfection efficiency and cytotoxicity. Pharmaceutical Research，1999，16：1273-1279.

[48] Godbey W T，Wu K K，Mikos A G. Tracking the intracellular path of poly(ethylenimine) /DNA complexes for gene delivery. Proceedings of the National Academy of Sciences of the United States of America，1999，96：5177-5181.

[49] Qtaishat M，Rana D，Khayet M，et al. Preparation and characterization of novel hydrophobic/hydrophilic polyetherimide composite membranes for desalination by direct contact membrane distillation. Journal of Membrane Science，2009，327：264-273.

[50] Shi L，Tang G P，Gao S J，et al. Repeated intrathecal administration of plasmid DNA complexed with polyethylene glycol-grafted polyethylenimine led to prolonged transgene expression in the spinal cord. Gene Therapy，2003，10：1179-1188.

[51] Zhu J M，Tang A G，Law L P，et al. Amphiphilic core-shell nanoparticles with poly(ethylenimine) shells as potential gene delivery carriers. Bioconjugate Chemistry，2005，16：139-146.

[52] Wang D A，Narang A S，Kotb M，et al. Novel branched poly(ethylenimine)-cholesterol water-soluble lipopolymers for gene delivery. Biomacromolecules，2002，3：1197-1207.

[53] 田华雨. 两亲性超支化多臂共聚物 PEI-PBLG 的合成及研究. 长春：中国科学院长春应用化学研究所，2005.

[54] Tian H Y，Xiong W，Wei J Z，et al. Gene transfection of hyperbranched PEI grafted by hydrophobic amino acid segment PBLG. Biomaterials，2007，28：2899-2907.

[55] Roques C，Fattal E，Fromes Y. Comparison of toxicity and transfection efficiency of amphiphilic block copolymers and polycationic polymers in striated muscles. Journal of Gene Medicine，2009，11：240-249.

[56] Kabanov A V，Batrakova E V，Sriadlbhatla S，et al. Polymer genomics：shifting the gene and drug delivery paradigms. Journal of Controlled Release，2005，101：259-271.

[57] Bromberg L，Alakhov V Y，Hatton T A. Self-assembling Pluronic(R)-modified polycations in gene delivery. Current Opinion in Colloid & Interface Science，2006，11：217-223.

[58] Doody A M，Korley J N，Dang K P，et al. Characterizing the structure/function parameter space of hydrocarbon-conjugated branched polyethylenimine for DNA delivery *in vitro*. Journal of Controlled Release，2006，116：227-237.

[59] Forrest M L，Meister G E，Koerber J T，et al. Partial acetylation of polyethylenimine enhances *in vitro* gene delivery. Pharmaceutical Research，2004，21：365-371.

[60] Arote R B，Hwang S K，Yoo M K，et al. Biodegradable poly(ester amine)based on glycerol dimethacrylate and polyethylenimine as a gene carrier. Journal of Gene Medicine，2008，10：1223-1235.

[61] Ahn C H，Chae S Y，Bae Y H，et al. Biodegradable poly(ethylenimine)for plasmid DNA delivery. Journal of Controlled Release，2002，80：273-282.

[62] Arote R，Kim T H，Kim Y K，et al. A biodegradable poly(ester amine)based on polycaprolactone and polyethylenimine as a gene carrier. Biomaterials，2007，28：735-744.

[63] Kim Y H, Park J H, Lee M, et al. Polyethylenimine with acid-labile linkages as a biodegradable gene carrier. Journal of Controlled Release, 2005, 103: 209-219.

[64] Chen L, Tian H Y, Chen X S, et al. Synthesis and characterization of a crosslinking polyethylenimine as smart gene carrier and effects of PEGylation degree. Acta Polymerica Sinica, 2009, 499-505.

[65] Chen L, Tian H Y, Chen J, et al. Multi-armed poly(L-glutamic acid)-graft-oligoethylenimine copolymers as efficient nonviral gene delivery vectors. Journal of Gene Medicine, 2010, 12: 64-76.

[66] Dong X, Lin L, Chen J, et al. Multi-armed poly(aspartate-g-OEI)copolymers as versatile carriers of pDNA/siRNA. Acta Biomaterialia, 2013, 9: 6943-6952.

[67] Dong X, Lin L, Chen J, et al. A serum-tolerant hydroxyl-modified polyethylenimine as versatile carriers of pDNA/siRNA. Macromolecular Bioscience, 2013, 13: 512-522.

[68] Zhang Y, Chen J, Xiao C S, et al. Cationic dendron-bearing lipids: investigating structure-activity relationships for small interfering RNA delivery. Biomacromolecules, 2013, 14: 4289-4300.

[69] Mintzer M A, Grinstaff M W. Biomedical applications of dendrimers: a tutorial. Chemical Society Reviews, 2011, 40: 173-190.

[70] Medina S H, El-Sayed M E H. Dendrimers as carriers for delivery of chemotherapeutic agents. Chemical Reviews, 2009, 109: 3141-3157.

[71] Grayson S M, Frechet J M J. Convergent dendrons and dendrimers: from synthesis to applications. Chemical Reviews, 2001, 101: 3819-3867.

[72] Esfand R, Tomalia D A. Poly(amidoamine) (PAMAM) dendrimers: from biomimicry to drug delivery and biomedical applications. Drug Discovery Today, 2001, 6: 427-436.

[73] Newkome G R, Shreiner C D. Poly(amidoamine), polypropylenimine, and related dendrimers and dendrons possessing different 1→2 branching motifs: an overview of the divergent procedures. Polymer, 2008, 49: 1-173.

[74] Lee C C, MacKay J A, Frechet J M J, et al. Designing dendrimers for biological applications. Nature Biotechnology, 2005, 23: 1517-1526.

[75] Tomalia D A. Birth of a new macromolecular architecture: dendrimers as quantized building blocks for nanoscale synthetic polymer chemistry. Progress in Polymer Science, 2005, 30: 294-324.

[76] Dufes C, Uchegbu I F, Schatzlein A G. Dendrimers in gene delivery. Advanced Drug Delivery Reviews, 2005, 57: 2177-2202.

[77] Kim T, Seo H J, Choi J S, et al. PAMAM-PEG-PAMAM: novel triblock copolymer as a biocompatible and efficient gene delivery carrier. Biomacromolecules, 2004, 5: 2487-2492.

[78] Takahashi T, Kono K, Itoh T, et al. Synthesis of novel cationic lipids having polyamidoamine dendrons and their transfection activity. Bioconjugate Chemistry, 2003, 14: 764-773.

[79] Takahashi T, Kojima C, Harada A, et al. Alkyl chain moieties of polyamidoamine dendron-bearing lipids influence their function as a nonviral gene vector. Bioconjugate Chemistry, 2007, 18: 1349-1354.

[80] Lynn D M, Langer R. Degradable poly(β-amino esters): synthesis, characterization, and self-assembly with plasmid DNA. Journal of the American Chemical Society, 2000, 122: 10761-10768.

[81] Xia J L, Tian H Y, Chen L, et al. Oligoethylenimines grafted to PEGylated poly(β-amino ester)s for gene delivery. Biomacromolecules, 2011, 12: 1024-1031.

[82] Guan H L, Xie Z G, Tang Z H, et al. Preparation of block copolymer of epsilon-caprolactone and 2-methyl-2-carboxyl-propylene carbonate. Polymer, 2005, 46: 2817-2824.

[83] Wang C F, Lin Y X, Jiang T, et al. Polyethylenimine-grafted polycarbonates as biodegradable polycations for gene

delivery. Biomaterials，2009，30：4824-4832.

[84] Dong X，Chen L，Tian H Y，et al. Preparation of novel biodegradable ternary copolymers mPEG-*b*-P(MCC-*g*-OEI) and their gene delivery. Journal of Controlled Release，2011，152：E139-E140.

[85] Dong X，Tian H Y，Chen L，et al. Biodegradable mPEG-*b*-P(MCC-*g*-OEI) copolymers for efficient gene delivery. Journal of Controlled Release，2011，152：135-142.

[86] Chen J，Liang H，Lin L，et al. Gold-nanorods-based gene carriers with the capability of photoacoustic imaging and photothermal therapy. ACS Applied Materials & Interfaces，2016，8：31558-31566.

[87] Suk J S，Xu Q，Kim N，et al. PEGylation as a strategy for improving nanoparticle-based drug and gene delivery. Advanced Drug Delivery Reviews，2016，99：28-51.

[88] Guan X，Guo Z，Lin L，et al. Ultrasensitive pH triggered charge/size dual-rebound gene delivery system. Nano Letters，2016，16：6823-6831.

[89] Seymour L W. Passive tumor targeting of soluble macromolecules and drug conjugates. Critical Reviews in Therapeutic Drug Carrier Systems，1992，9：135-187.

[90] Bisht S，Maitra A. Dextran-doxorubicin/chitosan nanoparticles for solid tumor therapy. Wiley Interdisciplinary Reviews-Nanomedicine and Nanobiotechnology，2009，1：415-425.

[91] Liu D X，Mori A，Huang L. Role of liposome size and RES blockade in controlling biodistribution and tumor uptake of GM1-containing liposomes. Biochimica Et Biophysica Acta，1992，1104：95-101.

[92] Fang C，Shi B，Pei Y Y，et al. *In vivo* tumor targeting of tumor necrosis factor-alpha-loaded stealth nanoparticles：effect of MePEG molecular weight and particle size. European Journal of Pharmaceutical Sciences，2006，27：27-36.

[93] 于海洋，汤朝晖，宋万通，等. 肿瘤靶向性高分子纳米载体研究现状与展望. 高等学校化学学报，2014，5：903-916.

[94] Das M，Mohanty C，Sahoo S K. Ligand-based targeted therapy for cancer tissue. Expert Opinion on Drug Delivery，2009，6：285-304.

[95] Ding J X，Xiao C S，Li Y C，et al. Efficacious hepatoma-targeted nanomedicine self-assembled from galactopeptide and doxorubicin driven by two-stage physical interactions. Journal of Controlled Release，2013，169：193-203.

[96] 张慧珠，张其清. 叶酸靶向乙酰普鲁兰纳米粒的制备及其靶向作用. 高等学校化学学报，2009，30：1146-1151.

[97] Yuan J C，Xie X L，Zeng X W，et al. Tumor targeting of HPMA copolymer conjugates containing sulfadiazine groups. Chinese Chemical Letters，2012，23：875-878.

[98] Mohanty C，Das M，Kanwar J R，et al. Receptor mediated tumor targeting：an emerging approach for cancer therapy. Current Drug Delivery，2011，8：45-58.

[99] Barreto J A，O'Malley W，Kubeil M，et al. Nanomaterials：applications in cancer imaging and therapy. Advanced Materials，2011，23：H18-H40.

[100] Chen F，Dong D，Fu Y，et al. Anti-tumor activity of biodegradable polymer-paclitaxel conjugated micelle against mice U14 cervical cancers. Chemical Research in Chinese Universities，2012，28：656-661.

[101] White R R，Sullenger B A，Rusconi C P. Developing aptamers into therapeutics. Journal of Clinical Investigation，2000，106：929-934.

[102] Sanfilippo J S，Miseljic S，Yang A R，et al. Quantitative analyses of epidermal growth factor receptors，HER-2/neu oncoprotein and cathepsin D in nonmalignant and malignant uteri. Cancer，1996，77：710-716.

[103] Kolishetti N，Dhar S，Valencia P M，et al. Engineering of self-assembled nanoparticle platform for precisely controlled combination drug therapy. Proceedings of the National Academy of Sciences of the United States of America，

2010，107：17939-17944.

[104] 张琳，刘秀菊，于爱华，等. 叶酸受体介导的靶向给药系统研究进展. 中国生化药物杂志，2012，1：77-80.

[105] 夏加亮. PEI 改性阳离子基因载体的合成与表征及其遮蔽体系的构建. 长春：中国科学院长春应用化学研究所，2011.

[106] 关秀文. 克服多种生物屏障的高分子基因传递体系的构建及抗肿瘤研究. 长春：中国科学院长春应用化学研究所，2017.

[107] Lee A S，Butun V，Vamvakaki M，et al. Structure of pH-dependent block copolymer micelles：charge and ionic strength dependence. Macromolecules，2002，35：8540-8551.

[108] Benns J M，Choi J S，Mahato R I，et al. pH-sensitive cationic polymer gene delivery vehicle：N-Ac-poly(L-histidine)-graft-poly(L-lysine)comb shaped polymer. Bioconjugate Chemistry，2000，11：637-645.

[109] Manchun S，Dass C R，Sriamornsak P. Targeted therapy for cancer using pH-responsive nanocarrier systems. Life Sciences，2012，90：381-387.

[110] Lee Y，Ishii T，Cabral H，et al. Charge-conversional polyionic complex micelles-efficient nanocarriers for protein delivery into cytoplasm. Angewandte Chemie International Edition，2009，48：5309-5312.

[111] Ding J X，Shi F H，Xiao C S，et al. One-step preparation of reduction-responsive poly(ethylene glycol)-poly(amino acid)s nanogels as efficient intracellular drug delivery platforms. Polymer Chemistry，2011，2：2857-2864.

[112] Ding J X，Shi F H，Li D，et al. Enhanced endocytosis of acid-sensitive doxorubicin derivatives with intelligent nanogel for improved security and efficacy. Biomaterials Science，2013，1：633-646.

[113] Roy R，Yang J，Moses M A. Matrix metalloproteinases as novel biomarkers and potential therapeutic targets in human cancer. Journal of Clinical Oncology，2009，27：5287-5297.

[114] Guan X W，Li Y H，Jiao Z X，et al. Codelivery of antitumor drug and gene by a pH-sensitive charge-conversion system. ACS Applied Materials & Interfaces，2015，7：3207-3215.

[115] Romberg B，Hennink W E，Storm G. Sheddable coatings for long-circulating nanoparticles. Pharmaceutical Research，2008，25：55-71.

[116] Sun H L，Guo B N，Cheng R，et al. Biodegradable micelles with sheddable poly(ethylene glycol) shells for triggered intracellular release of doxorubicin. Biomaterials，2009，30：6358-6366.

[117] Wen H Y，Dong C Y，Dong H Q，et al. Engineered redox-responsive PEG detachment mechanism in PEGylated nano-graphene oxide for intracellular drug delivery. Small，2012，8：760-769.

[118] Tian H Y，Lin L，Chen J，et al. RGD targeting hyaluronic acid coating system for PEI-PBLG polycation gene carriers. Journal of Controlled Release，2011，155：47-53.

[119] Wirth T，Parker N，Yla-Herttuala S. History of gene therapy. Gene，2013，525：162-169.

[120] Ko J，Park K，Kim Y S，et al. Tumoral acidic extracellular pH targeting of pH-responsive MPEG-poly(β-amino ester) block copolymer micelles for cancer therapy. Journal of Controlled Release，2007，123：109-115.

[121] Prabaharan M，Grailer J J，Pilla S，et al. Amphiphilic multi-arm-block copolymer conjugated with doxorubicin via pH-sensitive hydrazone bond for tumor-targeted drug delivery. Biomaterials，2009，30：5757-5766.

[122] Bae Y，Fukushima S，Harada A，et al. Design of environment-sensitive supramolecular assemblies for intracellular drug delivery：polymeric micelles that are responsive to intracellular pH change. Angewandte Chemie International Edition，2003，42：4640-4643.

[123] Prabaharan M，Grailer J J，Pilla S，et al. Gold nanoparticles with a monolayer of doxorubicin- conjugated amphiphilic

block copolymer for tumor-targeted drug delivery. Biomaterials，2009，30：6065-6075.

[124] Chen W Q，Zheng R S，Baade P D，et al. Cancer statistics in China，2015. CA：A Cancer Journal for Clinicians，2016，66：115-132.

[125] Xin H L，Sha X Y，Jiang X Y，et al. The brain targeting mechanism of Angiopep-conjugated poly(ethylene glycol)-*co*-poly(ε-caprolactone) nanoparticles. Biomaterials，2012，33：1673-1681.

[126] 高世乾. 聚赖氨酸聚乙烯亚胺共聚物作为基因载体在肿瘤治疗中的应用. 长春：中国科学院长春应用化学研究所，2016.

[127] Song W，Musetti S N，Huang L. Nanomaterials for cancer immunotherapy. Biomaterials，2017，148：16-30.

[128] Ali O A，Huebsch N，Cao L，et al. Infection-mimicking materials to program dendritic cells *in situ*. Nature Materials，2009，8：151-158.

[129] Hodi F S，O'Day S J，McDermott D F，et al. Improved survival with ipilimumab in patients with metastatic melanoma. New England Journal of Medicine，2010，363：711-723.

[130] Zhu S J，Niu M M，O'Mary H，et al. Targeting of tumor-associated macrophages made possible by PEG-Sheddable，mannose-modified nanoparticles. Molecular Pharmaceutics，2013，10：3525-3530.

[131] Zhao Y，Huo M R，Xu Z H，et al. Nanoparticle delivery of CDDO-Me remodels the tumor microenvironment and enhances vaccine therapy for melanoma. Biomaterials，2015，68：54-66.

[132] Liakou C I，Kamat A，Tang D N，et al. CTLA-4 blockade increases IFNgamma-producing CD4+ICOShi cells to shift the ratio of effector to regulatory T cells in cancer patients. Proceedings of the National Academy of Sciences of the United States of America，2008，105：14987-14992.

[133] Miao L，Liu Q，Lin C M，et al. Targeting tumor-associated fibroblasts for therapeutic delivery in desmoplastic tumors. Cancer Research，2017，77：719-731.

[134] Guan X，Chen J，Hu Y，et al. Highly enhanced cancer immunotherapy by combining nanovaccine with hyaluronidase. Biomaterials，2018，171：198-206.

[135] Sparwasser T，Koch E S，Vabulas R M，et al. Bacterial DNA and immunostimulatory CpG oligonucleotides trigger maturation and activation of murine dendritic cells. European Journal of Immunology，1998，28：2045-2054.

[136] Sharma P，Allison J P. The future of immune checkpoint therapy. Science，2015，348：56-61.

[137] Blank C，Gajewski T F，Mackensen A. Interaction of PD-L1 on tumor cells with PD-1 on tumor-specific T cells as a mechanism of immune evasion：implications for tumor immunotherapy. Cancer Immunology Immunotherapy，2005，54：307-314.

[138] Hobo W，Novobrantseva T I，Fredrix H，et al. Improving dendritic cell vaccine immunogenicity by silencing PD-1 ligands using siRNA-lipid nanoparticles combined with antigen mRNA electroporation. Cancer Immunology Immunotherapy，2013，62：285-297.

[139] Siegel R，Naishadham D，Jemal A. Cancer statistics，2013. CA：A Cancer Journal for Clinicians，2013，63：11-30.

[140] Dela Cruz C S，Tanoue L T，Matthay R A. Lung cancer：epidemiology，etiology，and prevention. Clinics in Chest Medicine，2011，32：605-644.

[141] Crino L，Weder W，van Meerbeeck J，et al. Early stage and locally advanced（non-metastatic）non-small-cell lung cancer：ESMO Clinical Practice Guidelines for diagnosis，treatment and follow-up. Annals of Oncology，2010，21 Suppl 5：103-115.

[142] Wacker M. Nanocarriers for intravenous injection：the long hard road to the market. International Journal of Pharmaceutics，2013，457：50-62.

[143] Feng T S，Tian H Y，Xu C N，et al. Synergistic co-delivery of doxorubicin and paclitaxel by porous PLGA microspheres for pulmonary inhalation treatment. European Journal of Pharmaceutics and Biopharmaceutics，2014，88：1086-1093.

[144] Merkel O M，Zheng M，Debus H，et al. Pulmonary gene delivery using polymeric nonviral vectors. Bioconjugate Chemistry，2012，23：3-20.

[145] Otterson G A，Villalona-Calero M A，Hicks W，et al. Phase Ⅰ/Ⅱ study of inhaled doxorubicin combined with platinum-based therapy for advanced non-small cell lung cancer. Clinical Cancer Research，2010，16：2466-2473.

[146] Aroui S，Brahim S，de Waard M，et al. Cytotoxicity，intracellular distribution and uptake of doxorubicin and doxorubicin coupled to cell-penetrating peptides in different cell lines：a comparative study. Biochemical and Biophysical Research Communications，2010，391：419-425.

[147] Xu C，Wang P，Zhang J，et al. Pulmonary codelivery of doxorubicin and siRNA by pH-sensitive nanoparticles for therapy of metastatic lung cancer. Small，2015，11：4321-4333.

[148] 焦自学，陈杰，田华雨，等. 聚乙烯亚胺介导 siRNA 和顺铂协同抗肿瘤治疗. 高分子学报，2015，1：127-132.

[149] Chen J，Dong X，Feng T S，et al. Charge-conversional zwitterionic copolymer as pH-sensitive shielding system for effective tumor treatment. Acta Biomaterialia，2015，26：45-53.

[150] Scholz C，Wagner E. Therapeutic plasmid DNA versus siRNA delivery：common and different tasks for synthetic carriers. Journal of Controlled Release，2012，161：554-565.

[151] Chen J，Guo Z，Lin L，et al. Combination therapy of pDNA and siRNA by versatile carriers composed of poly(L-serine) modified polyethylenimines. Materials Chemistry Frontiers，2017，1：937-946.

关键词索引

B

靶向 ……………………………… 145
靶向分子 ……………………… 239
靶向运输 ……………………… 145
丙交酯 …………………………… 9

C

侧基功能化 …………………… 94

D

点击化学反应 ………………… 99
电荷翻转 ……………………… 256
动态调控 ……………………… 126
多核金属配合物 ……………… 15
多组分纳米药物传输体系 …… 189

E

二级结构 ……………………… 79

F

非病毒基因载体 …………… 235
复合支架 ……………………… 44

G

高分子键合药 ……………… 205
高分子胶束载药体系 ……… 148
高分子纳米凝胶 …………… 168

高分子纳米药物 …………… 147
高分子纳米载体 …………… 144
高分子囊泡 ………………… 158
高分子载药纳米纤维 ……… 174
骨修复体系 ………………… 43
骨支架 ……………………… 44

H

环境敏感 …………………… 253
活性可控 …………………… 11

J

基因治疗 …………………… 235
接骨板 ……………………… 37
聚氨基酸 …………………… 114
聚谷氨酸接枝聚乙二醇 …… 206
聚己内酯 …………………… 22
聚乳酸 ……………………… 9
聚乳酸-羟基磷灰石复合材料 … 28
聚乳酸微球 ………………… 64
聚乙交酯 …………………… 22
聚乙烯亚胺 ………………… 236

K

开环聚合法 ………………… 79
开环聚合反应 ……………… 9

抗肿瘤作用 125
可吸收带线锚钉 52
可吸收骨修复组织工程支架 43
可吸收骨折内固定器件 36
可吸收接骨螺钉 41
可吸收界面螺钉 49
可吸收软组织损伤修复器件 48
可注射性水凝胶 114

L
立体选择性 10
联合治疗 262

M
酶催化交联 129
免疫治疗 260

N
纳米反应器 167
纳米载体 144

R
人工骨 46
软组织填充剂 67

S
生物分子响应 136
生物功能化 118
生物活性 136
生物降解性能 80
生物可降解高分子 20
生物相容性 80
水凝胶 114
顺铂 205

T
糖聚肽 134
糖聚肽水凝胶 135

W
温度敏感性水凝胶 114

X
席夫碱铝配合物 11
席夫碱配体 10
细胞-细胞相互作用 133
协同治疗 126
协同作用 15
血管阻断剂 216

Y
氧化响应性 121
药物可控传输 144
医用聚乳酸 26

Z
植入器械 48
脂肪族聚酯 22
肿瘤 205
肿瘤微环境敏感 210
转染效率 235
组织相容性 116

其 他
EPR 效应 238
NCA 单体 81
NTA 单体 90
RNA 干扰 258
α 螺旋 97